U0322741

血管通道
护理技术

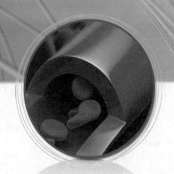

主　审　徐　波

主　编　谌永毅　李旭英

副主编　袁　忠　李金花

　　　　王玉花

人民卫生出版社

图书在版编目（CIP）数据

血管通道护理技术/谌永毅,李旭英主编.—北京:人民卫生出版社,2015

ISBN 978-7-117-20233-6

Ⅰ.①血⋯　Ⅱ.①谌⋯②李⋯　Ⅲ.①血管外科学-护理学　Ⅳ.①R473.6

中国版本图书馆 CIP 数据核字(2015)第 042236 号

人卫社官网　www.pmph.com	出版物查询,在线购书
人卫医学网　www.ipmph.com	医学考试辅导,医学数据库服务,医学教育资源,大众健康资讯

血管通道护理技术

主　　编:谌永毅　李旭英
出版发行:人民卫生出版社(中继线 010-59780011)
地　　址:北京市朝阳区潘家园南里 19 号
邮　　编:100021
E - mail:pmph @ pmph.com
购书热线:010-59787592　010-59787584　010-65264830
印　　刷:北京铭成印刷有限公司
经　　销:新华书店
开　　本:850×1168　1/32　印张:15.5
字　　数:417 千字
版　　次:2015 年 9 月第 1 版　2020 年 9 月第 1 版第 2 次印刷
标准书号:ISBN 978-7-117-20233-6/R·20234
定　　价:80.00 元
打击盗版举报电话:010-59787491　E-mail:WQ @ pmph.com
(凡属印装质量问题请与本社市场营销中心联系退换)

编　委（以姓氏笔画为序）

于小平（中南大学湘雅医学院附属肿瘤医院）

王玉花（中南大学湘雅医学院附属肿瘤医院）

刘高明（中南大学湘雅医学院附属肿瘤医院）

关琼瑶（云南省肿瘤医院）

李　娟（中南大学湘雅医学院附属肿瘤医院）

李旭英（中南大学湘雅医学院附属肿瘤医院）

李金花（中南大学湘雅医学院附属肿瘤医院）

肖艾青（湖南省儿童医院）

宋彩云（中南大学湘雅医学院附属肿瘤医院）

张翠萍（新疆医科大学附属肿瘤医院）

陈丽君（广西医科大学附属肿瘤医院）

林小平（中南大学湘雅医学院附属肿瘤医院）

欧阳取长（中南大学湘雅医学院附属肿瘤医院）

赵竞飞（湖南省宁乡县人民医院）

骆惠玉（福建省肿瘤医院）

袁　忠（中南大学湘雅医学院附属肿瘤医院）

夏开萍（中南大学湘雅医学院附属肿瘤医院）

黄　敏（四川省肿瘤医院）

谌永毅（中南大学湘雅医学院附属肿瘤医院）

谭　慧（中南大学湘雅医学院附属肿瘤医院）

前　言

　　静脉输液作为临床最常见的护理操作技术之一，正朝着专科化发展。静脉输液的广泛应用推动了血管通道技术的发展，使输液方法已经发展为多途径、快速度、长留置的趋势。静脉输液不再是简单的操作，而是一个程序化的过程，临床的血管通道工具由传统的头皮钢针，逐渐过渡到外周静脉留置针、外周中心静脉导管（PICC）及输液港（Port），为患者静脉输液治疗提供安全通道。但是，由于静脉输液技术的发展在全国各地发展不平衡，部分医院护士静脉输液理念陈旧，静脉输液相关并发症无法得到控制，增加了静脉输液的风险及纠纷。因此，加强临床护理人员血管通道专科技术培训，转变静脉输液理念，掌握输液治疗护理的新技术、新方法，熟练掌握血管通道的建立与维护技术，减少血管通道工具选择不当引起的药物外渗、静脉炎等并发症，维护及保障静脉输液治疗的安全顺利进行，使药物发挥应有的疗效，从而保证患者和护理人员的安全，是当今静脉输液治疗护理领域的重要任务。

　　本书分五章，分别为总论、PICC 的临床应用、其他血管通道技术以及 PICC 技术的培训教学，书中第一次将小儿血管通道的置入与管理独立章节予以详细的介绍。本书介绍了国内外静脉输液技术及工具的发展、主动与被动静脉治疗理念的区别；详细讲解了目前国内应用最广泛的血管通道技术——PICC 的置入、定位、临床使用、健康教育及维护相关知识；同时，也对静脉留置针、中心静脉导管（CVC）、动静脉内瘘（AVF）、输液港（Port）的置入与维护血管通道工作做了简介；最后，针对血管通道技术的培训从理论到操作、临床实践带教做了全面的讲述。而且，考虑临床静脉输液实践及培训工作的需要，将各章节血管通道相关知识做了延伸，并编写了相关知识自测题，结合临床实践开展案例分析，图文并茂，全面讲述了血管通道技术的相关知识及技能。

本书重点培养临床护理人员血管通道技术方面的实践能力、临床思维判断能力、培训带教能力，从而达到全面提高临床护理人员静脉输液护理专科水平。本书内容具体实用，具有规范性、科学性、指导性，适用于各级各类医疗机构血管通道专科护理培训的需要，为临床血管通道专科培训提供帮助，也可供护理专业学生阅读参考。

本书有幸得到中国医学科学院肿瘤医院徐波教授的指导和审定；编写者皆是血管通道专科护理方面的专科护士及临床护理专家，具有扎实的理论知识和丰富的静脉输液治疗护理临床实践经验，为本书的编写付出了辛勤的劳作，投入了大量的精力，在此深表谢意！

由于编写人员水平有限，且血管通道护理技术发展迅速，书中难免有不当之处，敬请各位护理同仁予以指正。

谌永毅　李旭英

2015 年 6 月

目 录

第一章 ▶

总　论

◀

本章导语

　　静脉输液治疗（intravenous therapy）指通过静脉途径注入液体、药物、营养支持及输血治疗，是一项具有高度技术性和专业性的治疗方法，是临床抢救和治疗患者的重要措施之一。

　　静脉输液技术在临床应用半个世纪以来，随疾病谱的变化、各种病原体的变异、药物及治疗手段的不断更新，促使静脉输液技术方面取得了很大的发展，其内涵发生了很大的改变，输液方法已经发展为多途径、快速度、长留置的趋势，输液治疗既能达到治疗作用又能提供营养支持，成为临床上最常见、应用最广泛的方法之一。在静脉输液发展的过程中，护理人员既要看到静脉输液发展的技术性，又要重视服务性质的研究，使静脉输液技术不断取得新的突破，向安全性、准确性、科学性、舒适性的方向发展。

第一节　静脉输液治疗的发展历史与展望

▼ **学习目标**

识记：

　　了解国内外静脉输液治疗技术的发展历史；静脉输液工具的应用情况；中心静脉导管输液的优势。

　　理解：

　　能正确理解主动静脉治疗与被动静脉治疗的概念与区别。

1

运用：

在临床中能正确实施主动静脉治疗。

一、国内外静脉输液治疗技术的
发展历史与展望

静脉输液治疗（intravenous therapy）指通过静脉途径注入液体、药物、营养支持及输血治疗，是一项具有高度技术性和专业性的治疗方法，是临床抢救和治疗患者的重要措施之一。早期仅用于危重患者，如今静脉输液已成为临床治疗与营养支持的重要手段，甚至扩展到家庭、护理机构、医师诊所及社区等。

（一）国外静脉输液治疗技术的发展历史与展望

静脉输液治疗始于 17 世纪，历经近 500 年的波折，在 20 世纪逐渐形成一套完整的体系，在输液治疗理论、技术、工具、设备等方面取得长足进步，静脉输液的安全性、科学性和有效性得到极大提升。

1. 静脉输液治疗的早期阶段（17 世纪）　人类输血史上最早的记载出现于 1492 年，罗马教皇英诺森八世病危，意大利一名叫卡鲁达斯的医师将三名男童的热血直接给教皇口服，结果并未挽救教皇生命，反而导致三名儿童大量失血而死亡。从现代的观点来看，这样的输血无异于谋杀，但它毕竟是人对人输血的开端，具有重要历史意义。1615 年，德国化学家 Libavious 将输血方法著书立传，重新提出人对人输血的概念，但当时还不能进行实际操作。输血概念是静脉输液治疗的开端，经过几个世纪后，人对人输血才成为可能，又经过了更长时间才出现安全的输血技术。

随着 17 世纪实验科学的兴起，人体生理解剖学有了许多重要发现。1628 年，英国医师哈维（William Harvey）经过长期研究，用动物实验阐明了血液在体内的循环方向，建立了血液循环理论，澄清了人们对血液的错误概念，引起了医学界的极大震动。这一发现不仅为以后的输血、静脉输液治疗奠定了基础，而且也启发人们往血管内注射药物，借助流动的血液把药物带到全身，从而起到治疗作用。William Harvey 被称为现代静脉输液治疗的鼻祖。

1656 年，英国著名建筑师 Christopher Wren 朋友家的一条爱犬不幸患了重病，Wren 获悉后自告奋勇充当医生进行救治。他尝试将狗膀胱作为输液容器，把吗啡溶液装入狗膀胱内，然后连接一根削尖的羽毛管，将吗啡通过羽毛管注入病犬的前腿静脉里，以减轻病犬的痛苦。为历史上首次将药物注入血液循环的医疗行为。1662 年，德国一名叫约翰（Johann Major）的医师，首次成功将未纯化的液体化合物输入人体静脉内，由于输液部位感染，患者未能存活。

1665 年，英国医师 Richard Lower 对濒死的狗进行成功输血，通过银管连接两狗的颈动脉和颈静脉，从而证实了输血理论。在医学史上，Lower 被公认为最早试行输血的先行者之一。

2. 静脉输液治疗发展的里程碑（19 世纪） 1818 年，英国生理学家及产科医师 James Blundell 发现濒死的狗若能及时输入另一只狗的血液即可获救，由此产生了将人的血液输给分娩大出血的产妇以挽救其生命的设想。1834 年，他先后给 11 位分娩大出血的产妇输入人血，其中 5 例产妇成功获救。Blundell 证实动物血液不适合输入人体，只有人血才是安全的。Blundell 成为第一位同种输血的成功者，他的成功再一次激起医学界对输血的兴趣，但是由于当时对血型缺乏了解，输血并发症的发生率极高，输血的成功或失败缺乏科学解释，只能被认为是运气。

摒除异种输血后，为解决血液凝固的抗凝问题，英国产科医师 Hicks 首次使用磷酸钠抗凝剂，随后瑞士生理学教授 Arshus 改用草酸盐作抗凝剂，最终选择了无毒的柠檬酸盐。输血的抗凝完成后，溶血反应成为最大难题。德国病理学家 Ponfik 和 Landois 进行了系列研究。1874 年，Ponfik 提出血红蛋白尿源于供血者的血细胞破坏。Landois 于 1875 年发表关于大量输血病例分析研究的论文，认为输血失败是"血液不合"或"血液相异"导致溶血反应。至此，安全输血曙光初露。

1831 年的欧洲霍乱流行是静脉输液治疗发展史上的一个重要事件。霍乱由印度传入欧洲，少有英国医师见过此疾病。爱丁堡大学毕业的医师 William Brooke O'Shaughnessy 发现霍乱患者的血液中丧失了大量的钾、钠及体液，建议通过静脉补充盐水。这一在当时被认为是天方夜谭的设想被英格兰医师托马斯（Thomas Latta）次年付诸实践，Latta 经静脉给霍乱患者输入大量煮沸后的盐水，使患者的症状得到显著改善，被认为是第一位成功奠定人体静脉输液治疗模式的医师。而且 Latta 在为患者输液的过程中还观察到由此产生的"注射热"，即现代医学所说的"输液反应"，然而当时还无法解释其中原因。由于当时的医学界盛行"毒血症"一说，苏格兰人的治疗并未得到主流肯定。此后人们对静脉输液治疗进行了更多尝试，但极少获得成功。从 1835 年至 1890 年，静脉输液技术发展缓慢。

19 世纪中后期，对细菌学、药学、病理学的不断了解促进了新方法的产生。1860 年，Louis Pasteur 创建了疾病的细菌理论，证实细菌生长导致谷氨酸发酵和化脓。在此理论基础上，格拉斯哥大学的外科学教授李斯特（Joseph Lister）提出细菌引起伤口化脓的假说，并首次使用消毒剂控制输血感染。他推测，通过杀灭微生物、阻止污染空气接触伤口可以预防伤口感染。1867 年，Lister 报道了关于碳酸（苯酚）喷雾作为杀菌剂的研究，人们开始在外科手术时使用消毒技术，对于患者接触的所有物品进行消毒成为当时的普遍实践。

19 世纪后半叶，英国外科医师李斯特创立了无菌的理论与方法、法国巴斯德借助显微镜发现微生物感染及弗洛伦斯发现了热源后，静脉输液才开始有了安全的保障。

3. 静脉输液治疗的快速发展时期（20 世纪）

（1）输血治疗：1900 年，奥地利维也纳大学病理解剖研究所助教 Landsteiner 研究了 22 份人的血清和红细胞，发现有些人的血清会与某些人的红细胞发生凝集，确定了人类最初的 3 种血型，即 A 型、B 型和 O 型，首次宣告开辟了现代输血的道路，

Landsteiner 因此荣获 1930 年的诺贝尔医学奖，被誉为"血型之父"。1902 年，捷克医师 John Jansky 发现人的第 4 种血型（AB 型），从而确立 ABO 血型分类，使得经静脉输液成为安全的急救手段。1908 年开始在临床应用血液配型方法。1912 年，美国麻省总医院的客座医师罗杰·李和怀特博士共同阐述并发展了"李-怀特"凝固时间。罗杰·李还进一步证明了各种类型的血液均可输给 AB 型患者。1939 年。Levine 和 Stetson 发现了抗 Rh 抗原，1940 年又发现了 Rh 因子。抗 Rh 抗原对妊娠体免疫的作用阐明了新生儿溶血症的发生机制，对于安全输血具有重要意义。

在第一次世界大战期间，3 个国家的 4 名科学家几乎在同一时间段独立地发表了解决血液凝固的方法。1916 年，弗朗西斯·路斯和特纳采用柠檬酸盐的葡萄糖溶液使血液在采集后可以保存数天。这一发现促使英国在第一次世界大战期间建立了第一家血库，奥斯瓦罗伯逊被称为血库的创始人。1937 年，芝加哥市库克县医院的医师 Bernard Fantus 建立了美国首家医院血库。并首创了"血库（blood bank）"这一术语。几年后，医院和社区的血库遍及全美。1913 年以前大多采用连接献血者和受血者的血管式方法进行直接输血。1935 年，英国医师 Leslie Marriot 和 Alan Kekwick 发表了《Slow drip- continuous method of transfusion》，输血终于成为可靠的治疗手段，挽救了成千上万的患者。

第二次世界大战时输血得到更为广泛的应用。1941 年，建立了分离血浆的新技术，血浆成为最早分离并应用的血液成分。然而，人们很快认识到输注血浆不能满足伤员的所有需求。1943 年，红细胞被分离出来用于输血治疗。1951 年，第一台细胞分离机的发明促进了成分输血治疗的发展。1959 年，吉伯斯提出成分输血的概念，即根据患者的需要输入血液中各种成分，使得输血更为安全和有效。1962 年，发明了首个过滤器以减少白细胞污染和去除纤维蛋白凝块，克服了近 40 年来输血治疗未能有效解决的一大难题。1990 年，对血源性肝炎的检测技术得到改进，开始采用对丙肝病毒的特效检测。今天，输血已经成为普遍的医学实践，由于对抗原-抗体反应的了解以及血液疾病检测技术的发展，大大减少了输血治疗风险的发生。

（2）静脉输液治疗：静脉输液治疗过程中发生的感染和热原反应是当时困扰医师的主要问题，所以在1930年之前静脉输液只能被用于急症患者，所有输液用液体均为医院自行配备，缺乏安全的液体成为难以开展静脉输液的主要原因。液体中含有致热原、未被灭菌破坏的异体蛋白质，当经静脉输液进入血液循环时可导致寒战、发热。1923年，人们发现如果没有恰当地进行蒸馏，经过灭菌和储存的微生物代谢产物热原会引起发热反应，由此发明了从液体和药物中去除热原的方法，使得静脉输液更为安全和普及。

在1925年，最常用的静脉液体是0.9%氯化钠溶液。宾夕法尼亚大学Phipps研究所的Dr. Florence Seibert解决了静脉输液时热原反应造成的严重问题，制成无热原液体，进一步提高了静脉输液治疗的安全性。1925年之后，葡萄糖被广泛用于制造等渗液体并提供热量。1931年，美国医师Dr. Baxbr与同伴合作在改造后的汽车库内生产出世界上第一瓶商业用输液产品——5%葡萄糖注射液，结束了医院自行制备液体的历史。1950年以后，静脉输液在临床普遍应用。至20世纪60年代时，静脉治疗迅速发展，有超过200种静脉输注液体可供选择，静脉给药方式变得多样化，滤器和电子输注装置得到广泛应用。

现代静脉营养治疗始于20世纪60年代。1967年，在宾夕法尼亚大学哈里森外科研究部的Dr. Harry Vars帮助下，Dr. Stanley Dudrick对狗的全静脉营养实验证实：通过中心静脉输入营养物质不仅可以使动物维持正氮平衡，长时间维持动物的生长发育，还可以通过中心静脉的快速血液流动迅速稀释高渗透压的营养物质。Dudrick的静脉高营养奠定了现代静脉营养的基础，成为临床肠外营养应用的里程碑，作为现代医学的四大成就之一载入史册，Dudrick因此被誉为"肠外营养之父"。1980年，静脉营养发展为一门学科，称为全胃肠外营养支持（total parenteral nutrtion，TPN）。1983 年开始实施家庭 TPN。近年来，肠外营养在营养制剂、容器、输注设备等方面得到快速发展。

肠外营养的发展经历了从营养素分瓶输注到混合输注的过程。20 世纪 70 年代初，将肠外营养制剂分瓶轮流输注式使用三通进行多瓶同时输注；80 年代后期，主张将肠外营养制剂配制成全合一营养液进行输注，将患者全天所需的各种营养物质混合于 3 升静脉营养袋中，在室温 24℃内安全输入。以上两种方法在实际应用中都存在诸多不便。直到 1999 年卡文在瑞典问世，卡文的问世使肠外营养支持全合一从理论变成现实，成为临床营养支持历史上一个划时代的突破。2004 年卡文进入我国医药市场。这种全营养混合液为三腔袋设计，由制药专家根据临床需要制订最合理的营养配方，采用先进无毒的合成材料，研制成由两个封条隔成的三腔塑料储袋，把葡萄糖、氨基酸和脂肪乳剂在严格无菌环境下分别置于三腔之中。在临床使用时，只需将三腔袋的两个封条撕开，三种营养液在数秒内即可完成混合过程，形成营养混合液而直接用于患者。

静脉输液治疗的发展历程：

1492 年，首次输血尝试。将 3 位男童的血液给教皇口服，献血者和受血者皆死亡。

1638 年，William Harvey 阐述了心脏和血液循环。

1658 年，Christopher Wren 使用羽毛管和猪膀胱将乙醇和鸦片输入狗体内。

1664 年，J. D. Major 首次将未净化的化合物注入人体内。

1667 年，首次成功进行动物之间的输血。

1818 年，James Blundell 对分娩大出血的产妇进行输血，获得首次成功输血。

1830 年，Dr. Hendon 发明了镀金不锈钢 14 号针头。

1831 年，O'Shaughnessy 建议为霍乱患者提供水分和盐，发表于《Lancet》。

1832 年，Dr. Thomas Latta 为 25 例霍乱患者成功输注盐水。

1855 年，发明了中空针头和注射器。

1876 年，林格液诞生。

1900 年，Karl Landsteiner 发现了 4 种血型中的 3 种，于 1930 年获得诺贝尔奖。

1907 年，Lansky 及 1910 年 Moss 将血型划分为 4 种。

1908 年，建立了血型的临床分型方法。

1900—1925 年，使用静脉盐水，危重患者使用静脉液体。

1913 年，采用直接输血方法。第一次世界大战中得到应用。

1914 年，枸橼酸钠被用于血液保存。开始在动物中使用水解蛋白和脂肪。

1923 年，在蒸馏水中发现热原。

1925 年，葡萄糖被用于补液治疗。

1931 年，Baxter Travenol 成立，并于 1933 年生产首种静脉溶液。

1935 年，Abbott 实验室开始生产静脉溶液。Marriot 和 Mekwick 建立慢速输血方法。

1937 年，在芝加哥 Cook 县医院建立血库。Rose 发现生长所需的必需氨基酸。

1939 年，发现了促进生长的氨基酸精华液，促进实施输注水解蛋白。

1940 年，麻省总医院率先设置首位静疗护士。建立骨髓输血方法。首次骨髓腔内输液。开始出现柔软的静脉切开输液导管。一次性塑料输液装置问世。

1942 年，玻璃瓶装干血浆用于第二次世界大战伤员。

1945 年，首个塑料导管问世，后来演变成套管针。

1950 年，Mayo 医学中心的住院医师发明 Rochester 塑料针。塑料管取代橡胶输液管。建立无菌术。

1951 年，首次使用血液分离器分离白细胞、血小板和血浆。

1952 年，塑料袋取代真空血瓶。

1960 年，首次描述中心静脉导管。应用塑料注射器和一次性针头，McGaw 生产静脉溶液。ICU 引入 PICC。

1966 年，Dr. Stanley Dudrick 建立静脉营养方法，并于 1967 年首次应用于患者。

1970—1980 年，成立静脉治疗小组，出现微粒过滤器、电子滴速控制、中心导管、静脉配制小组、急救系统等。美国发表疾病控制中心（CDC）静疗指南，出版第 1 版 Plumer's 的《静疗实践及原理》。

1972 年，植入式输液港问世；美国成立静脉输液护理学会（AIVN）。

1973 年，成立全国静脉输液治疗学会（NITA）。Dr. Broviac 发明隧道式硅胶导管。

1975 年，首个脂肪乳剂 Intralipid 获得批准产生。1976 年开始使用脂肪乳剂进行营养支持。

1980 年，双腔 Hickman 导管面世。NITA 出版《全国静脉输液时间标准》，建立 NITA 全国办公室。美国议会通过静疗护士日立法。家庭静脉输液治疗被认可。

1982 年，输液港用于长期输液治疗。

1983 年，开始应用家庭输血。研制出 Osteoport。

1984 年，出版第 1 版《静疗护理核心课程》。

1985 年，静脉输液专业护士认证组织（INCC）进行首次静疗注册护士（CRNI）认证考试。

1986 年，重新应用 PICC。患者自控镇痛泵使用增加。全胃肠外营养（TPN）面世。

1987 年，NITA 更名为静疗护士协会（Intravenous Nurses Society，INS）。

1990 年，85% ~ 90% 医院患者接受静脉治疗。家庭输液治疗得到广泛认可。发布安全医疗器材法规及 FDA 器材报告规定。

1996 年，静疗护士协会为持照实习护士（LPN）/持照执业护士（LVNs）提供国际护士（LPNI）考试。

1999 年，静疗护理协会提供欧洲认证机构（CE）再认证项目。

2006 年，Plumer's《静疗原理和实践》(第 8 版) 出版。

2010 年，静脉输液护理学会（Intravenous Nurses Society,
INS）第七次修订静脉输液实践标准。

（二）国内静脉输液技术的发展历史与展望

1900 年后，美、英、法等国所属的在华教会医院迅速发展，
外籍医护人员来华者剧增，西方医疗护理之风日盛并得以在中国
扎根。20 世纪 40 至 50 年代，静脉输液治疗引入中国。1971 年
开始应用静脉高营养。近年来，随着我国医疗水平的提高，人们
越来越多地接受静脉输液治疗，静脉输液治疗成为最常见、最普
遍的临床治疗手段。

20 世纪 80 年代以前，国内静脉输液方式以全开放式为主，
且输液橡胶管消毒后重复使用。天津大冢公司于 20 世纪 80 年代
引进第一条塑料瓶生产线，我国塑料输液包装开始正规的工业化
生产，推动了我国半开放式输液的开展。90 年代末引入全封闭
式静脉输液，使不合理的开放式、半开放式输液方式成为过去。

20 世纪 90 年代以前，我国一直采用传统的液体配制方法，
即由护士按照患者治疗需要在各种应用场所临时配制。这种方法
没有考虑配制场所的洁净度，同时处方者和操作者也不具备药学
背景，不能准确把握药物性质和配伍禁忌。美国在 1963 年率先
推出静脉输液配制中心式输液（PIVAS）。我国于 20 世纪末引入
PIVAS，使静脉药物的配制能够集中在 1 万级洁净的环境中，在
药学人员的指导下按照无菌技术进行。PIVAS 是目前最科学、最
完善的液体配制方式，也是医院输液体系的发展方向。

（三）护士在静脉输液治疗中所起的作用

20 世纪 40 年代后，由于第二次世界大战的爆发，静脉输液
技术迅速发展，医师不再有充分的时间完成静脉输液治疗，护理
的责任范围得以扩展，才被允许进行静脉输液治疗的操作。在此
之前护士只能辅助医师穿刺和输入液体。波士顿麻省总医院 Ada
Plumer 护士是第一个被允许负责静脉输液治疗的护士，Plumer 后

来成立了第一个静脉输液小组。

现在的静脉输液治疗是技术性的、高度专业的领域，要求具有丰富的临床知识、技术和经验。实施静脉输液治疗的护士必须精通静脉输液技术和临床应用的相关知识，如液体和电解质、药物学、感染控制、儿科学、抗肿瘤治疗、输液理论、肠外营养和保证护理质量的措施。1980 年美国众议院宣布 1 月 25 日为静脉输液护士日。

20 世纪 70 年代，随着科学技术和医学的发展，静脉输液作为一个专业学科得到公众的认可，静脉输液治疗护士的角色得以扩充，出现了静脉输液的专业组织——输液护士协会（Intravenous Nurses Society，INS）。INS 存在的作用是通过建立标准、实施继续教育、提高公众意识和开展科研来完善静脉输液护理，INS 的最终目标是在世界范围内，使所有需要接受静脉输液治疗的个体和所有接受静脉输液治疗的患者在静脉治疗与费用上得到最有效的保证。

知识拓展

美国静脉输液协会

1972 年 12 月，由 2 名静脉输液护士 Ada Plumer 和 Marguerite Knight 发出一封倡议书，邀请所有有兴趣者组织起来，成立美国静脉输液护理学会（AIVN）。1973 年 1 月 25 日，16 名发起人相聚在 Baltimore，他们决定将"护士"两个字从组织的名称内删去，以便更好地反映这一组织的法律外延，这样，全国静脉输液治疗学会（NITA）从此诞生。第一年底，这个学会有包括来自 40 个州的 40 名会员。1980 年，NITA 的成员中 90% 是护士，超过 3000 名会员和 44 名策划者。为了更好地反映这一组织的实际内涵和对专业技术、患者及立法程序的关注，1987年NITA改为"静脉输液护理学会（INS）"。至1999年，美国静脉输液协会（INS）的成员约有10 000名。其中93.5%为注册护士，6.5%为其他专业人员（医师及药剂师）；30%的注册人员拥有CRNI证书；1%是国际会员。

美国静脉输液协会的组织结构与我国中华护理学会的组织结构类似，通过全国性选举与任命官员、学会主席、地区领导者、其他专业组织的联络员，地区组织者选举与任命官员、委员。

美国静脉输液协会的目的是联络全国和地区性相关组织并提供教育、建立联络网、发表出版物、促进专业的发展与成长。

来源：钟华荪．静脉输液治疗护理学 ［M］．北京：人民军医出版社，2007：13

二、国内外静脉输液工具的发展历史与应用

原始器具（羽毛针管、动物膀胱等）后来被金属针头、橡胶管和玻璃容器取代，精细塑料技术时代静脉治疗器具取得很大的进步，出现一次性塑料输液器。在过去60多年中，血管通道器材也得到很大的发展。

（一）国内外静脉输液工具的发展历史

1. 国外静脉输液工具的发展历史　1912年，Dr. Bleichroder，一名德国医师将一导管通过臂部放置在中心静脉。他的实验没有被公开发表。

1929年，史上有记载的类似目前使用的PICC的导管被第一次应用于临床。德国医师Forssman对其前臂臂窝处进行麻醉后，通过一个穿刺针将一条4F的尿管放置到他靠近心脏附近的上腔

静脉中，导管末端位置最终通过 X 线片准确定位。他的这项实验使他成为了第一个使用 PICC 的人。

1941 年，美国医生 Cournand 研制了一种放置于心脏的导管，这种导管由丝质材料制作，柔软，弹性，不透 X 线，自肘前静脉放置。

1945 年，Dr. Lawrence Meyers 发明通过钢针于肘前静脉放置一种 9~12 英寸长的导管。

1949 年，美国医生 Duffy 是首个将聚乙烯（polyethylene）材料导管广泛应用于股静脉、肘窝静脉和颈外静脉的人。

最原始的 PICC 主要用于肠外营养支持治疗。

20 世纪 50 年代，随着患者对中长期输液的要求越来越多，人们认识到将液体输注到上腔静脉要比通过外周静脉输注的效果好，通过外周置放导管的技术也得到了不断的发展。

1957 年，英国医生 Ross 描述了一种通过头静脉、贵要静脉切开的方式建立中心静脉通路的技术。

1959 年，美国医生 Hughes 和 Magovern 记载了临床监测中心静脉压的使用情况。而贵要静脉和肘窝处静脉被用来建立与中心静脉通路的连接。

1962 年，历史上第一支硅胶导管由美国医生 Steward 和 Sanislow 研制成功。

1964 年，一种用于腹膜透析的导管在美国华盛顿大学出现。

1966 年，美国教授 Dr. Henry Tenckhoff 发明了一种方法，通过建立皮下隧道来放置一种带涤纶套袖的导管来解决细菌生长和导管感染问题。这是隧道型 CVC 的雏形。

1969 年，Dr. Belding Scribener，一名在美国华盛顿大学的医师试图通过动静脉瘘管（肾衰竭的患者用来进行血液透析的一种血管通路）输注 TPN。他发现患者的外周血管非常不耐受 TPN 乳液，这个发现最终导致 Dr. Belding Scribner 决定开发研制留置型的中心静脉导管。第一支能在临床应用输注 TPN 的留置型 CVC 于 70 年代早期被 Dr. Scribner、Dr. Jack Broviac、Jim Sisley 研制成功。最初的 Broviac 导管管腔虽然比较小，还是可以输注。但问题也不断出现，特别是采血时。

　　1972 年，美国医生 Dr. Robert Hickman 联合另外一名美国医生 Jim Sisley 发明了更大的 Hickman CVC 导管，这种导管最初在 Fred Hutchinson 肿瘤研究中心主要为肿瘤患者采血或输注化学性药物。1975 年，Hickman-Broviac 导管被研制成功。美国医生 Dudrick 介绍说该种导管可用于长期输注胃肠外营养剂。

　　1975 年 Evermed 成立后，Jin Sisley 与 Dr. Hickman 继续研究开发出了双腔 CVC，这种导管一个管腔可以输注 TPN，另一个管腔可以用来采血。由于导管由医用登记的硅胶制成，其柔软性和抗血液凝结的特性使其特别适合长期放置于上腔静脉中。

　　之后，随着技术的不断进步，研制出的中心静脉导管具有防止组织细菌移行和促进组织生长的涤纶套袖。

　　1975 年，Baxter Intrasil PICC 上市，使用硅胶材质导管利用 14Ga 的穿刺针在肘窝处静脉留置导管初次被美国医生 Hoshal 记载。

　　1978 年，Dr. Leroy Groshong，美国一名肿瘤外科医师发明了三向瓣膜式导管，这种导管由于具备三向瓣膜装置使导管的功能得到了极大的进步，患者的舒适也得到了显著的提高，并被命名为 Groshong 导管。

　　1980 年，第三代 PICC 导管得益于技术的提高而迅速被广大医疗工作者所接受。1982 年，第一支 2F 的硅胶材质 PICC 上市。80 年代末期，PICC 被广泛用于罹患不同疾病的成年患者身上。

　　20 世纪 80 年代，创于 1953 年的塞丁格（Seldinger）技术得到了发展，奠定了现代血管穿刺的基础，此法的特点是经皮穿刺并用导丝交换方式置入各种导管。

　　20 世纪 80 年代，随着植入式输液港（Port）的问世，中心静脉导管应用得到进一步发展。输液港是一种全置入、埋植于体内的闭合输液装置，适用于长期输液治疗和需要通过中心静脉给予药物治疗的患者。植入式输液港给患者日常生活带来了便利，可放置数年或数十年，为化疗、补液、营养和采血等提供了安全、方便的静脉途径。

2004年3月，首次推出高压注射型PICC导管，此导管可承受注射高压造影剂，同时可测量中心静脉压，使用更加安全。

2. 国内静脉输液工具的发展历史

（1）外周静脉输液治疗通道器材在中国的发展：自20世纪40至50年代静脉输液技术在我国开展以来，长期使用头皮钢针外周浅静脉输液。1972年国内制成硅胶导管，开始采用静脉导管置管。20世纪80年代，静脉留置针进入中国，开始使用套管针（当时仅限于手术室、ICU及急诊使用）。20世纪90年代后静脉留置针逐渐在临床广泛应用。

（2）中心静脉输液治疗通道器材的进展：1975年前，反复用的粗针和硅胶管、静脉切开。20世纪80年代导管为Teflon材料，单腔和多腔导管。20世纪90年代中期，导管末端开口的输液港出现。1997年，引进经外周静脉插入的中心静脉导管（peripherally insertion central catheter，PICC）。2001年，导管侧壁式出液的输液港出现。2008年，引进增强型三向瓣膜PICC导管。2011年，引进耐高压注射型PICC导管。目前PICC技术在中国逐渐发展成熟，各项规章制度也趋于完善，正走向PICC专业护士的道路。

（二）国内外静脉输液工具的应用

1. 静脉输液穿刺工具的应用概况 静脉输液穿刺的工具一般有一次性静脉输液钢针、静脉留置针、中心静脉导管、静脉输液港等几种（图1-1）。目前我国一次性静脉输液钢针的使用率较高；而国外绝大多数国家已经取消了头皮钢针的使用，静脉留置针的使用率为95.7%，PICC普及率达到91.5%，静脉输液港的普及率仅为10.6%。头皮钢针是国内普遍使用的输液穿刺工具，但长时间使用可能会产生静脉输液渗透到皮下组织的并发症，如果液体是一种发泡剂，则有潜在的严重并发症。美国INS《输液护理操作指南》（2011版）中规定使用一次性静脉输液

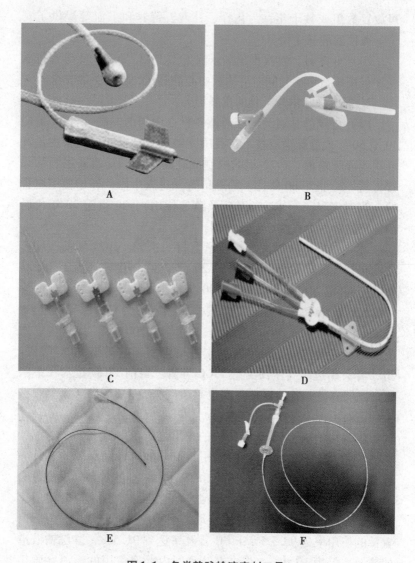

图 1-1　各类静脉输液穿刺工具

A. 一次性静脉输液钢针；B. 密闭式留置针；C. 开放式留置针；

D. CVC；E. 三向瓣膜型 PICC；F. 前端开口型 PICC

钢针仅宜用于短期或单次给药治疗。静脉留置针又称套管针，作为一种先进的新型输液器材，20世纪60年代在欧盟国家普及应用。它具有减少穿刺次数、刺激小、安全迅速、易于操作、便于固定、减少护士工作量、减少患者痛苦等优点。因此在我国静脉留置针的临床应用也十分广泛，涉及家庭及社区。但其临床应用效果受到合作程度、血管因素、疾病因素、护士的操作因素、输液工具因素、护理因素、药物因素等方面的影响。当前，应用中心静脉导管进行静脉输液在临床中具有举足轻重的作用，常用于测量中心静脉压、进行大量而快速的静脉输液、长期肠外营养途径、作为血液透析的管道等。它减少了浅静脉反复穿刺给患者带来的痛苦，减轻了护士的临床工作量。植入式静脉输液港（VPA），又称植入式中央静脉导管系统（CVPAS），是一种可植入皮下，长期留置在体内的静脉输液装置，主要由注射座和静脉导管组成，可用于输注各种药物、补充液体、营养支持治疗、输血、血样采集等。经锁骨下静脉穿刺置管后把导管送入上腔静脉，导管的另一端和穿刺座相连埋置胸壁皮下组织中，并缝合固定，患者体表可触摸到圆形穿刺座。需要输液时，将无损伤针头经皮肤垂直刺入注射座即可。其可避免反复穿刺带来的痛苦和难度，同时将各种药物直接输送中心静脉，迅速稀释药物，防止刺激性药物对外周静脉的损伤，可作为患者永久性通道。其安全性、感染发生率及患者对输液装置的接受程度明显优于PICC法。

2. 中心静脉导管输液的优势　临床上应用2种中心静脉导管术：经外周静脉置入中心静脉置管（PICC）与传统中心静脉置管（CVC）。两者在临床应用上各有优劣。护士在穿刺前，必须全面评估患者的诊断、病情、心电图、胸片以及实验室检查结果（血常规、凝血功能）等，以确保置管的安全。PICC具有操作简单、危险性小、留置时间长的优点，更适合用于稳定状态输液（如完全胃肠外营养治疗、肿瘤化疗等）；CVC具有置管时间短、流速快的优点，更适合用于重症急诊患者的抢救治疗。CVC是指各种静脉导管插入后，其尖端达到上、下腔静脉与右心房交汇处，在临床上主要用于经由静脉的治疗、血流动力学监测及标本的采集等。中心静脉置管主要穿刺途径为锁骨下静脉、颈内静脉和股静脉。锁骨下静脉置管穿刺技术高，容易出血，但导管留置时间长，血流量充足，感染发生率低，不影响美观；颈内静脉穿刺难度相对较大，血流量充足，但影响休息及美观舒适，有时可遗留瘢痕等；股静脉穿刺置管较容易，不易出血，但血流量相对不足，感染率高，影响肢体活动。3 种穿刺途径各有不同的优点，可根据患者的外周血管情况、具体治疗要求采取不同的置管方式。总之，CVC 具有置管时间短、流速快的优点，但对静脉的选择性高，危险性大，易引起气胸、血胸、感染、空气栓塞等并发症。PICC 是一种经过外周静脉插入并开口于中心静脉的导管，它简化了中心静脉的穿刺过程，降低了中心静脉的穿刺风险和感染几率，延长了导管的留置时间，具有操作简单、危险性小、留置时间长、感染和栓塞率低、适应性广的优点。但由于送管路径长，在送管过程中可能遇到静脉瓣或血管走向异位不能顺利到达上腔静脉，这就需要常规进行拍胸片确定导管位置，也因此置管时间较 CVC 长。

3. 我国 PICC 技术发展与展望　PICC 的技术发展日新月异，产品不断更新，护士在输液治疗护理领域的实践不断拓展。输液护士已从被动的执行穿刺者成为主动干预者，并自主运用评判型思维及基于标准化实践，为患者提供更高质量、高效率的输液护理，促进患者安全。现已规定护士进行 PICC 置管后阅读其胸部 X 线片，由护士读片可以保证及时用药和识别穿刺相关并发症。PICC 护士协助医师进行 CVC、Port 和隧道式导管的穿刺。21 世纪初期，PICC 护士开展 B 超引导下应用改良塞丁格置管技术，将穿刺点移到上臂，降低机械性静脉炎等并发症的发生。从国内外静脉输液的进展分析，需加快引进国外输液护理先进理念和技能的步伐，根据我国实际情况，制定符合现有医疗制度和水平的静脉输液护理时间标准和规范，并定期更新内容，以作为质量控制和教学培训的指导性文件。卫生行政管理部门需开展输液治疗专科护士的培训和资格认证，应建立输液专科护士培训基地，组织编写 PICC 专用教材，完善更新现有基础护理教科书中有关静脉输液护理内容，改变在校教育与临床发展脱节现象，实现 PICC 操作维护标准化，管理规范化，使我国的输液护理持续改善，并向专业化、专科化发展，并与国际接轨，强化输液技术这一极具价值的护理资源，提高护理专业技术水平，培养高素质的护理人员的专业队伍。

三、主动静脉治疗与被动静脉治疗

（一）主动静脉治疗与被动静脉治疗的概念及区别

主动静脉治疗是指根据治疗的相关因素、置入的材料类型、患者等因素而选择合适的血管通道器材，是一种主动的工作模式，它也是一种决策依赖型的解决方案，此"决策模式"是建立在专业护士全面掌握静脉治疗器材、治疗药物及患者诊断的基础上，在患者入院或接诊后 24～48 小时内主动完成相应的护理评估程序，放置、使用适宜的输液器材，并在适当的情况下，对患者进行教育，使治疗不会因为输液通道的问题而受到中断的一种工作方式，即一针完成治疗。

被动静脉治疗是在静脉治疗（通常是认为对外周静脉穿刺和锁骨下及颈内静脉穿刺）的基础上对静脉进行评估，不做合适的通道器材的评估，无论病因如何、诊断结果如何、静脉条件如何，均从使用外周通道器材，即传统的套管针（甚至钢针）开始静脉治疗，这样造成的结果必然是，患者的静脉血管承受反复穿刺，外周静脉不能耐受药物刺激引发严重并发症（图 1-2）。患者可能最终丧失外周静脉穿刺机会，给药有可能被延误，最终可能中断治疗。此时，患者被迫使用中心静脉输液器材继续完成治疗，而使中心静脉穿刺变得更费力、费时，甚至不能完成，同时增加并发症发生的几率。下面通过表 1-1 来说明主动静脉治疗与被动静脉治疗的区别。

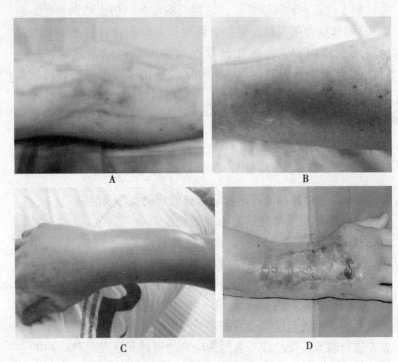

图 1-2 被动治疗的后果

A. 静脉炎；B. 静脉炎；C. 药物渗出；D. 溃疡、坏死

表 1-1 主动静脉治疗与被动静脉治疗的区别

	主动静脉治疗（决策依赖型方案）	被动静脉治疗（例行公事型方案）
治疗过程	·患者入院接受治疗 ·全面具体评估 ·输液药物类型（盖诺或其他） ·疾病诊断（乳腺肿瘤或其他） ·疗程（数个星期或数月） ·血管情况（好或不好）	·患者由于某疾病（如结肠癌）入院接受某药物（如 5-Fu）治疗 ·没有考虑输液器材选择问题 ·输液通道的选择从外周静脉输液工具开始

续表

主动静脉治疗（决策依赖型方案）	被动静脉治疗（例行公事型方案）
治疗过程	·病史及患者相关因素 ·输液治疗条件（院外治疗） ·根据如上参数选择血管通道器材 ·评估结果是留置 PICC 导管或 CVC	
治疗后果		·外周穿刺引发静脉炎、渗透、漏液，造成局部破溃坏死 ·患者抱怨输液疼痛（24～48小时常见） ·需要重新选择外周静脉输液工具、外周穿刺点处再次发生静脉炎、渗漏、漏液等 ·患者抱怨输液疼痛 ·再次选择外周静脉输液器材
结局	·静脉治疗结束，PICC/CVC 导管撤出 ·患者全部治疗过程只使用了一套血管通道器材，血管没有受到多次穿刺没有发生并发症 ·医院给患者使用的是性价比最好的通道器材，给患者和医院都节省了成本 ·护士不会因为静脉输液导致针刺伤的发生	·反复穿刺后，无可使用的外周静脉，需要置入中心静脉导管进行输液 ·患者承受了多次穿刺的痛苦并发生并发症 ·由于多次外周穿刺，医院消耗了医疗资源：材料、劳动力成本等；患者增加了经济成本 ·护士可能使用外周静脉输液工具，发生针刺伤

（二）主动静脉治疗的程序

主动静脉治疗是遵循静脉治疗护理评估流程，在患者第一次静脉治疗前对患者病情、药物性能、治疗时间、血管情况进行全面评估的基础上选择适合患者的静脉通路及输液器材，以达到保护患者外周血管，提高患者舒适度和满意度，减少并发症，提高临床治疗效果，缩短患者住院时间。

1. 多因素评估

（1）患者评估：患者既往史、诊断、病情、基础疾病、治疗方案、治疗时间，血管情况进行全面评估，还要掌握患者及家属对疾病的认识水平、经济负担能力、社交范围、业余活动程度及社会支持系统。对外周血管条件欠佳且需要长期输液或输入刺激性药物的患者多选择中心静脉植入式静脉输液港。

（2）药物评估：包括药物性能、不良反应、pH、渗透压、细胞毒性和配伍禁忌。

（3）风险评估：充分评估静脉治疗风险，鼓励患者在静脉治疗过程中使用安全可靠的静脉输液器材，并告知和记录风险评估情况，签署知情同意书，签名后归档。

2. 血管通道器材的评估

（1）外周静脉路径：外周静脉路径工具包括一次性静脉输液钢针和外周静脉导管，其导管尖端位于外周静脉。不适宜使用外周静脉路径的药物包括发泡性药物、肠外营养液、pH <5 或 > 9 的药液，渗透压 <240mOsm/L 或 >340mOsm/L，这些药物输入导致不可逆静脉炎及渗漏性损伤。

（2）中等长度导管：如果输液治疗时间需要持续 1~4 周，那么可考虑使用中等长度导管。如果治疗需要留置导管超过 4 周，那么延长留置导管的决定需要护士根据以下因素，但不仅限于这些因素作出专业判断，即治疗种类及延长治疗时间、外周血管情况、置入导管的血管情况、皮肤完整性、患者状况等因素。置管技术包括将导管从置管鞘中穿过，或使用改进的 Seldinger 穿刺术（MST），又称为微插管鞘技术。中等长度导管是外周输液设备，其尖端应终止于贵要静脉、头静脉或肱静脉、肩部的远端。置管部位常规首选肘窝区贵要静脉，因其血管直径较合适。新生儿和儿童患者还可选择尖端在腹股沟以下的腿部静脉和胸以上区域尖端在颈部的头皮静脉。

（3）中心静脉路径：护士应使用中心静脉导管装置其导管尖端位于上腔静脉，进行长期或短期、持续性或间断性输注给药。输注药物包括抗肿瘤药物、刺激性药物、发泡性药物、多种抗生素、肠外营养液、pH < 5 或 > 9 的药液，渗透压 < 240mOsm/L 或 > 340mOsm/L 液体。分为经外周静脉转入中心静脉导管（PICC）、非隧道型中心静脉导管（CVC）、隧道型中心静脉导管和植入型中心静脉导管（输液港）。中心静脉导管可分为单腔或多腔、硅胶或聚氨酯材质、前端开口或后端开口。使用 PICC 置管及经皮中心静脉置管时，使用超声技术可增加成功率，减少置管相关的并发症。

血管通道器材的选择应由专业的静脉治疗护士或有关专业的临床专职护士以及医师或外科医师完成。选择理想的血管通道器材涉及多个学科，在决定前需要全面了解和掌握各种通道器材的特性和获知患者的全面状况。

目前，在我国还没有完全建立血管通道器材的选用标准指南，但是国外的使用经验已经总结了一些针对血管通道器材选择的注意要点（表 1-2）。

表1-2 血管通道器材选择的注意要点

治疗相关因素	材料相关因素	患者相关因素
治疗的种类	最小的并发症	条件是否合适
治疗的时间	潜在并发症	可以自行护理，患者活动可以训练术者
		患者自己愿意
	价格	病情允许

续表

治疗相关因素	材料相关因素	患者相关因素
	维护	患者的生活方式（职业，娱乐，行为）
	最新技术	
	厂家/销售员的支持	
	穿刺和维护费用	
	专业意见帮助选择适当材料	
	最好由护士维护此材料	
	有无使用中心静脉器材经历	

　　主动进行血管通道器材的选择是建立在对患者的血管条件、静脉治疗药物的种类、时间和频率等各项评估的基础上进行。因为帮助患者选定通道器材的护士通常也需教育指导患者或其器材维护者有关通道器材管理的全方位知识，所以需要有经验的、知识丰富的护士参与通道器材的选择，以使通道器材的作用发挥到最大，并尽量降低有关并发症。

思考题

　　1. 中心静脉导管输液有哪些优势？

　　2. 主动静脉治疗的目的有哪些？

　　3. 李某，女，64 岁，肺癌，需要行 4 周期化疗，治疗时间在 4 周以上，用主动静脉治疗的方式该选择怎样的血管通道器材？为什么？

第二节　血管通道器材的类型与选择

学习目标

识记：

了解血管通道器材（VAD）的分类及各类的特点、留置时间。

理解：

1. 尖端开口型和三向瓣膜型中心静脉导管的定义和特点。

2. 硅胶类、聚脲氨脂类材料的区别。

运用：

根据治疗方案、治疗时间、血管的情况、患者的意愿及护理装置的现有资源，选择适宜患者的最佳血管通路。

一、血管通道器材的介绍

血管通道器材（vascular access devices，VAD）特指建立血管通道的工具。从1656年历史上首例由英国医师使用羽毛管针头和动物膀胱作为血管通道工具为狗的静脉内注入药物起，经300多年的发展，随着静脉输液技术在临床的广泛运用，血管通道器材无论是器材的材质，还是操作的技术及安全性能都得到了科学有效的发展。

（一）血管通道器材的分类

目前血管通道器材有2种分类方式，根据血管通道器材的长度可分为：短导管、中等长度导管、长导管；根据血管通道器材尖端所到的位置可分为：外周静脉输液器材和中心静脉输液器材。两类产品中使用的适应证不同，并根据使用的时间长短和置入部位不同具体分为如下几种（表1-3，图1-3）：

表1-3 血管通道器材分类

外周静脉器材	中心静脉器材
1. 头皮钢针（scalp needle）	1. 经外周穿刺的中心静脉导管（peripherally inserted central catheter，PICC）
2. 外周静脉短导管（peripheral venous indwelling needle）	2. 非隧道式中心静脉导管（Non-tunneled center vascular catheter，NCVC）

续表

外周静脉器材	中心静脉器材
3. 中等长度导管（midline）	3. 隧道式中心静脉导管（tunneled center vascularcatheter，TCVC）
	4. 植入式输液港（implantable port，PORT）

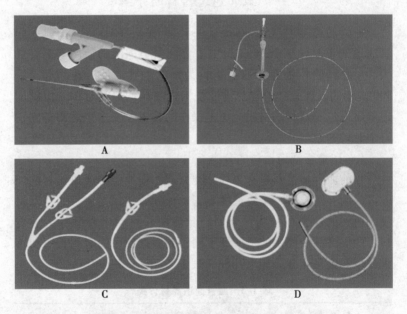

A

B

C

D

图1-3 各类血管通道器材

A. 外周静脉短导管；B. 经外周穿刺的中心静脉导管；

C. 隧道式中心静脉导管；D. 植入式输液港

（二）各类血管通道器材的定义

1. 头皮钢针（wing needle set） 又叫一次性静脉输液针，是一种针管经过特殊处理，针尖锋利，易于穿刺，患者感觉痛苦小的钢针。于1957年发明，1962年正式问世，在针头固定、方便患者中起到了作用，至今在我国的大部分医院仍在使用，但也逐步被套管针所替代。

2. 外周静脉短导管（PIV） 又称静脉留置针、套管针，针芯的外套可以在患者的外周静脉血管内留置，是一种由特氟隆或聚脲氨脂材质制成的可有多种内径和长度的导管，有 14～27G 规格；带翼型或无翼；单腔或双腔；或导管针。静脉留置针作为头皮钢针的换代产品分为开放式和密闭式两大类，其中开放式留置针分为普通型、药壶型、防针刺伤型，而密闭式留置针分为普通型、防针刺伤型。

3. 中等长度导管（midline） 是指从贵要静脉、头静脉或臂丛静脉置入，导管尖端位于腋窝水平或肩下部的导管，新生儿和儿童外周静脉中等长度导管可经头皮静脉置管，尖端位于颈外静脉。中等长度导管由聚脲氨脂或硅胶材质制成，有单腔或双腔（1.9～5Fr），长度为 7.5～20cm。

4. 经外周穿刺的中心静脉导管（PICC） 是经外周静脉（贵要静脉、肘正中静脉、头静脉、股静脉）穿刺，末端放置腔静脉，可长期留置的一种导管。有单腔或双腔（1.9～6Fr），由聚脲氨脂或硅胶材质制成，分末端开口型或三向瓣膜型。为需要进行中长期（5 天以上）静脉输液治疗患者提供。

5. 非隧道式中心静脉导管（CVC） 一般在紧急的情况下置入，所以称为急救期 CVC，用于危重患者的治疗和监护。导管均经皮穿刺，自患者的颈内静脉、锁骨下静脉或股静脉穿刺，导管末端位于上腔静脉并原位固定，导管有单腔或多腔，包括从儿童规格到成人规格。该导管一般为末端开口型，导管材质多为聚脲氨脂或硅胶材质。

6. 隧道式中心静脉导管（TCVC） 指导管末端位于上腔静脉，后半部分在胸壁皮下潜行。导管材料同 CVC。导管有单腔、双腔、三腔，包括从儿童规格到成人规格。隧道型CVC 包括有抗感染材料袖套型及（Vita Cuff——导管外壁上的抗感染材料的"套袖")和促进周围组织长入袖套型（Dacron Cuff——导管外壁上促进周围组织长入、包裹导管的涤纶织物制成的"套袖"，加强导管固定）两种类型。通常都由医师植入。

7. 植入式输液港（Port） 是一种可植入皮下长期留置在体内的静脉输液装置，导管尖端位于上腔静脉。由输液座和导管两部分组成，基本操作同隧道式，不同之处需用手术方法将输液座部分放在前胸或腹部的皮下，应用时针头插入输液座中。输液座一般由塑料或者医用金属制成；导管通常由硅胶或聚脲氨脂材质制成，分末端开口型或三向瓣膜型。中华护理学会静脉治疗护理专业委员会《输液治疗护理实践指南与实施细则》推荐输液港的植入应由经专门培训的医师完成，置管后的护理应由具有资质培训的医务人员进行。

二、血管通道器材的特点

随着血管通道器材种类的日新月异，产品性能的不断优化，作为临床静脉输液治疗的护理人员必须了解不同类型的血管通道器材在留置时间、选择静脉、导管末端位置等方面的不同特点（表1-4），以主动静脉输液理念为患者合理选择血管通道器材，减少静脉输液相关并发症的发生，同时确保患者及临床护理人员的安全也是非常重要的。

三、中心静脉导管的管径大小与流速

中心静脉导管的流速与下面因素相关：患者的情况、静脉壁的完整性、静脉系统的阻力、液体的渗透压、注射泵的压力、导管的长度和内径。另外，不适当的导管固定可导致导管打折影响流速；通过非电子注射装置的流速可能小于预期的流速。

表 1-4　几种血管通道器材的特点

VDA 类型	留置时间	输入液参数	置入的静脉	导管尖端位置	备注
头皮针	谨慎给予短期单次；小于 4 小时的静脉输液（INS & 中华护理学会静脉输液委员会建议）	非发泡剂 无刺激性 药物 pH 5.0～9.0 渗透压 <600mOsm/kg	手和前臂的浅静脉	腋静脉下的任何外周静脉	由金属制成 单次采集血标本或单剂量给药 低成本通道器材
外周静脉短导管	<72～96 小时（INS & CDC 建议）	非发泡剂 无刺激性 药物 pH 5.0～9.0 渗透压 <600mOsm/kg	手和前臂的浅静脉	腋静脉下的任何外周静脉	由特氟隆或聚氨脂制成 短期单剂量给药 低成本通道器材
中等长度导管	7～49 天（INS & 中华护理学会静脉输液委员会建议）新生儿为 6～10 天	非发泡剂 无刺激性 药物 pH 5.0～9.0 渗透压 <600mOsm/kg	上臂静脉；新生儿和儿童可选择头部静脉	腋静脉或锁骨下静脉；新生儿和儿童尖端位于颈外静脉	硅胶或聚氨脂脂制成 单腔或双腔 导管可修复 相对低成本通道器材

续表

VDA 类型	留置时间	输入液参数	置入的静脉	导管尖端位置	备注
经外周穿刺的中心静脉导管	5~7 天或以上最大留置时间是未知的（INS 建议 1 年）	没有限制药物酸碱度范围：任意渗透压范围：任意	上臂静脉；新生儿和儿童可选择头部静脉；血管通道差的患者可选颈静脉	上腔静脉	硅胶或聚氨脂制成单腔或双腔三向瓣膜式、前端开口式导管可修复相对低成本通道器材刺激性药物多种不相容液体输注、多次取血家庭护理（院外治疗）
非隧道式中心静脉导管 ACVC	短期治疗 < 30 天（2011 版 INS 提出无法确定最长留置时间，不需要时予拔除）	没有限制药物酸碱度范围：任意渗透压范围：任意	颈内静脉颈外静脉锁骨下静脉应避免股静脉	上腔静脉	硅胶或聚氨脂制成单腔或双腔三腔三向瓣膜式-末端封闭式相对低成本通道器材多种（不）相容液体输注多次取血

续表

VDA 类型	留置时间	输入液参数	置入的静脉	导管尖端位置	备注
隧道式中心静脉导管 TCVC	中到长期治疗超过6个星期	没有限制 药物酸碱度范围：任意 渗透压范围：任意	锁骨下静脉 颈内静脉	上腔静脉	硅胶或聚脂氨制成 三向瓣膜式·末端封闭式 家庭护理 活跃患者 拄拐杖的患者
输液港 PORT	长期治疗超过1年	没有限制 药物酸碱度范围：任意 渗透压范围：任意	锁骨下静脉 颈内静脉	上腔静脉	硅胶或聚脂氨制成 三向瓣膜式导管-末端封闭式 家庭护理 活跃患者 拄拐杖的患者

注：mOsm 为渗透压单位，用1升中所含的非电解质或电解质的毫摩尔表示，称毫渗摩尔。

（一）常见中心静脉导管（CVC）的管径大小与流速（表1-5）

表1-5 常见中心静脉导管（CVC）的管径大小与流速

描述/规格	可用长度（厘米）	0.9%氯化钠溶液重力流速（ml/min）	穿刺针规格（Gauge）
单腔	20	65	16

（二）常见植入式输液港（PORT）的管径大小与流速（表1-6）

表1-6 常见植入式输液港（PORT）的管径大小与流速

描述/规格	可用长度（厘米）	导管内径（mm）	0.9%氯化钠溶液重力流速（ml/min）	预冲容积（毫升）	穿刺针规格（Gauge）
7Fr、单腔	55	1.3	500	0.3	19

（三）常见几种经外周穿刺的中心静脉导管（PICC）的管径大小与流速

1. 常见安全型 PICC（图1-4A）的管径大小与流速（表1-7）

表1-7 常见安全型 PICC 的管径大小与流速

描述/规格	可用长度（厘米）	0.9%氯化钠溶液重力流速（ml/h）	预冲容积（毫升）	穿刺针规格（Gauge）
1.9Fr、单腔	65	35	0.23	24
3Fr、单腔	65	150~275	0.25	22
4Fr、单腔	65	300~500	0.33	20
5Fr、单腔	65	600~1000	0.44	18
5Fr、双腔	65	200~350	0.3/0.3	18

2. 巴德三向瓣膜式 PICC（图 1-4B）的管径大小与流速（表 1-8）

表 1-8　常见三向瓣膜式 PICC 的管径大小与流速

描述/规格	可用长度（厘米）	导管内径（英寸）	0.9%氯化钠溶液重力流速（ml/h）	预冲容积（毫升）	穿刺针规格（Gauge）
3Fr、单腔	60	0.024	246	0.22	20
4Fr、单腔	60	0.033	540	0.45	18
5Fr、双腔	45	0.026/0.026	266/266	0.34/0.34	19/19
5Fr、双腔	55	0.026/0.026	199/199	0.41/0.41	19/19

3. 巴德 PowerPICC（图 1-4C）的管径大小与流速（表 1-9）

表 1-9　常见 PowerPICC 的管径大小与流速

描述/规格	可用长度（厘米）	0.9%氯化钠溶液重力流速（ml/h）	预冲容积（毫升）	穿刺针规格（Gauge）	加压注射后流速（ml/s）
4Fr、单腔	55	1272	0.67	18	5ml
5Fr、单腔	55	1185	0.66	18	5ml
5Fr、双腔	55	578/578	0.57/0.57	18	5ml
6Fr、双腔	55	753/753	0.62/0.62	18	5ml

四、血管通道器材的选择

随着血管通道器材的发展以及人们对静脉输液安全理念的改变，选择血管通道的基本原则也在不断改进，在 INS《输液治疗护理实践标准》（2011 年修订版）中指出应根据治疗方案、治疗时间、留置时间、血管的完整性、患者的意愿以及护理装置的现

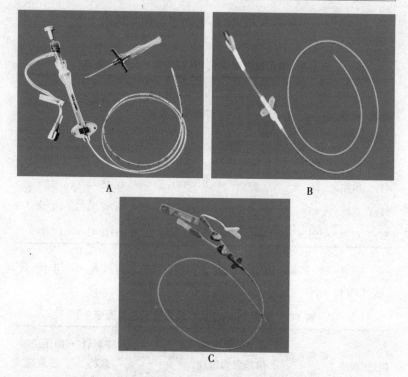

图 1-4 各种类型经外周穿刺的中心静脉导管（PICC）

A. 常见安全型 PICC；B. 常见三向瓣膜 PICC；C. 常见 PowerPICC

有资源，选择适宜患者血管通路需要的导管类型（外周或者中心）。提倡在满足治疗方案的前提下，选择管径最细、长度最短的导管，应该是所需的创伤性最小的装置。

（一）头皮钢针

1. 适用范围　临床上一般不推荐使用，静脉治疗提倡钢针"零容忍"。中华护理学会静脉治疗护理专业委员会《输液治疗护理实践指南与实施细则》推荐意见：根据治疗的目的、时间、潜在并发症和操作者个人的经验，谨慎用于短期单次（＜4 小时）的静脉输液治疗或单次抽取血标本。

2. 优势　操作简单，容易穿刺，大部分医务人员都会使用。

3. 缺点 同一条血管周围反复穿刺输液，血管机械损伤重，渗透率高，不能保留，增加患者痛苦；钢针易刺破血管，患者活动受限。

4. 规格 一般指头皮针外径，一般儿童选用 4.5 ~ 5.5 号针头；成人选用 7 ~ 8 号针头，但在成人无须快速输液时也可使用 4.5 ~ 5.5 号针头，而输血时选用 9 号针头为最佳。

(二) 外周静脉短导管

1. 适用范围 输液量较多、输液时间长的患者。美国 INS 编写出版的《输液治疗护理实践标准》(2011 版) 中规定持续发泡剂药物的治疗、肠外营养液、pH < 5 或 > 9 的补液，渗透压超过 600mOsm/L 的补液不宜使用静脉套管针，通常为少于 1 周的治疗。成人外周短导管保留时间 72 ~ 96 小时；儿童如无并发症发生，可用至治疗结束 (《输液治疗护理实践指南与实施细则》推荐)。

2. 优势 穿刺操作简单；套管针针体长，外套管柔软，不易损伤血管；可以保留，减少反复静脉穿刺。

3. 缺点 留置时间一般不能超过 96 小时，对 pH、渗透压、刺激性药物有限制，相对深静脉导管容易脱出和渗漏。

4. 规格 静脉留置针规格 (G) 与针的外径相关。成年人通常使用型号为 14 ~ 24G，儿童或新生儿使用 22 ~ 24G 的短外周导管。

(三) 中等长度导管

1. 适用范围 输注低刺激性药物、等渗或接近等渗药物，治疗时间 7 ~ 49 天的静脉输液治疗患者。不宜应用于持续腐蚀性药物的治疗、胃肠外营养、pH < 5 或 > 9 的液体或药液，以及渗透压超过 600mOsm/L 的液体。

2. 优势 常规选择肘部大血管进行穿刺，并可快速或大量输注药液；X 线确认导管尖端位置不是必需的 (AVA 建议)。患者活动无受限。

3. 缺点 留置时间 7 ~ 49 天，对 pH、渗透压、刺激性药物有限制。

4. 规格　有 1.9～5Fr，分单腔或双腔。

（四）经外周穿刺中心静脉导管

1. 适用范围　间歇性、持续性或每日静脉输液，输液疗程在 5～7 天或以上的患者。常用于长期静脉输液、肿瘤化疗、肠外营养及老年患者等。

2. 优势　只需外周静脉穿刺，穿刺危险小、创伤小、成功率高，无威胁生命的并发症如血、气胸等，外周留置感染率低，留置时间长（INS 建议 1 年），经济有效且容易拔管，能提供稳定的静脉输液，对溶液的渗透压和 pH 无限制，可输注渗透压高的溶液和强酸、强碱性药物。并易于家庭自我护理，患者活动无受限。

3. 缺点　送管路径长，在送管过程中可能遇到静脉瓣或血管走向异位不能顺利到达上腔静脉，需要常规进行拍胸片确定导管位置，置管时间较 CVC 长。

（五）中心静脉导管

1. 适用范围　重症急诊患者需快速补液、补充血容量等抢救治疗，适合中心静脉压监测（CVP）、血流动力学监测及血液透析、标本的采集等。

2. 优势　置管时间短、流速快，对溶液的渗透压和 pH 无限制，可输注渗透压高的溶液和强酸、强碱性药物。患者活动无受限。

3. 缺点　对静脉的选择性高，主要是经颈内静脉或锁骨下静脉穿刺，危险性大，与操作时误伤其邻近的重要器官、组织有关，易引起气胸、血胸、感染、空气栓塞等并发症。

（六）植入式输液港

1. 适用范围　需长期或重复静脉输注药物的患者，可进行输血、采集血标本、输注胃肠外营养液、化疗药等。

2. 优势　作为患者永久性血管通道。其安全性、感染发生率及患者对输液装置的接受程度明显优于 PICC。

3. 缺点 需由具备操作资格认证的具有独立执业资质的医师在局部麻醉下手术植入和取出。

第三节 上臂和胸部血管解剖与血流系统生理

▰ 学习目标

识记:

1. 上臂与胸部静脉血管内膜的特点。

2. PICC 置入静脉的选择、导管尖端位置。

3. 血流生理的特点。

理解:

1. 贵要静脉、肘正中静脉、头静脉及臂丛静脉的特点。

2. PICC 穿刺点选择肘上 2 横指与肘下 2 横指的特点。

3. 上臂与胸部静脉血管内径及流速。

运用:

1. 置管前全面评估患者身体状况、年龄、诊断和并发症。

2. PICC 置入正确选择置管的血管、置管部位。

血管是指血液流过的一系列管道。人体除角膜、毛发、指（趾）甲、牙质及上皮等处外，血管遍布全身。按血管的构造功能不同，分为动脉、静脉和毛细血管 3 种。动脉起自心脏，不断分支，口径渐细，管壁渐薄，最后分成大量的毛细血管，分布到全身各组织和细胞间。毛细血管再汇合，逐级形成静脉，最后返回心脏。血管壁的组成和一般结构除毛细血管和毛细淋巴管以外，血管壁从管腔面向外一般依次为内膜、中膜和外膜。

一、血管壁结构

动脉和静脉的结构基本相同，都有三层结构，由内向外分为血管的内膜、中膜及外膜（图 1-5），血管壁内还有营养血管和神经分布。血管壁每一层由不同的物质组成，承担着不同的作用。动脉的管壁比较厚，静脉的管壁比较薄。静脉内有静脉瓣，可防止血液的倒流。动脉和静脉血管的特性见表 1-10。

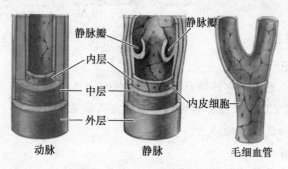

图 1-5 各类血管管壁的结构

表 1-10 动脉和静脉血管的特性

层次	静脉血管	动脉血管
定义	承载流回心脏的血液 薄壁 有一些弹性 携带的是无氧血 有静脉瓣	承载流出心脏的血液 厚壁 管壁有弹性 携带有氧血（除肺动脉）
内膜	最里层 平坦、光滑单层弹性内皮细胞组成 分泌肝素和前列腺素抗凝作用 光滑内膜下层是粗糙表面，对这层基底细胞的破坏易促使静脉血栓形成或发生静脉炎 形成静脉瓣	最里层 内膜由内皮、内皮下层、内弹性膜组成。内皮下层位于内皮之外，为较薄的疏松结缔组织，内含少量平滑肌纤维。内弹性膜由弹性蛋白构成，弹性膜上有许多小孔

层次	静脉血管	动脉血管
中膜	中层 由肌肉与弹性组织构成 神经纤维控制血管舒张、收缩 维持静脉张力，随血压增高和 降低而扩展和塌陷	中层 中膜较厚，主要由 10～40 层 平滑肌组成，故称肌性动脉； 在平滑肌之间有少量弹性纤 维和胶原纤维。平滑肌纤维 的舒缩可控制管径的大小， 调节器官的血流量。此外平 滑肌纤维具有产生结缔组织 和基质的功能
外膜	最外层，平滑肌束 连接周围组织并且对血管起支 撑和保护作用 当穿刺针穿透这层时有"爆裂" 的感觉	最外层 外膜厚度与中膜相近，由疏 松结缔组织组成。在外膜与 中膜交界处有外弹性膜相隔， 外膜中有小血管、淋巴管、 神经分布

二、上臂和胸部静脉解剖

（一）上臂静脉（图 1-6A）的解剖及生理特点

1. 头静脉 起自手背静脉网的桡侧，沿前臂桡侧前面上行至肘窝，在肘窝位于肘正中静脉桡侧，再沿肱二头肌外侧沟上行，经三角胸大肌间沟，穿深筋膜注入腋静脉或锁骨下静脉。头静脉收集手、前臂桡侧浅层结构的静脉血。头静脉在肘窝处通过肘正中静脉与贵要静脉相交通。

2. 贵要静脉 多数起于手背尺侧缘，少数起于第 1 手背静脉汇合处，后沿前臂尺侧上行，在肘窝下方转向前面，接收肘正中静脉后，经肱二头肌内侧沟上行至臂中部，穿深筋膜汇入肱静脉。贵要静脉深面是肱二头肌腱膜，此腱膜将贵要静脉与肱动脉、正中神经隔开，贵要静脉可跨过前臂内侧皮神经，前臂内侧皮神经亦可跨过贵要静脉。

3. 肘正中静脉　在肘窝下起自头静脉，斜向内上方注入贵要静脉。部分人可有前臂正中静脉，常分二支，分别注入贵要静脉和头静脉。

与中心静脉置管相关的上臂静脉主要是肘窝处的三条：贵要静脉、肘正中静脉和头静脉，三者的特点见表1-11。

（二）胸部静脉（图1-6B）**的解剖及生理特点**

1. 腋静脉　锁骨下静脉头端连接着腋静脉，腋静脉的全程均经过锁骨下方，腋静脉与锁骨相交处距锁骨内侧端间距为（65.7±6.2）mm，腋静脉起始于锁骨内侧2/5与外侧3/5交点，直径（12.3±0.2）mm。

2. 锁骨下静脉　锁骨下静脉是腋静脉的延续，呈轻度向上的弓形，长3~4cm，直径1~2cm，由第一肋外缘行至胸锁关节的后方，在此与颈内静脉相汇合形成头臂静脉，其汇合处向外上方开放的角叫静脉角，两条头臂静脉汇合成上腔静脉。锁骨下静脉的前上方有锁骨与锁骨下肌；后方则为锁骨下动脉，动、静脉之间由厚0.5cm的前斜角肌隔开；下方为第1肋后方的胸顶膜。锁骨下静脉下后壁与胸膜仅相距5mm，该静脉的管壁与颈固有筋膜、第1肋骨膜、筋斜角肌及锁骨下筋膜鞘等结构相愈合，因而位置恒定，不易发生移位，有利于穿刺，但血管壁不易回缩，若术中不慎进入空气可导致气栓。在锁骨近心端，锁骨下静脉有一对静脉瓣，可防止头臂静脉的血液逆流。

3. 头臂静脉　也称无名静脉。左、右各一，由同侧的颈内静脉和锁骨下静脉在胸锁关节后方汇合而成。汇合处的夹角称静脉角，左头臂静脉较长横过主动脉弓上缘斜向右下；右头臂静脉较短几乎垂直下降。头臂静脉除收集颈内静脉和锁骨下静脉的血液处，还收纳甲状腺静脉、椎静脉、胸廓内静脉。两侧无名静脉汇合处始称上腔静脉。

表 1-11 贵要静脉、肘正中静脉、头静脉及臂丛静脉的特点

	解剖位置	特点	穿刺时的注意事项
贵要静脉	源于上臂尺骨侧，行于肱二头肌腱内侧，汇入肱静脉或直接续于腋静脉	1. 可供 PICC 置入首选的静脉 2. 血管内径大 3. 路径直 4. 使导管容易通过腋静脉、锁骨下静脉、无名静脉顺利到达上腔静脉	1. 埋藏较深，不如头静脉容易观察到 2. 位于靠近肘窝动脉和内皮神经区域，需要小心，以避免穿刺时造成动脉或神经损伤 3. 对使用拐杖的患者不宜选用挂拐侧的该静脉
头静脉	比贵要静脉细，暴露通常也比贵要静脉好。头静脉行于肱二头肌腱外侧，经三角肌与胸大肌沟穿胸锁筋膜注入腋静脉或锁骨下静脉。头静脉内静脉瓣多，通常比较狭窄	1. 浅表，肘窝处容易穿刺 2. 对使用拐杖的患者可以选择该静脉进行穿刺	1. 由于静脉瓣造成的狭窄和与腋静脉形成的锐角，送管时容易发生送管困难现象 2. 使该静脉发生导管异位的机会很大，特别是容易进入颈静脉、胸部静脉或者返回前臂

	解剖位置	特点	穿刺时的注意事项
肘正中静脉	暴露较好，直视下可看到。通常从头静脉斜向上内，连于贵要静脉，吻合呈"N"形；或由前臂正中静脉至肘前区分为头正中静脉和贵要正中静脉，呈"Y"形，分别汇入头静脉和贵要静脉	1. 固定好，不易摆动 2. 容易看到及触诊 3. 位于肘离处与贵要静脉连接，是较合适的穿刺血管	从臂丛动脉前穿过，需要额外小心，以避免穿破臂丛动脉
臂丛静脉	与臂丛动脉并行终止于腋静脉	浅静脉穿刺时不宜穿刺使用（推荐使用 Site-Rite 超声导引系统）	1. 穿刺成功率不高 2. 容易伤及臂丛动脉

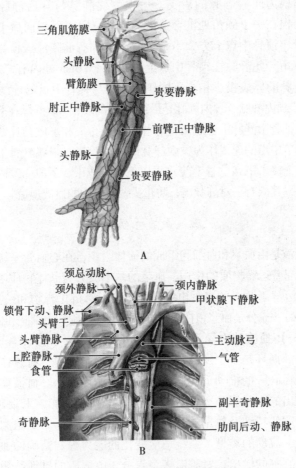

三角肌筋膜

头静脉

臂筋膜

肘正中静脉

头静脉

贵要静脉

前臂正中静脉

贵要静脉

A

颈总动脉
颈外静脉
锁骨下动、静脉
头臂干
头臂静脉
上腔静脉
食管

颈内静脉
甲状腺下静脉

主动脉弓
气管

副半奇静脉
肋间后动、静脉

奇静脉

B

图1-6 上臂和胸部主要静脉

A. 上臂主要静脉；B. 胸部主要静脉

4. 上腔静脉 由左、右头臂静脉在右侧第1肋软骨与胸骨结合处的后方汇合而成，在升主动脉右侧垂直下行，注入右心房。入心前尚有奇静脉注入。

5. 颈外静脉 颈外静脉是颈部最大的浅静脉，收集颅外大部分静脉血和部分面部深层的静脉血。颈外静脉由前后两根组成，前根为面后静脉的后支，后根由枕静脉与耳后静脉汇合而成，两根在平下颌角处汇合，沿胸锁乳突肌表面斜向后下，至该肌后缘、锁骨中点上方2.5cm处穿颈部固有筋膜注入锁骨下静脉或静脉角。此静脉在锁骨中点上方2.5～5.0cm处内有二对瓣膜。颈外静脉的体表投影相当于同侧下颌角与锁骨中点的连线。

6. 颈内静脉　颈内静脉是最粗大的静脉干。该静脉在胸锁关节后方与锁骨下静脉汇合成头臂静脉。以乳突尖和下颌角连线中点至胸锁关节中点的连线作为颈内静脉的体表投影。甲状软骨上缘水平以上为上段，甲状软骨上缘水平以下再分成中、下段。颈内静脉末端膨大，其内有一对静脉瓣，防止头臂静脉中的血液逆流。

三、血流系统生理

血液是由血浆和血细胞组成的流体组织，在心血管系统中循环流动，起着运输物质的作用。血浆的基本成分为晶体物质溶液，包括水和溶解于其中的多种电解质、小分子有机化合物和一些气体；血浆的另一成分是血浆蛋白。血细胞分为红细胞、白细胞和血小板。

（一）血流动力学

血液循环是一个闭合的系统，在这个系统中，血液作为一种流体，在心脏的推动下在心血管系统中循环流动。血液循环除受心脏泵出的血量影响外，还受其他一些因素的影响和制约，如：流动物质的特性及数量、系统内部的压力、对压力的阻力、流动的速度、流动的类型、系统适应变化的能力等。精确的血流控制来自于心脏的输出，肾脏对多余水分、电解质的排泄，激素和神经系统等因素的交互作用。

（二）血液黏性

1. 黏性与组成物分子间摩擦有关　血液的两种组成成分造成它的黏性，即血液中细胞个数及血浆蛋白。高浓度的细胞单元的摩擦力大，黏性高。黏性也受血管直径影响，直径越小，细胞越被压缩，流速下降，黏性提高，因此血液流经小血管或毛细血管时，黏性更高。因此，在较大的血管中使用较细导管时非常重要。

2. 血液是一种具有相当黏性的流体 在 20.2℃时，水的黏度系数为 0.01 泊（Poise），在正常情况下，血液的黏度系数是水的 3~4 倍。由于血液是一种复杂的流体，既有液相（血浆）又有固相（血细胞）等，影响血液黏性的因素比较多。在多数情况下，血液的黏度主要决定于血液中红细胞数。每毫升血液中红细胞数愈多则黏度愈大。贫血时红细胞减少，则血液黏度降低，接近于血浆肌肉收缩与静脉血流的黏度（0.02 泊）。如红细胞增多症的患者，血液黏度增加，黏度系数可达 0.07~0.08 泊。血液在血管内流动，对血流的阻力是来自血液内部摩擦，即血液的黏度，而不是来自血液与血管壁的摩擦。因为血液与血管壁之间有一种内聚力，这种内聚力使紧贴管壁的很薄一层血液不流动，速度为 0。距血管壁稍远，则血液速度稍大，而在管心的血流速度最大。

（三）血管内径

血管内径是指血管内圆的直径。与中心静脉置管相关的上臂与胸部静脉血管血管内径见表 1-12。

表 1-12 上臂与胸部静脉血管内径

血管	直径
手部静脉	2~5mm
上肢头静脉	6mm
上肢贵要静脉	10mm
腋静脉	16mm
锁骨下静脉	19mm
上腔静脉	20~30mm

（四）血压

血压是指血管内的血液对于单位面积血管壁的侧压力，也即压强。血压的形成首先来源于心血管系统内血液充盈，另一因素为心脏射血功能。由于心脏泵血作用使血液从大动脉流向心房，所以大动脉的血压最大，然后在流动的过程中逐步衰减，血压逐渐降低。当体循环血液经过动脉和毛细血管到达微循环时，血压降到 15～20mmHg，直到上腔静脉与右心房连接处，心房作为体循环的终点，血压降到 0mmHg 或者更低。

（五）血液流速与流动

1. 血液流速 指在一定时间内血液流动的距离。血流速度与血流量成正比，而血流量与血管直径有显著正相关关系，当血管直径加 1 倍，血流量则提高到 16 倍。如果一条血管的直径 4 倍于另一条血管，血流量则提高 256 倍；血流量大，血流速度就快。常见上臂与胸部静脉血管主要的血管流速见表 1-13。

表 1-13 上臂与胸部静脉血管主要血管流速

主要的血管	流速
手掌部静脉	10ml/min
前臂下部头静脉及贵要静脉	20～40ml/min
上肢头静脉	40～90ml/min
上肢贵要静脉	90～150ml/min
腋静脉	150～350ml/min
锁骨下静脉	350～800ml/min
头臂静脉	800～1500ml/min
上腔静脉	2000～2500ml/min

2. 血液流动 指在一定时间内通过某一点的一定量液体。液体流动分为两种类型：层流和湍流。在层流时，液体中每个质点的流动方向都一致，与血管的长轴平行，但各质点的流速不相同，在血管轴心处流速最快，越靠近管壁，流速越慢。而在血流速度快，血管口径大，血流黏滞度低时，容易产生湍流。

按血流生理特点，在大的血管内使用小号的导管，这会让导管周围的血液能够运行得快一些；如果可能尽量选用贵要静脉，因为它的路径最直（不存在锐角）；由于上腔静脉的压力低和血流快，建议导管末端位置在上腔静脉；当在 PICC 与中线导管之间做选择时，一定要考虑药物、疗程、患者血液循环状况，血管对药物的反应与压力、黏性、流速有关。

（六）血小板生理

血小板体积小，无细胞核，呈双面微凸的圆盘状，成年人血液中血小板数量为（100～300）×10^9/L，血小板在止血、伤口愈合、炎症反应、血栓形成及器官移植排斥等生理和病理过程中有重要作用。血小板只存在于哺乳动物血液中。

1. 血小板增多 当血小板计数 >400×10^9/L 时即为血小板增多。原发性血小板增多常见于骨髓增生性疾病，如慢性粒细胞白血病、真性红细胞增多症、原发性血小板增多症等；血小板增多症常见于急慢性炎症、缺铁性贫血及癌症患者，此类增多一般不超过 500×10^9/L，经治疗后情况改善，血小板数目会很快下降至正常水平。脾切除术后血小板会有明显升高，常高于 600×10^9/L，随后会缓慢下降到正常范围。

2. 血小板减少 当血小板计数 <100×10^9/L 即为血小板减少。常见于血小板生成障碍，如再生障碍性贫血、急性白血病、急性放射病等；血小板破坏增多，如原发性血小板减少性紫癜、脾功能亢进、消耗过度（如弥漫性血管内凝血）、家族性血小板减少（如巨大血小板综合征）等。

（七）生理性止血

生理性止血是指小血管损伤，血液从血管内流出数分钟后出血自行停止的现象。用出血时间表示，反映生理止血功能的状态。其方法是用一个采血针刺破耳垂或指尖使血液流出，然后测定出血延续时间。生理性止血是由血管、血小板、血液凝固系统、抗凝系统及纤维蛋白溶解系统共同完成的。

生理性止血主要包括以下 3 个基本步骤：

1. 小血管受损后，损伤性刺激立即引起局部血管收缩，若破损不大即可使小血管封闭。这是由损伤刺激引起的局部缩小血管反应。

2. 血管内膜下损伤暴露了内膜下组织，可以激活血小板和血浆中的凝血系统，以及血管收缩使血流暂停或减慢，利于血小板黏附与聚集，形成一个松软的止血栓填塞伤口。

3. 血凝系统被激活后，血浆中可溶的纤维蛋白原转变成不溶的纤维蛋白多聚体，形成了由纤维蛋白与血小板共同构成的牢固止血栓，有效地制止出血。同时，血浆中也出现了生理的抗凝血活动与纤维蛋白溶解活动，以防止血凝块不断增大和凝血过程蔓延到这一局部以外。

（八）凝血功能

凝血功能是指使血液由流动状态变成不能流动的凝胶状态的过程，实质就是血浆中的可溶性纤维蛋白原转变不溶性的纤维蛋白的过程。狭义上是指机体在血管受损时所具有的由凝血因子按照一定顺序相继激活而生成凝血酶，最终使纤维蛋白原变成纤维蛋白而促使血液凝固的能力。广义上的凝血功能还包括血小板的活性。凝血过程可分为凝血酶原酶复合物（也称凝血酶原激活复合物）的形成、凝血酶原的激活和纤维蛋白的生成 3 个基本步骤。凝血功能检查主要包括血浆凝血酶原时间（PT）及由 PT 计算得到的 PT 活动度、国际标准化比值（INR）、纤维蛋白原（FrIB）、活化部分凝血活酶时间（APTT）和血浆凝血酶时间（TT）。

PT 主要是反映外源性凝血系统功能。PT 延长主要见于先天性凝血因子 Ⅱ、Ⅴ、Ⅶ、Ⅹ 减少及纤维蛋白原缺乏、获得性凝血因子缺乏（DIC、原发性纤溶亢进、阻塞性黄疸、维生素 K 缺乏、血循环中抗凝物质增多等）；PT 缩短主要见于先天性凝血因子 Ⅴ 增多、DIC 早期、血栓性疾病、口服避孕药等；监测 PT 可作为临床口服抗凝药物的监护。

APTT 是内源性凝血因子缺乏最可靠的筛选试验。APTT 延长主要见于血友病、DIC、肝病、大量输入库存血等，APTT 缩短主要见于 DIC、血栓前状态及血栓性疾病。APTT 可作为肝素治疗的监护指标。

TT 延长见于低或无纤维蛋白原血症和异常纤维蛋白原血症、血中 FrDP 增高（DIC）、血中有肝素和类肝素物质存在（如肝素治疗中、SLE、肝脏疾病等）。

D-二聚体主要反映纤维蛋白溶解功能。增高或阳性见于继发性纤维蛋白溶解功能亢进，如高凝状态、弥散性血管内凝血、肾脏疾病、器官移植排斥反应、溶栓治疗等。只要机体血管内有活化的血栓形成及纤维溶解活动，D-二聚体就会升高。心肌梗死、脑梗死、肺栓塞、静脉血栓形成、手术、肿瘤、弥漫性血管内凝血、感染及组织坏死等均可导致 D-二聚体升高。特别对老年人及住院患者，因患菌血症等病易引起凝血异常而导致 D-二聚体升高。

知识拓展

肝 素

肝素首先从肝脏发现而得名，它也存在于肺、血管壁、肠黏膜等组织中，是动物体内一种天然抗凝血物质。天然存在于肥大细胞，现在主要从牛肺或猪小肠黏膜提取。标准肝素：临床上最初应用的肝素称为标准肝素、普通肝素或未分级肝素，临床上主要用于抗凝血和抗血栓，治疗各种原因引起的弥漫性血管内凝血和抗血栓，以及血液透析、体外循环、导管术、微血管手术等操作中的抗凝血处理等。同时，临床应用及研究显示，标准肝素还具有其他多种生物活性和临床用途，包括抗炎、抗过敏、降血脂、抗动脉粥样硬化、抗中膜平滑肌细胞（SMC）增生、抗病毒、抗癌等作用。

低分子量肝素：为了减少肝素的易导致出血、血小板减少和骨质疏松等副作用，20 世纪 80 年代末欧洲首先研发出了低分子量肝素。经大量临床研究证实，低分子量肝素具有抗血栓作用强而副作用小等优点，具有更为广泛的医学用途，成为治疗急性静脉血栓和急性冠脉综合征（心绞痛、心肌梗死）等疾病的首选药物。

来源：

中国产业研究报告网《我国肝素行业简介及临床应用》

朱大年等．生理学［M］．北京：人民卫生出版社，2008．

梁中琴等．护理药理学［M］．北京：人民卫生出版社，2008．

四、中心静脉导管置入位置

血管通路穿刺部位的选择时，须全面评估，包括：患者身体状况、年龄、诊断和并发症；置管部位血管的条件；穿刺部位周围的情况；预期穿刺部位皮肤的条件；静脉穿刺和置管史；输液治疗的类型、持续时间和患者的意愿。从而选择最佳的置入部位，减少并发症的发生几率。

（一）经外周穿刺中心静脉导管（PICC）

1. PICC置入静脉的选择　肘窝处的外周静脉最适合成年人和儿童，贵要静脉为首选，肘正中静脉和头静脉次之；颈外静脉、腋静脉、颞静脉、下肢大隐静脉等比较适宜新生儿和儿童。

2. PICC穿刺点的选择　PICC穿刺点选择时应避开触诊疼痛区域；受损的血管（如瘀紫、外渗、静脉炎、硬化或条索状的血管）；脑血管意外后的患肢；建议使用视觉辅助技术来帮助辨认和选择血管。

（1）在肘下两横指处进针

1）如果进针位置偏下，血管相对较细，易引起回流受阻或导管与血管发生摩擦而引起一系列并发症。

2）如果进针位置过上，易损伤淋巴系统或神经系统。

（2）在肘上两横指处进针

1) 选择肘上穿刺避开了中间的分支静脉和贵要静脉的衔接点，此处血管粗、直且静脉瓣少，血流量大，导管置入不容易造成血管壁的损伤，可减少机械性静脉炎的发生。

2) 同时避开了肘关节的活动，还减少了因手臂活动而导致的导管意外滑出的现象发生。

（二）中心静脉导管（CVC）

1. CVC 置入静脉的选择 常选用锁骨下静脉与颈内静脉。

2. CVC 穿刺时体位的选择

（1）锁骨下静脉穿刺时患者取去枕头低位（15°~30°），头偏向穿刺对侧，肩背部垫一小枕。

（2）颈内静脉穿刺时患者取平卧位，保持颈部近中位（左转45°），使颈部放松。

（三）植入式输液港（Port）

1. Port 置入静脉的选择

（1）由经过培训的医师依据不同的治疗方式和患者体型选择输液港的植入的途径，包括大静脉植入、大动脉植入、腹腔内植入。

（2）锁骨下静脉与颈内静脉是最常用的选择。

2. Port 植入点的选择

（1）经皮穿刺导管植入点锁骨中外 1/3 处进入锁骨下静脉，然后进入胸腔内血管。

（2）输液座植入位置根据患者的个体差异决定。一般都放于皮下，应该保证输液座稳定，不会受患者活动的影响，不会产生局部压力升高或受穿衣服的影响。输液座隔膜上方的皮下组织厚度在 0.5~2cm 为适宜厚度。

五、导管尖端位置

国家协会的血管通路网络（National Association Vascular Access Network，NAVAN）建议导管尖端最恰当的位置应为上腔静脉的中下 1/3 处，接近上腔静脉与右心房的接合处。在这个位置，导管与血管壁呈平行状态，且可以顺血流在血管内而自由漂浮。相应减少如血栓、感染等一些并发症。导管末端不建议放在右心房，否则可能会产生心律不齐等并发症。

第四节　药物理化特性对静脉的影响

学习目标

识记：

1. 血液正常 pH，输入不同 pH 的药物对静脉的影响。

2. 血浆正常渗透压，输入低渗、等渗、高渗药物时对血管壁细胞分子的影响。

3. 根据化疗药物外渗后对组织的损伤程度、化疗药物的分类、抗肿瘤药物局部的不良反应、化疗药物所致静脉炎的分级。

4. 胃肠外营养液概念，不同途径输入肠外营养液可能导致的并发症。

理解：

1. 超出血浆正常 pH 范围的溶液对静脉血管影响的机制。

2. 根据药物不同渗透压进行的分类。

3. 说明化疗药物造成组织损伤的发生机制。

4. 肠外营养液对静脉血管影响的机制。

运用：

1. 根据药物的 pH、渗透压选择合理的输液方法。

2. 根据化疗药物外渗后对组织的损伤程度，选择合理的输液工具，采取预防措施。

3. 根据肠外营养液输入时间的长短、营养液种类选择合理的输入途径。

一、药物酸碱度对静脉的影响

pH 是液体药物最基本的化学性质之一，pH 过高或过低都会对血管造成刺激。美国的静脉输液指南指出，pH > 9.0 或 < 4.1 都会增加静脉炎的风险。正常人体血浆的 pH 为 7.35 ~ 7.45，在此范围以外的溶液均会干扰血管内膜的正常代谢和功能，pH 改变引起静脉或毛细血管痉挛，局部供血减少，导致组织缺血缺氧，从而导致药物外渗或静脉炎的发生。

输入药物会引起血浆 pH 的改变，对血管内膜造成刺激和损伤，引起局部血小板发生聚集并释放一系列炎性介质，如前列腺素、血栓素和白三烯等，使血管通透性增高，发生局部血管的白细胞浸润性炎症，即静脉炎。pH < 5.0 或 > 9.0 时会引起静脉内膜损伤，出现化学性静脉炎，可能导致静脉硬化、渗透压增强和血栓形成。pH 6.0 ~ 8.0 时对内膜刺激较小；pH < 4.1 为强酸性，在无充分血流稀释下明显刺激血管内膜，引起静脉炎；pH > 8.0 为碱性，可使内膜粗糙，血栓形成可能性大；pH > 9.0 为强碱性，使血管通透性增大，造成渗漏。

二、药物渗透压对静脉的影响

（一）渗透压的概念

渗透压是一切溶液所固有的一种特性，它是由溶液中溶质的颗粒所产生的渗透效应形成的，取决于溶质的微粒数，与微粒的大小无关。正常人血浆渗透压为 280 ~ 310mOsm/L，主要由晶体渗透压构成。正常状态时，细胞内外、血管内外渗透压是相等的。当渗透压发生改变时，可通过水分向渗透压高的一侧移动，溶质向低浓度一侧移动，调节渗透压平衡。其中，细胞内外渗透压变化时，主要通过水分的移动进行调节。

（二）药物渗透压对血管内膜的影响

药物渗透压是引起输液性静脉炎最相关的因素，渗透压越高，静脉所受刺激越大。当输入复方氨基酸注射液、脂肪乳剂、甘露醇等高渗透性液体时，血浆渗透压升高，致使组织渗透压升高，血管内皮细胞脱水，局部血小板聚集，并释放前列腺素 E_1、E_2，使静脉血管壁通透性增加，静脉内膜层出现白细胞浸润等炎症改变,同时释放组胺,使静脉收缩变硬。

(三) 药物的渗透压危险性分类

根据药物的渗透压,可将液体分为低度危险、中度危险、高度危险三类。渗透压 310 ~ 400mOsm/L 为低度危险;渗透压 400 ~ 600mOsm/L 为中度危险;渗透压 > 600mOsm/L 为高度危险,如50%葡萄糖、肠外营养液、20%甘露醇等。渗透压 > 600mOsm/L的药物可在 24 小时内造成化学性静脉炎。临床常用药物的渗透压见附录四。

(四) 药物的不同渗透压对静脉壁细胞分子的影响

溶液本身或稀释药物后的溶液具有一定的渗透压,影响血管壁细胞分子的移动,当低渗溶液输入体内时,它使水分子向细胞内移动,细胞水分过多,可导致细胞破裂、静脉刺激与静脉炎;等渗药物因与血液等渗,不会造成细胞壁水分子移动;高渗药物吸取细胞内水分,血管内膜脱水,内膜暴露于刺激性溶液而受损,导致静脉炎、静脉痉挛、血栓形成。药物不同渗透压对静脉壁细胞分子的影响见图 1-7。

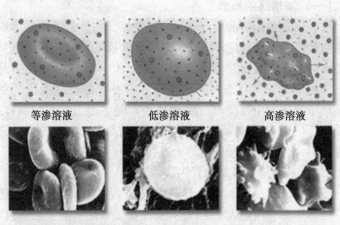

等渗溶液　　　　　低渗溶液　　　　　高渗溶液

红细胞在等渗溶液中形态正常,在高渗溶液中皱缩
(水渗出)。在低渗溶液中膨胀(水渗入)。

图1-7　药物不同渗透压对红细胞形态的影响

三、抗肿瘤药物静脉输液对静脉的影响

(一) 静脉输注化疗药物对血管组织的影响

1. 直接毒性作用 化疗药物属于细胞毒类药物，在杀伤肿瘤细胞的同时，对正常的细胞、组织也具有一定的损伤。如博来霉素易损伤血管内皮细胞，阿霉素外渗后引起局部严重的细胞炎症。

2. 静脉炎 常用化疗药（如环磷酰胺、阿霉素、顺铂、博来霉素、氮芥等）pH 偏低，而实验证明 pH 低的液体刺激血管内膜可引起静脉炎。大剂量冲击给药时，高浓度的溶质可导致静脉炎，如长春新碱浓度过高可发生血栓性静脉炎，长时间滴注药物持续刺激血管内膜也易发生静脉炎。静脉炎的分级见附录一。

3. 外渗性损伤 氮芥、阿霉素、表阿霉素、丝裂霉素等强烈刺激性药物，输注后刺激静脉发生痉挛，致血管壁缺血缺氧、通透性增加导致药物发生渗漏，个别患者是特异体质，对化疗药物发生局部变态反应，使血管通透性增加，药物外渗。

(二) 化疗药物致血管损伤的原因

1. 临床上使用的化疗药物大多数为化学及生物碱制剂，对血管刺激性强。多数患者可发生不同程度的化学性静脉炎和药物外渗，其损伤程度与药物的浓度、渗透压、酸碱度及药物本身的毒性作用有关。强刺激性药物（如氮芥、阿霉素、丝裂霉素等）在很短时间内大量快速进入血管内超过了血管本身缓冲应激能力或在血管受损处堆积，引起血管内膜受累，而弱刺激性的药物（如环磷酰胺、卡氮芥、氟尿嘧啶）等长时间滴入血管，持续刺激血管内膜，使内皮细胞破坏，引起静脉炎；加之表浅静脉反复使用，使静脉壁受损，血管通透性增加，增加了药液渗漏的机会，不仅威胁血管周围组织，同时加重受累血管的炎性刺激，造成静脉炎的发生。曹国秀、刘芳等研究提出化疗药物输注速度缓

慢，在血管局部滞留时间越长，对血管的刺激性越大，疼痛、静脉炎、外渗的发生率越高。

2. 化疗药物如长春新碱、诺维本（盖诺）和环磷酰胺等用0.9%氯化钠溶液溶解后呈弱碱性，阿霉素、表阿霉素和丝裂霉素等用5%葡萄糖溶液或0.9%氯化钠溶液溶解后呈弱酸性。这些化疗药物注入静脉后，均可引起血浆 pH 的改变，促使炎症的发生。

（三）化疗药物外渗的病因病理

化疗药物外渗是指化疗药物在静脉输注过程中渗出或渗漏到皮下组织中，与细胞 DNA 结合的药物可导致组织细胞坏死。细胞坏死后含有化疗药的 DNA 会释放出来，进入邻近组织细胞，再度与细胞内 DNA 结合形成恶性循环造成组织细胞不断坏死。这种损伤不断加重，从而影响组织愈合，而形成慢性损伤。不与DNA 结合的药物，主要是通过其溶脂作用来破坏细胞膜。化疗药物的强酸、强碱或高渗性刺激可诱导增殖细胞成熟滞留，也可导致局部组织毒性，造成内皮损伤。化疗药物外渗后分级见附录二。

（四）化疗药物的分类

根据化疗药物外渗后对组织的损伤程度，化疗药物分为以下几类。

1. 发泡性化疗药物 在临床上最容易引起静脉外渗，后果最为严重，主要包括长春碱（VLB）、长春新碱（VCR）、长春地辛（VDS）、长春瑞滨（NVB）、阿霉素（EPI）等。这些药物一旦渗入血管外，可发生红、肿、热、痛，甚至皮肤及组织坏死，也可导致永久性溃烂。

2. 刺激性化疗药物 引起发热及轻度组织炎症和疼痛，一般不导致皮下及组织坏死，如 5-氟尿嘧啶（5-FU）、环磷酰胺（CTX）、依托泊苷（VP16）、紫杉醇（Taxol）、奥沙利铂、顺铂等。

3. 非刺激性化疗药物 皮肤及组织无明显的刺激，如甲氨蝶呤（MTX）、阿糖胞苷（Ara-C）、平阳霉素等。

四、肠外营养液静脉输液对静脉的影响

（一）肠外营养的概念

肠外营养（parenteral nutrition，PN）是按照患者需要，通过周围静脉或中心静脉输入患者的全部能量或营养素，基本成分由碳水化合物、氨基酸、脂肪乳剂、电解质、无机盐和微量元素、维生素六种营养素组成，一份完整的全合一营养液包括40余种成分。

（二）肠外营养液的输入途径

肠外营养液的输注量大，其渗透压高于生理渗透压，且输注时间长，故容易引起血管损伤而导致静脉炎的发生，因此输注途径的选择非常重要。

肠外营养液可经中心静脉及周围静脉输注，中心静脉营养支持为目前肠外营养支持的首选。当肠外营养支持需14天以上，全量补充时选用中心静脉；肠外营养支持在2周内，或作为部分营养补充时，可选用周围静脉输注。

（三）肠外营养液输入对静脉血管的影响

肠外营养所用的葡萄糖及氨基酸多是高渗性液体，常规补液可引起血浆渗透压改变，输入后使血浆胶体渗透压升高，静脉中膜层出现炎性改变，输液速度过快时，大量高渗液体快速进入血管，超过了其缓冲能力，使血管内膜受损。肠外营养液成分，如高渗性葡萄糖、脂肪乳、氨基酸、人体白蛋白等，其分子颗粒大，黏稠性高，刺激血管壁容易出现注射局部或整条静脉疼痛、肿胀，检查时可摸到条索状物，有压痛。长期经外周静脉输入可引起静脉血栓或静脉炎，经中心静脉置管输入，容易引起导管源性脓毒败血症、静脉炎、血栓等并发症。

第五节　血管通道器材置入前的评估

学习目标

识记：

1. 适宜 PICC 置入的疾病与部分禁忌证。

2. 血液生化、凝血功能的正常值。

理解：

PICC 置管时患者的心理状态，针对性的心理干预。

运用：

全面做好患者置管前的评估，提高置管成功率以及减少置管后的并发症。

置管前评估作为 PICC 置管的起始环节关系到穿刺、维护、减少并发症等多个方面，正确的评估可确保置管成功率，降低护理纠纷，保证良好的依从性，并帮助判断使用何种穿刺技术在何处进行穿刺或根据实际适用情况选择其他中心静脉输液工具。静脉输液治疗前护士应全面评估患者，评估的内容包括患者的一般情况、治疗方案、穿刺部位、操作者、血管通道工具、操作环境等，根据评估结果合理选择静脉输液血管通道器材。

一、患者一般情况评估

（一）患者病情、诊断

患者的病情、诊断是 PICC 置管的基本评估内容，某些疾病诊断能提示 PICC 置管过程可能遇到的问题，从而引起警惕。如高血压患者血管内膜受管壁侧压力的影响，易变厚、不光滑，尤其血压控制不平稳，PICC 置入后血流变慢，可造成静脉炎和血栓；而糖尿病患者本身创口不易愈合，血管及血流皆有改变，易导致置管并发症；血液病患者多数免疫功能差或凝血异常，抵抗力低，感染性静脉炎是血液病患者留置管很常见的并发症；恶性肿瘤患者肿瘤细胞通过组织因子或其他促凝因子直接激活凝血酶原等因素，可使血液处于高凝状态，易致静脉血栓形成；也可因剧烈咳嗽致静脉压增高使血液反流入导管而凝固堵管；脱水剂的应用导致血液浓缩，循环血容量减少致静脉显露性差。

1. 适合置入 PICC 导管的部分疾病

（1）需要长期输液，外周静脉条件很差的患者，如大面积烧伤患者。

（2）肿瘤患者行静脉化疗及脑部疾病患者需频繁输入脱水药物时。

（3）需行全胃肠外营养（TPN）的患者，如早产儿、极低出生体重儿。

（4）需反复输血、血制品或采血的患者。

（5）肾透析的患者。

（6）通常需要中/长期治疗的疾病：骨髓炎、肺炎、心内膜炎、短肠综合征、艾滋病、癌症、蜂窝织炎等。

2. 不适合置入 PICC 导管的部分疾病

（1）患者体内潜在或现有动静脉瘘管疾病的同侧手臂。

（2）肱骨截肢或循环受损的头部骨折，外伤、感染、瘫痪、植入矫形硬件的同一侧手臂。

（3）禁止在乳腺癌术后患侧使用 PICC 导管。

（4）伤口或以前上腔大静脉手术，如预先放射治疗，中心静脉通道设备中心闭塞史，如上腔大静脉综合征或主要上胸部血管狭窄。

（5）慢性肾病（3 期或更高）或终末期肾病。

（6）不能承受气胸。

（7）败血症/菌血症。

（8）血栓症。

（9）有起搏器或心律自动转复除颤器（自动心脏除颤器）时，至少 6 个月内避免在同一侧置入外周插入中心静脉导管。

（10）预置入点的蜂窝织炎、灼伤或开放性伤口。

（二）年龄、文化程度、经济水平

评估患者的年龄、特征，如儿童患者血管尺寸小、维护能力及合作程度差，老年患者血流动力学改变，血液黏度高，置管期间易发生导管堵塞，老年人、文化程度低、经济收入低的患者对PICC置管依从性差。

经济状况并不是评估的重点内容，但PICC专业护士应将置管及相关费用告知患者，由患者自行决定是否置管和选择不同价格导管。

（三）患者既往史

评估是否有血栓、梗死、高血压、高血脂、糖尿病、皮肤过敏史，了解高血压、糖尿病患者血压、血糖控制情况；评估患者以前是否有使用血管通道设备的历史及以前使用血管通道设备的类型、留置部位、患者对留置管通道的满意度、维护情况等。了解静脉输液史和既往用药史，尤其是使用刺激性药物的情况。

（四）活动状况、合作程度及自理能力

患者的活动状况、合作程度及自理能力帮助医护人员判断其置管时的动作配合和按时维护的依从性，配合不佳的患者难以长期留置。如长期卧床或偏瘫肢体血流缓慢，导管在血管内异物刺激等均有可能造成静脉炎。神志不清、躁动患者由于本身存在的意识障碍，四肢随意运动的幅度、强度很大，不能积极配合的因素，极易造成置管期间导管堵塞、脱出甚至断裂等潜在性危险。

同时还需评估患者对所选血管通道的自我保养能力，根据患者生活习惯和自理能力以及愿意维护与否，选用血管通道的种类。还应包括其对经济、维护、治疗之间的权衡。护理人员应当了解其意愿，并通过正确告知而帮助患者作出最佳决策，同时也需了解患者因气候因素和个人形象而产生的需要。PICC置管前应获得患者或其法定代理人的知情同意并签署知情同意书。

（五）心理状态

PICC是经外周静脉穿刺植入中心静脉导管，是目前较为先进的静脉输液技术。由于PICC植入术的技术性、专业性，一般患者及家属对其了解甚少，并持怀疑态度，甚至拒绝。因此，在行 PICC 置入术的过程中，置管前需详细了解患者的心理状态及心理背景，根据不同的患者、不同的心理特质给予个体的不同心理干预，是提高穿刺成功率的重要环节。

1. 心理特点

（1）求治心理：患者对于疾病治愈的渴望使其有置管的需求。

（2）紧张、焦虑：此心理问题表现在置管前、置管中、置管后。置管前，患者对于护士所解释的置管风险性理解的偏差；置管中因为自身紧张或者置管中异位或其他意外情况发生等因素；置管后怀疑管道是否异位、置管后并发症（如静脉炎等）引发的恐惧。

（3）盲从性心理：一般患者为初次置管，因为缺乏 PICC 相关知识以及患者对于疾病能早日得到治愈的渴望。

（4）猜疑：患者对于置管后静脉炎、置管侧肢肿胀等临床症状的出现表现为对愈后的不良揣测，使患者缺乏安全感，常顾虑重重、敏感多疑。

（5）依赖、退化：置管后的患者渴望周围人更多的关心和关注，要求别人替自己做其本可胜任的事情，且当此需求得不到满足时，表现出愤怒、孤单。

2. 心理干预方法

（1）PICC 置管是一项新的护理操作技术，患者家属存在较多的担忧，加之相关知识的缺乏，因此根据各种情况的需求，要耐心为患者解释 PICC 的基础知识及 PICC 的优点，包括安全、并发症少等，争取得到家属的理解和患者的支持。

（2）评估患者的心态，客观地将现实解释给患者，使其有良好的心态，积极接受治疗和护理，消除紧张的思想。

（3）护士应具备良好的心理素质及语言能力，又要有较强的应急能力、熟练的操作技术，对患者细心、耐心。

（4）在给患者置管偶发意外时，护士要对患者做到急而不乱，同时要安慰患者和家属稳定情绪，消除恐惧心理，以便短时间内操作完毕。

（5）在心理干预时不是特定在某个阶段进行的，护士的一言一行都在和患者传递着不同的病情信息，使患者产生不同的心理效应。

（六）各项血液生化指标

1. 血常规的评估（biochemical assessment）　见附录五。患者白细胞低于 $3.0 \times 10^9/L$、血小板低于 $50 \times 10^9/L$，易发生感染、出血。血是培养基，反复出血、增加换药次数、消毒剂对穿刺点有刺激而造成感染。

2. 凝血功能的评估　凝血功能及其他项目正常值见附录六。PICC 是一项有创操作，因此置管前必须进行凝血功能的评估，以判断患者是否适合置管，要减少置管后并发症发生的几率。

（1）询问病史：详细询问病史，了解有无出血史、出血的时间和频率、出血和外伤有无关系、有无出血性疾病的家族史、有无严重肝脏疾病史、有无严重营养障碍、有无长期服用抗凝药及某些中药、出血史及用药史，对初步判断患者有无凝血功能的异常具有重要的意义。

（2）体格检查：置管前体格检查也是凝血功能评估中重要的一项，即使是无意识或不遵医行为者，都可客观地显示瘀点、瘀斑、血肿或伤口愈合缺陷。应着重检查皮肤、黏膜、伤口的出血情况，是否存在广泛渗血，伤口的再出血；深部应观察胃肠道、泌尿道、鼻咽部的出血情况，有无黑便、血尿。

（3）常规凝血试验：包括活化部分凝血活酶时间（APTT）、凝血酶原时间（PT）、国际标准化比值（INR）、纤维蛋白原（FrIB）、血小板计数等，正常数值见附录六。对患者血液指标的评估主要为血常规中的白细胞、中性粒细胞、血小板等，以及生化中的出凝血指标，血液指标虽应予以评估，但目前并没有针对PICC 置管设定血液检查结果必须达到的标准，能否置管并不限于血液检查指标是否在正常范围内，常规凝血试验是 PICC 置管前必须参考的一项指标，但有一定的局限性，常规凝血试验只能体现凝血机制的某一独立的方面，不能反映凝血系统全过程中的反应情况。对于凝血指标不甚正常的患者，可通过外周物理按压的方式予以止血，因此仍可以考虑选择 PICC 置管。

二、治疗方案评估

护士对患者的治疗方案评估不足，导致静脉输液并发症，治疗方案不同，所需血管通道器材亦有区别。合理选择静脉输液血管通道器材，从被动治疗到主动治疗，遵守静脉治疗护理评估流程，治疗方案评估的内容包括输液治疗的目的、疗程的长短、输液速度、溶液和药物的性质等，根据评估结果选用合适的血管通道器材，使静脉治疗能够连续进行。

(一) 输液目的

静脉输液治疗的目的：静脉输液治疗（intravenous therapy）指通过静脉途径注入液体、药物、营养支持及输血治疗，是一项具有高度技术性和专业性的治疗方法，是临床抢救和治疗患者的重要措施之一。如晶体溶液、胶体溶液和静脉高营养液，其目的是纠正水、电解质失调，维持酸碱平衡；补充血容量、维持血压计微循环的灌注量；静脉给药达到解毒、控制感染、利尿和治疗疾病；营养治疗；注入造影剂，用于诊断性检查等。

(二) 输液疗程

血管通道器材还要根据输液疗程的长短进行选择，如静脉套管针适用于输液量较多、输液时间长（72～96 小时）的患者。中等长度导管适用于治疗时间 7～49 日的静脉输液治疗患者。PICC 适用于间歇性、持续性或每日静脉输液，输液疗程在1 周～1 年的患者。Port 适用于需长期或重复静脉输注药物的患者。

(三) 输液速度

静脉输液的速度要求：静脉输液技术操作是护理中最重要的一项工作，静脉滴注又是临床常用的给药途径之一，在单位时间内给多少量的液体、药物，对治疗疾病的效果起着一定的作用。

掌握了患者静脉输液速度的要求，才能选择合适的血管通道器材与导管型号。输液速度应根据病情、输液总量、输液目的和药物性质等情况确定。指导静脉输液速度的常见参考指标为中心静脉压（CVP）、动脉血压（ABP）、尿量、心率等。

1. 一般速度 补充每日正常生理消耗量的输液以及为了输进某些液体（如抗生素、维生素、止血药、治疗肝脏疾病的辅助药等）时，一般每分钟5ml左右。通常所说的输液速度每分钟60～80滴，就是指这类情况。静滴氯化钾，如速度过快可使血清钾忽然上升引起高血钾，从而抑制心肌，以致使心脏停搏于舒张期状态。所以氯化钾的输注速度，一般要求稀释成0.3%的浓度，每分钟4～6ml。葡萄糖溶液如输进过快，则机体对葡萄糖不能充分利用，部分葡萄糖就会从尿中排出。因此，成人输注10%的葡萄糖时，以每分钟5～6ml较为适宜。此外，输进0.9%氯化钠溶液时，也不宜过快，由于0.9%氯化钠溶液中只有钠的溶度和血浆相近似，而氯的含量却远远高于血浆浓度，输液过快的结果，可使氯离子在体内迅速增多造成高氯性的酸中毒。

2. 快速 严重脱水患者，如心肺功能良好，一般应以每分钟10ml左右的速度进行补救，全日总输量宜在6～8小时完成，以便输液完毕后患者得以休息。血容量严重不足的休克患者，抢救开始1～2小时内的输液速度每分钟应在15ml以上。急性肾衰竭进行摸索性补救时，常给10%葡萄糖溶液500ml，以每分钟15～25ml速度输进。为了扩容输进5%碳酸氢钠或低分子右旋糖酐，为了降低颅内压或急性肾衰竭而早期使用甘露醇时，每分钟均需以10ml左右的速度进行。

3. 慢速 颅脑、心肺疾患者及老年人输液均宜以缓慢的速度滴进。缓慢输液的速度一般要求每分钟在2～4ml以下，有些甚至需要在1ml以下。

4. 随时调速 根据治疗要求不同，输液时除要始终保持一种速度的情况外，还有须按实际需要随时调节滴速。如脱水患者补液时应先快后慢。输进血管活性药的速度应以既能保持血压的一定水平又不致使血压过度升高为宜等。

（四）药液性质（pH、渗透压）

静脉输液治疗的性质：静脉输液治疗包括液体和电解质治疗、抗感染治疗、抗肿瘤治疗、全血和血液成分治疗、营养治疗及其他治疗等。在给患者进行静脉输液前必须详细评估患者输液治疗类型，以便选择合适的输液工具、合理的输液静脉而达到最佳的治疗效果。

1. pH 指的是氢离子浓度的负对数值，表示溶液或体液的酸碱度。人体血液的 pH 为 7.35 ~ 7.45，pH < 7.0 为酸性，pH < 4.1 为强酸性；pH > 9.0 为强碱性，超过正常范围的 pH 药物都会对血管内膜造成损伤。当两种酸碱度不相容的化合物混合时，药物产生微粒会堵塞导管。常见药物的 pH 值见附录三。

2. 药物的渗透压 渗透压指的是溶液具有的吸引和保留水分子的能力，其大小与溶液中所含溶质颗粒数目成正比，而与溶质的分子分子量、半径等特性无关。正常人的血液渗透压为 280 ~ 310mOsm/L。药物的渗透压越大，对血管造成的伤害越严重（高度危险 > 600mOsm/L；中度危险 400 ~ 600mOsm/L；低度危险 < 400mOsm/L）。常见的药物渗透压见附录四。

三、穿刺部位的评估

经外周置入中心静脉导管（PICC），其导管尖端应位于上腔静脉的中下 1/3 处，接近上腔静脉与右心房的结合处。此处血流量大，能迅速降低液体渗透压及药物浓度，有效保护血管。PICC 置管途径以肘部静脉为主，首选右臂静脉穿刺。但如果右臂静脉有感染、损伤、血管外科手术史及放射治疗史，或右侧安装有起搏器，则不宜在右臂留置 PICC，避免因选择条件不好的血管而影响血液循环，如出现淋巴血肿，继发血管充血，甚至上腔静脉综合征。此外，大多数患者希望左侧置管，以有利于日常活动。既往有锁骨下静脉穿刺史的一侧手臂不作首选。

（一）血管的评估

PICC 主选贵要静脉、肘正中静脉、头静脉，其他选择有桡静脉、颈静脉、股静脉、大隐静脉。

1. 贵要静脉 PICC 置管的首选。90% 的 PICC 放置于此。其特点为直、粗、静脉瓣较少。长度为 33cm，在前臂中部管径，男性约 1.90cm，女性约 1.85mm；接肘正中静脉处管径，男性约 2.35mm，女性约 2.26mm；末端管径，男性约 2.90mm，女性约 2.60mm。经肱二头肌内沟上行至上臂中点附近穿深筋膜以小于 10°锐角汇入肱静脉。当手臂与躯干垂直时，为最直和最短的途径，经腋静脉、锁骨下、无名静脉，达上腔静脉。

2. 肘正中静脉 PICC 的次选。其特点为粗直，位置表浅、血管行走直观，但分支个体差异较大，静脉瓣较多。故应于静脉穿刺前确认定位。理想情况下，肘正中静脉加入贵要静脉，形成最直接的途径，经腋静脉、锁骨下、无名静脉，达上腔静脉。

3. 头静脉 PICC 的第三选择。其特点为管径较大，位置表浅，前粗后细，且高低起伏。在锁骨下方汇入腋静脉。进入腋静脉处有较大角度，可能有分支与颈静脉或锁骨下静脉相连，引起推进导管困难，导管易反折进入腋静脉/颈静脉。但如将患者的手臂与躯干垂直将有助于导管推入。

（二）PICC 置管前血管评估方法的应用

1. 血管的选择

（1）0 级静脉血管明显凸起于皮肤表面，能触摸到粗直静脉，柔软、有弹性、固定。

（2）Ⅰ级静脉血管较充盈，能隐约触摸到静脉部分，血管变硬、易滑动。

（3）Ⅱ～Ⅲ级静脉血管不充盈或塌陷，静脉触摸不到，血管变硬、静脉炎、滑动。PICC 置入首选 0 级。

2. 在超声下血管的选择 彩色多普勒超声（color doppler Frlow imaging，CDFrI）技术能有效分辨动静脉血管，超声探头能有效压闭静脉血管。明确预置血管壁的厚度、血管内膜是否光滑；检查血管直径、周围有无其他血管和结构、血管内有无血栓等情况，以确定目标血管是否通畅、是否有足够的内径来容纳所选的导管、是否有动脉伴行或血管畸形的情况。

在超声引导下置管，可以选择血管直、管腔无狭窄、无异常途径分流和反流的部位，所以可以在超声引导下，选择肘部上方、虽肉眼看不到、触摸不清楚，但可以通过探测血管的直径、血管的整体情况来选择 PICC 管的型号，使成功率大大提高，且此处血管壁完整，便于固定，不易造成吞管和脱管，也不易引起感染和静脉炎等并发症，有利于长时间地保证用药的顺利进行。

3. 预穿刺点的评估

（1）评估预穿刺点区域有无皮肤损伤、水肿、瘀斑等。

（2）评估同侧手臂、胸部、面部、颈部有无肿胀或静脉血栓。

（3）评估血管通道置管的部位和舒适性，如安装植入式输液港应考虑座位安全带或胸罩系带的位置。

（4）盲穿置管时，预穿刺点选择在肘下两横指处，血管清晰，粗直、弹性好。如果进针位置偏下，血管相对较细，易引起回流受阻或导管与血管发生摩擦而引起一系列并发症；如果进针位置过上，易损伤淋巴系统或神经系统。但肘下两横指处是我们经常采血的部位，此处血管内壁有损伤，尤其是肿瘤患者，采血次数非常多，此处已是伤痕累累，且此处置管容易随着手臂的屈伸、肌肉牵拉，导管进出血管，与血管内膜摩擦，穿刺处血管壁不易愈合而且纤维环很难形成，常出现吞管和脱管，吞管极易造成全身感染。另外，此处易出汗，极易发生机械性静脉炎、感染、血栓等。

（三）皮肤情况

评估穿刺部位皮肤有无感染、瘢痕、外伤等，置管部位若有毛发影响评估、穿刺或维护，应使用剪刀剪去毛发以保护皮肤完整性，在置管前应协助指导患者清洁置管侧肢体，危重患者由护理人员帮助完成上肢皮肤清洁。肢体通过清洁可预先清除掉局部大量的细菌和汗渍，减少感染的发生。致皮肤破损，发生感染，有皮肤过敏者，可在置管前两天将贴膜贴在上肢前臂掌侧，评估过敏反应严重程度。

（四）静脉弹性、直径、长短、静脉瓣

在置管前充分了解血管弹性、有无静脉瓣、血管内径大小、内膜是否粗糙，血管壁薄厚及血流速度、血管曲直、距皮深度，从而选择合适的 PICC 导管型号、穿刺部位、掌握进针角度。

四、操作者评估

实施静脉治疗护理技术操作的医务人员应为注册护士、医师和乡村医师，并应定期进行静脉治疗所必需的专业知识及技能培训。

（一）PICC

PICC 置管操作应由经过 PICC 专业知识与技能培训、考核合格、获得资质认证而且具有一定的临床工作经验的 PICC 专业护士完成。PICC 置管过程应保证有 1 名助手进行协助。操作者必须具备一定的知识和技能、判断和处理能力，技术熟练，按照无菌操作原则，实施规范操作程序。同时，PICC 置管期间需要全科护理人员细致、有效的维护，注意各种潜在危险因素，积极寻求有效的护理措施，为患者建立一条安全、有效、无痛的静脉治疗通道。

（二）CVC、Port

CVC 和 Port 植入操作由有执业医师资格、经过专门训练并且熟练掌握该技术的医师完成。为防止深静脉导管感染，除要求操作医师严格无菌操作以外，更要强调护士在维护及输液操作时的无菌规程。

五、血管通道工具的评估

护理人员应具备评估导管及置管附属产品的能力，并阅读生产商提供的产品说明书，在满足治疗方案的前提下，选择管径最细、管腔最少的导管。如三向瓣膜导管较末端开口导管在减少导管堵塞方面具有优势，硅胶导管较聚氨酯导管在减少静脉血栓方面具有优势。盲穿及改良塞丁格技术针对静脉条件良好或稍差的患者具有较好的置管效果，超声引导下结合改良塞丁格技术是目前较为先进的置管技术，帮助静脉条件不佳的患者进行有效置管。

（一）导管类型

血管通道器材包括外周静脉输液器材（钢针、传统套管针、中线导管等）和中心静脉输液器材（经外周穿刺的中心静脉导管、急性期使用 CVC、隧道型 CVC）、完全植入型输液港（经由胸部或手臂埋植）。

（二）导管材料

有聚四氟乙烯树脂或聚氨酯（硅胶类）的 PICC 导管，因导管外径细、材质柔软，置入后导管可完全漂浮在血管内，可有效减少机械性摩擦造成血管内壁损伤，减少静脉炎的发生。Port 导管材质一般为硅胶或聚脲氨脂，为长期使用材料（可治疗结束才取出），对活动的限制最低，不会使患者的日常活动受限，注射座为钛合金、不锈钢或塑料材质，需使用专门的无损伤针穿刺注射座进行注射或连接输液装置。CVC 导管的材质一般为硅胶或聚脲氨脂，导管有单腔、双腔、三腔，包括从儿童规格到成人规格。

（三）导管型号

1.9Fr 和 3Fr 的导管分别适用于小婴儿和儿童，3Fr 导管滴速为 150~750ml/h，成人使用需用输液泵，4Fr 导管可满足大部分患者输液，5Fr 导管滴速为 600~1000ml/h，可用于输血、TPN、抽血等，但对血管刺激性较大。5Fr 双腔导管可满足不同液体同时输入，避免了药物配伍禁忌，同时也增加了感染机会。

六、血管通道置管环境评估

PICC 置管无须在手术室进行，但环境应保证能够进行无菌操作并实现最大无菌屏障，无菌物品应在有效期内使用，必须保证使用物品的完整性和安全性。重复使用的医疗仪器、设备应严格清洁、消毒和灭菌。CVC 及 Port 操作在手术室内或专门的置管室进行，并严格遵循无菌操作。

思考题

1. 简述静脉炎的国际分级。
2. 简述 PICC 置管前血管的评估和选择。

发散资料

美国静脉输液协会资格证书——CRNI（图 1-8）

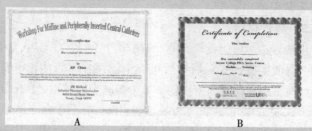

图 1-8　各静脉输液协会的 PICC 资质证书

静脉输液护士考试学会（NITA）于 1985 年举办第一次考试。今天，准备和组织考试的责任属于静脉输液护士资格确认组织（INCC），该组织是由美国静脉输液协会（INS）分离出来的，其主要目标是保护公众及保护护士。

达标标准：具有当今美国和加拿大注册护士执照，在考前连续 2 年内具有不少于 160 小时静脉输液护理经验的注册护士。笔试以多选题形式完成，它包括作为静脉输液护理必须了解的 9 个方面内容：液体与电解质治疗；感染控制；肿瘤学；儿科学；药理学；质量保证与风险管理；基本技能与临床实践；胃肠道外营养；血制品输注治疗。

再次达标与继续教育：再次达标要求 1 次/3 年；再次达标要求，3 年内不少于 1000 小时临床静脉输液治疗实践，在达标过程中获取 40 个再达标学分，通过达标考试，再次达标学分的获得是通过 INS 主办的继续教育课程而获得。包括年会和全国性专科学校教育。

通过反复的达标考试，保证对护理人员临床技能的监督与知识更新，以保证护理质量。这是院方及护士共同的责任。

来源：钟华荪.静脉输液治疗护理学［M］.北京：人民军医出版社，2007：13

第六节 血管通道的质量和安全管理

▌学习目标

识记：

血管通道安全管理的护理干预措施。

理解：

PICC 资质认证的重要性。

应用：

PICC 的质量控制及持续改进。

一、静脉治疗质量控制小组的建立与质量持续改进

（一）成立静脉治疗质量控制小组

静脉治疗质量控制小组由三级人员组成：护理管理人员、血管通道中心（PICC 护理门诊）人员、病房 PICC 联络护士。该专科学术带头人担任静脉治疗质量控制小组组长，基本要求：热爱静脉治疗专科，已拥有静脉治疗方面精深的专业知识和 PICC 置管、维护的娴熟技能，能独立完成相关科研项目，有组织领导及创新能力，能引领该专业的发展。质量控制小组成员的基本要求：护理专业毕业，具有专科及以上学历，有一定临床静脉输液

护理工作经历，取得 PICC 资质证，近两年发表过静脉治疗相关论文，良好的表达、沟通和组织能力，责任心强。PICC 质量控制小组职责：

1. 培训临床护理人员静脉输液治疗知识及操作技术。

2. 了解静脉输液治疗（静疗）新进展、新业务、新技术，并在医院应用、推广。

3. 建立静脉治疗专科护士培训基地并承担教学任务。

4. 制订静脉输液质量控制方案，实施静脉输液质量控制，做好数据及信息收集与反馈。

5. 开展静脉输液治疗相关健康教育，如 PICC 维护及相关知识。

6. 优化静脉输液治疗方案，保证质量，控制成本。

7. 为临床护士提供静脉输液相关知识的咨询服务及为静脉通道建立困难者提供护理会诊服务。

8. 做好医院静脉输液器材的相关评估工作。

9. 开展和指导静脉输液治疗相关的科学研究，引领静脉输液专业持续发展。

10. 开展静脉输液治疗学术交流。

11. 建立 PICC 护理各项操作流程，制订质量控制标准，评估留置 PICC 患者的护理质量。

（二）制订 PICC 护理相关制度、职责、流程、操作规范和应急预案

1. 制度 PICC 培训制度、血管通道中心管理制度、PICC 维护室管理制度、置管室管理制度、护理不良事件上报制度、进修护士管理制度、导管相关性感染监控制度、PICC 会诊制度等。

2. 职责 PICC 专科护士职责、输液治疗小组组长职责、科室 PICC 联络护士职责等。

3. 流程 PICC 门诊就诊流程，科室申请 PICC 置管流程、PICC 置管流程、PICC 维护流程，并发症（感染、渗血、渗液、血栓等）处理流程。

4. 操作规范 制订置管操作规范、维护操作规范、拔管操作规范等。

5. 应急预案 制订导管断裂应急预案、导管滑脱应急预案、导管滑入体内应急预案、置管时心搏骤停应急预案等。

（三）质量控制小组的培训

对质量控制小组成员进行规范化操作培训，包括标准的置管程序、导管留置期间的维护等。同时对小组成员进行系统的理论培训，包括 PICC 相关知识、并发症处理、质控标准和质量分析等。小组每月集中培训一次，讲解 PICC 管理的最新要求，并且在患者床边演示操作，统一操作规范。组员每两个月阅读一篇 PICC 相关文献并书写读后感。组长根据成员的工作态度、完成任务质量、学习能力和奉献精神，每六个月考核筛选一次。

（四）质量控制考核

1. 每日检查 PICC 置管护士在患者置管后 7 天内到床边检查，观察患者置管后穿刺点情况；检查预防并发症的护理措施（如功能锻炼等）是否到位；评估患者舒适度、满意度和自我护理能力；检查护理文件书写是否完整、准确、及时等。每日质量检查中发现的问题，立即向病房护士反馈，随时指导病房护士，并以报表形式上报 PICC 质量控制小组。

2. 每周检查 病房质量 PICC 联络护士每周评价全病房输液治疗患者的静脉输液工具选择是否合理；评估留置 PICC、CVC、输液港等血管通道患者维护状况；评估患者自我护理能力是否提高；检查护理记录是否正确；考核护士操作是否符合规范，每周将质量检查中发现的问题，报告护士长，采取干预措施，并以报表形式上报 PICC 质量控制小组。

3. 每月检查 护理管理人员每月到各病房抽查输液治疗患者血管通道的相关护理质量，查看健康教育、护理记录书写质量等。每月质量检查中发现的问题，与病房护士长确认并提出改进意见，以报表形式上报 PICC 质控小组，每月护士长会上进行反馈。

4. 每季度讨论 PICC 质控小组组长每月汇总质量控制考核

内容，指出存在问题，分析原因，提出整改措施，将质量改进反馈表下发到各个病房。每季度采取公开讨论的方式，在全体护士长参加的季度护理质量分析会上，进行问题反馈，并结合当季血管通道专科护理检查的结果，做出血管通道专科安全护理效果评价并进行专题讨论，采用 PDCA 循环、失效模式与效应分析、根本原因分析法等对血管通道专科护理管理中存在的问题分析原因，提出可行性的改进方案，并持续跟进，追踪改进方案的执行情况，直到问题解决，促使血管通道专科护理质量不断提高。

（五）异常事件上报

1. 影响 PICC 置管因素　如上腔静脉压迫、穿刺部位有手术史、安装各种支架或导管、血小板异常、感染性心内膜炎、装有心脏起搏器、有风心病病史等。

2. 置管困难　如置管不顺利、多次调整导管、导管移位、血管内膜受损者等。

3. 并发症　如静脉炎、外渗、堵管、严重感染（或导管相关性血流感染）、静脉血栓形成等。

4. 不良事件　如导管脱出（>3cm）、导管移位、导管破损、导管断裂、药物外渗等。

当异常事件发生后，当班护士在 24 小时内填写护理不良事件报告表，并由护士长签名，报告 PICC 质控小组并进行相应处理。重大事件或特殊情况立即上报。

（六）质量的持续改进

为了提高血管通道专科护理质量，PICC 质控小组对血管通道专科管理中的数据进行收集和统计分析，并对异常意外事件开展品管圈活动，进行深入的剖析和讨论，提出整改意见，根据改进结果不断完善工作流程。如每季度召开关于 PICC 置管后血栓形成的病例讨论会，将近期相关病例的病情、护理、治疗、处理后的转归情况等信息汇报，邀请多学科专家会诊，采用头脑风暴法，讨论分析其高危因素，拟定预防措施，制订风险评估表，加强对重点指标的监控，完善诊疗规范，落实护理管理制度，保障质量的持续改进和提高。

二、PICC专科护士的资质认证与培训

(一) PICC专科护士资格认证

PICC置管人员必须是持有护士执业证书，临床从事静脉输液工作满5年以上的护师及护师以上职称，有良好的沟通协调组织能力，具有职业的奉献精神；经过PICC资质培训班培训和学习，通过考核，取得PICC资质证书人员才能胜任此工作。目前全国许多省均举办PICC护理培训班，进行PICC培训并发放资格证书。为提高PICC置管人员的理论、技术水平，医院定期召开经验交流座谈会、新技术研讨会议及开展疑难病例讨论。对已取得PICC操作资格的人员每3年进行资格再评审，评审内容包括每年的实践操作次数及继续教育完成情况等。

(二) PICC护理专科护士培训

1. PICC资质培训与考核　培训内容包括PICC相关理论知识、操作技能、科研创新能力、组织管理能力等方面。基础输液理论包括血管解剖结构知识、血流与血流动力学知识、药理学知识、影像学知识、感染控制、抗肿瘤治疗、胃肠外营养等。专业输液理论包括输液技术和临床应用、血管通道技术的发展及应用、标准操作与维护、PICC并发症的预防及处理、国际静脉输液领域最新进展等。实践课程主要是PICC置入和PICC维护。相关知识包括血管通道技术质量促进、护患沟通技巧、健康宣教、论文书写、课题研究、护理伦理等知识。操作技能培训包括：模型示教，模型模拟PICC置入及维护。考核合格后进入临床实际操作实践。考核项目为PICC的置管操作和维护操作。考核人员为PICC临床带教老师。实践的学习以示教操作-模拟操作-临床实践的程序进行。

完成3周的临床实践后，再进行临床实践的操作考核。考核形式有现场查看和提问等多种形式。考核人员为科室护士长、科室带教老师和静脉输液小组中心成员。考核要求分3个阶段：一

是完成 3 例 PICC 置管的观摩；二是在老师指导下单独成功完成 2 例以上的 PICC 置管；三是熟练掌握 PICC 的维护技术。

同时，在培训期间完成 PICC 相关论文书写、小讲课、个案报告、心得体会等综合考评，经统一理论和实践考核合格者，可以取得 PICC 资质证书。不合格者须参加新一轮的培训及考核，考核不合格仍不能获得 PICC 资质证书。

2. PICC 专职护士的继续培训　PICC 专职护士为巩固自身专业基础，了解静脉输液新进展，同时满足自我发展、自我价值实现的需要，应根据实际情况组织讲座或专题查房，参加继续教育班，参观学习，撰写论文，分析总结实际工作，了解国际静脉输液领域最新进展。护理管理者应针对不同层次专科护士制订不同培训计划，确立 PICC 护理门诊内每名护士主攻方向，例如新生儿置管、小儿置管、维护、感染控制、血栓控制、置管前评估等。不同层次专科护士应采取不同培训形式，例如高级护士院内外讲课、会诊，中级护士操作示范、监考、质控分析，初级护士参加院内外学习等，以更加灵活的方式掌握和应用知识，进一步提高独立分析问题、解决问题的能力。

为了进一步规范 PICC 护士资质认证，规范化培训必不可少，医院应建立血管通道技术培训基地，编写 PICC 护理培训专用教材，更新、完善现有基础护理教科书中有关静脉输液护理的内容，改变在校教育与临床发展脱节的现象。制订 PICC 护理培训课程，以实现 PICC 操作标准化、管理规范化，持续向专业化、专科化的方向发展。

三、PICC 相关护理文书书写

（一）护理文书书写相关法律法规

原卫生部《病历书写基本规范》中提出，护理文件书写是指住院病历其中一部分由护士负责书写，这一部分称为护理文件。

1. 护理文件书写的语言文字及记录笔和墨水的规定　《病历

书写基本规范（施行）》规定病历书写应使用中文和医学术语，通用的外文缩写和无正式的中文译名的症状、疾病名称等可以使用外文。病历书写应当文字工整、字迹清晰、表达准确、语言通顺、标点正确。住院病历应当用蓝黑墨水、碳素墨水，门（急）诊病历和需要复写的资料可以使用蓝黑或黑色油性的圆珠笔。病历书写应当客观、真实、准确、及时、完整。《病例书写基本规范（试行）》第六条规定，书写过程中出现错字，应当及时在错字上画双线并签名，不得采用刮、粘、涂等方法掩盖或去除原来的字迹。

2. 上级护理人员修改　《病历书写基本规范（试行）》第八条规定，上级医务人员有审查修改下级医务人员书写的责任。修改时，应当注明修改日期，修改人员签名，并保持原记录清晰、可辨。

3. 护理记录书写签名的规定　《病历书写基本规范（试行）》规定，病历应当按规定的内容书写，并由相应医务人员签名。实习医务人员、试用期医务人员书写的病历，应当经过在本医疗机构合法执业的医务人员审阅、修改并签名。进修医务人员应当由接收进修的医疗机构根据其胜任本专业工作的实际情况认定后书写病历。

4. 危重患者抢救护理记录书写　《病历书写基本规范（试行）》规定，因抢救急危重患者，未能及时书写病历的，有关医务人员应在抢救结束 6 小时内据实补记，并加以注明。在抢救危重患者的时候，护士可以将医师的医嘱内容及时间用专门小本子记录下来。

（二）护理文件的书写目的

护理记录不仅真实反映患者的病情，也直接反映医院医疗护理质量、学术及管理水平，不但为医疗、教学提供宝贵的基础资料并且在涉及医疗纠纷时，又是重要的举证资料，是判定法律责任的重要依据。具体目的如下：

1. 护理记录记录了患者住院期间的护理全过程，是患者个体的健康资料，涉及患者的健康状况、民事权利、个人隐私等。

2. 护理文书记录了各项医疗措施的执行及护理措施的落实情况，记录了患者在听取护理解释后的反应，反映了医疗工作中护理工作的实际情况，通过记录可以判断医疗人员的技术水平及行为是非。

3. 护理记录是向其他医务人员传达患者健康情况的依据，是作为制订护理计划和连续护理的依据。

4. 护理记录是评价护理质量的资料来源，给管理者提供实质依据，检验护理是否达到规定标准。

5. 护理记录不仅是工作记录，更是护理人员临床经验的结晶，是护理人员的知识劳动成果，是作为业务学习及科研教学的来源。

6. 护理记录等资料构成的病历是发生医疗纠纷时的原始证据，是解决医疗纠纷、判定法律责任的依据。

（三）PICC 置管相关护理文件记录

与 PICC 相关的护理文件有置管同意书、专科置管记录、医嘱单、入院护理评估单、护理记录单等。

1. PICC 置管知情同意书　《医疗机构管理条例》规定："医疗机构施行手术、特殊治疗时，必须征得患者的同意，并在取得家属或关系人同意后签字。"2008 年 6 月全国多家医院、学术团体在天津发表的《履行知情同意原则的指导意见》也规定"对手术、特殊和损伤的检查、特殊治疗，应视为重要情况的告知，要安排较为充分的时间，由主治医师、主刀医生与患者或家属做认真切实的交谈"。目前我国相关法律对特殊告知主体多规定为"医疗机构及其医务人员，"对患者的告知一般由患者的主治医师进行。2008 年 5 月颁布的《护士条例》也无明确规定护士能否进行特殊告知并签署法律文件。国内目前 PICC 置管的操作者是护士，告知由临床护士或医师承担。依据《医疗机构管理条例》第 33 条和《履行知情同意原则的指导意见》，在医师开具临时医嘱的前提下，建议 PICC 知情同意由 PICC 置管护士来完成。目前国内 PICC 知情同意属于有潜在法律风险和医疗纠纷的领域，我国卫生管理部门应尽快明确护士进行 PICC 告知与签字的法律权限，减少护理法律风险。PICC 护理置管前知情同意书首先由病区护士在置管前充分告知患者和家属相关 PICC 置管内容，如：目的、意义、注意事项、在治疗中的作用、成功的几率及可能发生的并发症及预防措施，同时告知不置管可能产生的不良后果及替代方案等，让患者和家属在充分知情的情况下自主选择，取得理解和配合，履行患者知情同意权，由患者、家属或授权委托人签署知情同意书。

2. 医嘱单　是医师根据患者病情需要拟定的书面医嘱，由医护人员共同执行。PICC 置管术应开具临时医嘱，留置 PICC 期间每日输液前后的冲封管开具长期医嘱，PICC 换药及并发症的特殊处理开具临时医嘱，如遇并发症需要特殊换药及处理时开具临时医嘱。PICC 护理门诊护士在进行置管操作前一定要落实医师是否开具置管医嘱。即使是患者签署了知情同意书如无置管医嘱，也不予以执行。置管结束后，置管护士及时在医嘱单上签名。

3. 护理记录单　护理记录单是指护士在进行医疗护理活动中，对患者生命体征等病情的反应、各项医疗措施的执行及护理措施的落实情况及其结果的具体记录，包括刺激性药物（如化疗药物）的给药途径等。PICC 护理记录包括患者置管回病房后病区护士的首次记录、日常维护记录、置管后并发症的观察处理记录。

4. 入院护理评估单　指患者入院时护士对其进行评估、记录信息的护理文件。PICC 入院评估记录单主要指留置 PICC 患者再次入院的记录，记录内容包括穿刺静脉、穿刺日期、导管类型、导管刻度、导管尖端位置、置管医院、双侧上臂围等。如记录为"患者左（右）肘上留置一 4Fr 三向瓣膜式 PICC，导管长度……外露长度……置管时间……"。

5. 填写 PICC 维护手册　可在维护手册上增加血管通道中心

（PICC 护理门诊）联系电话、QQ 群号及网上门诊等联系和沟通方式，建立患者通讯录，用短信或微信定期向患者发送维护的信息。置管后将导管维护手册及时交予患者，并告知其妥善保管，每次维护时均需要出示此导管维护手册，每次维护后护士及时在维护手册上记录，以便动态、全面地观察和了解患者 PICC 留置状况。记录内容包括维护时间、臂围、置管长度、外露长度、穿刺点情况、有无冲封管、有无更换输液接头、并发症的处理及护士签名。

四、血管通道的安全管理

（一）沟通与患者的权利

1. 沟通

（1）置管前：应用 PICC 画册、视频等进行讲解宣教，耐心细致地讲解置管的好处和必要性、置管过程、注意事项、拒绝置管可能产生的风险以及在置管过程中出现不适症状该如何应对，针对患者的疑问耐心地给予解答，消除患者紧张情绪，以便更好地配合操作。

（2）置管中：运用无痛穿刺法，逐步引导患者配合操作，术中随时观察患者面色、脉搏和呼吸，经常询问患者的感受，肯定患者的配合。

（3）置管后：置管后送患者回病房休息，安抚患者情绪。耐心解释拍片的必要性，告知患者少量渗血属正常现象，需更换敷贴并耐心给予解释。对患者进行健康教育，使其掌握必要的相关知识。

2. 患者的权利　①自愿权；②健康权；③赔偿权；④隐私权；⑤精神自由权；⑥拒绝权；⑦保密权；⑧知情同意权；⑨参与决定权；⑩监督权。

（二）血管通道置管的护理干预

1. 护理干预的基本原则　①科学规范；②个体化；③全程干预。

2. 干预措施

（1）置管前的护理干预

1）检查患者对导管材料是否过敏。

2）检查患者上肢，选择合适的穿刺部位。

3）尽可能选择非主要活动手臂。

4）触诊时避免选择硬化的血管。

5）首选贵要静脉，次选肘正中静脉，最后选择头静脉。

6）将患者摆放一个舒适的体位，穿刺手臂与躯干在同一平面，手臂外展与躯干呈45°~90°角。

（2）置管中的护理干预

1）建议使用无粉手套。

2）患者手臂下垫无菌巾，做到无菌屏障最大化，确保穿刺区域的无菌保护。

3）首先用乙醇消毒皮肤三遍，再用络合碘消毒皮肤三遍，消毒时需稍用力擦拭（使皮肤微发红即可），消毒直径≥20cm，也可消毒整个手臂。

4）使用软包装的0.9%氯化钠溶液，可以减少易导致污染的环节。

5）可用0.9%氯化钠溶液浸泡预冲导管。

6）推送导管时，动作缓慢、轻柔，保持匀速，切忌快速、用力一次性将导管推送过长，以免对血管内膜造成损伤，不要将导管末端送入右心房。

（3）置管后的护理干预

1）置管后对患者进行详细的健康教育，制订观察表与建立维护手册、患者信息档案。

2）置管后2~3小时抬高置管侧上肢20°~30°，轻微活动，可做抓球训练避免上肢肿胀。

3）穿刺部位术后24小时更换敷贴，贴膜发生卷边等异常情况时及时报告处理，皮肤敏感患者选用低敏感性、高透气性的透明敷贴固定导管。

4）每日加强观察和倾听患者主诉，观察患者置管上肢和穿刺点处有无红、肿、热、痛等情况，穿宽松纯棉衣物，以减轻导管对局部组织的摩擦和刺激。

5）测量双上臂臂围，并与置管前对照，观察导管外露长度并记录皮肤的变化情况。

6）加强置管侧肢体活动，避免大幅度运动和做引体向上动作及抬举重物，饮温开水，热敷穿刺点上段肢体，穿刺点上段皮肤涂擦赛肤润，防止浅表血栓形成。

7）每7天对 PICC 导管进行一次维护，遵照标准进行脉冲式冲管和正压封管，禁止使用小于 10ml 注射器冲管、给药，换药和更换输液接头时要严格无菌操作。

（三）血管通道相关的法律法规

静脉输液治疗是我国临床护理工作中应用最广泛的治疗手段之一，是抢救危、急、重症患者生命的最方便、最快捷、最有效的给药途径，也是日常工作中必须掌握的一门技术。自 2002 年《医疗事故处理条例》实施以来，人们法制观念日益增强，特别是 2010 年《中华人民共和国侵权责任法》实施以来，医疗维权案件倍增，甚至出现过度维权的现象，医护人员利用法律武器保护自己的正当权益已逐渐成为常识；因此，作为一位合格的护理人员不仅要学习护理相关法律、法规，而且更应当明白在自己实际工作中如何避免法律侵权，如何尊重患者的伦理权益及合法关怀患者，如何保护自己的合法权益。

1. 医疗法律法规条款

（1）宪法。

（2）卫生法律：《中华人民共和国传染病防护法》《中华人民共和国药品管理法》《中华人民共和国食品法》《中华人民共和国红十字会法》《中华人民共和国侵权责任法》等。

（3）卫生行政法规：《医疗事故处理条例》《中华人民共和国护士条例》《医疗器械管理条例》《医疗废物管理条例》《医疗机构管理条例》等。

（4）技术性规范：医疗护理技术规范、操作规程和卫生标准等。

2. 卫生法律责任　①行政责任；②民事责任；③刑事责任。

3. 血管通道置管过程中相关的法律法规

（1）与医疗废物处理相关的法律法规

1）根据《医疗废物管理条例》规定医疗废物的登记内容应当包括医疗废物的来源、种类、重量或数量、交接时间、处置方法、最终去向以及经办人签名等项目，登记资料至少保持3年。

2）医疗废物的放置与处置，应当按照类别分置于防渗漏、防锐器穿透的专用包装物或者密闭的容器内。护理人员应当将医疗废弃物置于专用黄色垃圾袋内，对特殊的医疗废物，如患者的体液等应进行相应处理。

3）医疗废弃物管理的法律责任，根据《医疗废物管理条例》第十四条规定，禁止任何单位和个人转让、买卖医疗废物；禁止在非贮存地点倾倒、堆放医疗废物或者将医疗废物混入其他生活垃圾。违反法规者应承担相应的法律责任。

4）医疗废物的分类：医疗废物分为感染性废物、病理性废物、损伤性废物、药物性废物、化学性废物五类。

（2）与感染控制相关的法律法规：我国现有多部法律来加强医院感染的管理，规范医护行为。全国人民代表大会通过的相关法律法规有《中华人民共和国传染病防治法》，国务院颁布的《医疗废物管理条例》《医务人员艾滋病病毒职业暴露防护工作指导原则》《病原微生物实验室安全管理条例》等。

（3）与护理文件书写相关的法律法规：原卫生部《病历书写基本规范》中对护理文件书写做了统一的规范，内容包括对语言文字、记录笔和墨水、上级护理人员修改、护理记录书写签名以及危重患者抢救护理记录书写等的规定。

（4）临床工作中常见静脉输液治疗纠纷原因分析：《侵权责任法》颁布实施后，静脉输液损害被纳入医疗侵权损害赔偿范围，因此分析临床护理中静脉输液侵权行为产生的原因极为重要，有助于避免侵权纠纷。临床实践中引起静脉输液纠纷的原因主要包括：

1）护士责任心不强：未严格执行查对制度，表现为：漏抄、错抄医嘱，医嘱未认真核对就执行，缺乏有效的查对环节等。输液前不认真检查药物、液体、输液器具，出现药物变质、输液器具及液体污染等。

2）操作不规范：配药时同时打开多组液体，摆药无序，输液治疗单不规范，一张治疗单上同时抄写多位患者的输液药物，加药后无查对药瓶的环节等。

3）护理带教不正规：带教护士指使实习护生单独输液、加药，学生未严格查对而出现差错。

4）错误应答：护士叫患者姓名时，患者因耳聋或注意力不集中或姓名相同、接近等，引起应答错误，导致查对未到位。

5）护士不熟悉药物的作用、副作用、不良反应、注意事项、配伍禁忌等，液体输完后未冲管，两种药物在输液管内相遇发生化学反应。

6）院内感染因素造成的纠纷：在静脉输液治疗的过程中，重复使用一次性物品，如加药时注射器重复使用，导致医院内感染发生、医疗废物流失、泄漏或扩散引起病原体扩散等都可能使护士陷入纠纷中。

7）护患双方沟通不畅导致的纠纷：如患者在接受静脉化疗药物时，由于药物的特性，本身就存在导致静脉炎的风险，但是由于患者及家属不理解，或者护士未将可能出现的并发症告诉患者及家属，而发生静脉炎时往往不分原因就认定是护理差错等，这些都是引发纠纷的原因。

8）违反操作规程，引起严重感染，如因注射器械消毒不彻底引起的菌血症；药液向血管周围渗出引起的组织损伤，观察不细致，未及时正确地处理。

9）注射速度快、注入量大，加重循环系统负荷，诱发心力衰竭。

10）未遵循长期输液或给昏迷者、小儿输液的特殊技术要求。

上述简单罗列了一些静脉输液常见的纠纷原因，实际临床护理工作中，出现的各种静脉输液纠纷数不胜数，只有明确了原因，有针对性地进行防范。及时进行静脉输液纠纷原因分析，并采取相应的防范措施会大大减少医院静脉输液相关的护理纠纷。

（四）血管通道相关的安全目标及不良事件报告

1. 安全目标　指对有条件的患者进行成功的静脉置管，通过相关的护理干预预防并发症的发生，并对已出现的并发症做好正确的处理。包括以下 5 个方面：

（1）提高与被治疗者之间沟通的有效性。

（2）提高药物使用的安全性。

（3）降低感染的风险。

（4）鼓励患者积极参与到自身的医疗过程中。

（5）提高对患者病情变化的识别和应对。

2. 不良事件　指在操作过程中，不在计划中、未预计到或通常不希望发生的事件，常称为护理差错或护理事故。

（1）不良事件报告流程（附 1-1）。

（2）不良事件报告内容：静脉炎，渗血，穿刺点周围皮肤过敏，堵管的处理，破损或断裂的处理，意外脱管，其他少见并发症（导管继发性移位，穿刺点渗液）、心律失常（导管末端到达右心房时）、感染。

3. 血管通道的安全管理

（1）置管前的安全管理

1）操作护士必须持有护士执业证书，有一定临床工作经验，经过培训考核取得 PICC 护士资格认证才能胜任此工作。

2）血管通道室需要配备有独立的 PICC 置管间和维护间，制订完善的 PICC 门诊管理制度和 PICC 护理操作流程，规范 PICC 置管相关护理文书的书写，成立质控小组。

3）医院制订有血管通道会诊制度、不良事件上报制度等。

4）排除 PICC 禁忌证，评估患者病情、一般情况、血管情况以及心理情况。

5）患者置管前需签署 PICC 知情同意书，并检查医师开具的 PICC 置管医嘱。

（2）置管中的安全管理

1）评估血管通路装置使用情况。

2）掌握盲穿法直接穿刺、盲穿法改良塞丁格技术、B 超引导下改良塞丁格技术，以及特殊人群置管困难的处理方法。

3）若发生异常情况时立即启动应急预案。

（3）置管后的安全管理

1）禁止使用小于 10ml 注射器冲管、给药。

2）建立患者安全档案：详细记录患者的姓名、诊断、联系方式、置管部位、长度、臂围、X 线显示导管末端的位置、导管外露情况、末次导管维护时间等，以便观察导管留置情况和通知患者按时进行导管维护。

3）对出院患者进行宣教和定期电话回访，告知当地医院 PICC 培训人员名单和联系方式。鼓励患者加入医院 PICC 的 QQ 交流群，当出现并发症时，能及时咨询并尽快处理。

4）拔管时，遵循 PICC 拔管操作规范及注意事项。

5）对于老年、小儿、意识不清及消瘦患者，安全管理的重点在于妥善固定，预防脱管。

6）对于敏感体质患者，重点在于防止皮肤过敏反应并同时做好导管的固定，防止滑脱。

（4）静脉输液医疗损害纠纷的临床护理防范策略

1）输液管理制度：即制订输液流程、输液反应的应急流程、输血流程、输血反应的应急流程、药物皮试结果管理制度、过敏性药物规范使用、过敏反应的应急流程、特殊治疗同意书、签字制度、相关护理文件管理规范、药物不良反应现场封存管理制度、特殊药物使用警示制度。所有静脉输液操作均应严格按照操作规程执行，杜绝差错事故发生。

2）加强药品管理：医院设置中心配药室，静脉药物集中配制，减少药物在病房存留；没有中心配药室的医院，贵重药品班班交接，病房只储存一天的药物，医嘱停止使用，应及时清退，避免药品流失。

3）提高护士法律意识，加强护士静脉输液相关知识培训：护士在工作中所遵从的各项护理规范、常规，与法律、法规都是具有同等法律效应的，即这种规范与常规就是护士行动的指南，你要为你的行动找出一个理论上的依据。比如药物续滴后出现混浊，静脉输注复方丹参注射液后接续白蛋白，输液管内出现肉眼可见的轻度混浊现象。对于白蛋白的应用，在配伍禁忌表中明确规定白蛋白应单独应用，而操作者违反了这一规定，出现纠纷就是护士不可推卸的责任。因此护士要加强法律意识，不可忽略任何广义及狭义的"法"。

4）提高护理人员自身素质，组织医护人员学习、熟悉、掌握药物知识，收集药物说明书，将其归类建档，了解药物的作用、副作用及使用剂量，使用过程中的注意事项，将需要做皮试的药物归类标明，贴于醒目地方，以便护士查找，可以有效规避各种现有的或潜在的风险。

5）加强护士责任心的培养：杜绝假药、劣药用于患者，避免药品配制时加错药、打错针，应做皮试的药物没有按要求进行皮试，应使用的药物没有给患者使用等。

6）无菌技术操作时，严格按照无菌技术操作原则、规范来执行，按规范洗手、戴好口罩和帽子，无菌治疗室每日消毒1次，药液在无菌治疗室配制好后带入病房，一次性物品使用时一定要认真查看证书是否齐全、是否过期、有无污染，将感染降到最低。

7）执行侵入性操作时，护士在做操作前，应为患者提供必要的信息（如操作前的目的，可能出现的风险、并发症，需要配合的方法等），使患者及家属在充分理解的情况下签订书面的同意书，以保证患方能合理决定患者下一步的治疗方案。

8）完善静脉输液相关的记录：护理文件是唯一能证明护士行为符合规范的证据。护理病历中的文件必须客观、真实、清晰、及时、完整及准确。包括护理记录、各类同意书，各类有护士签名的医嘱治疗执行单等。对一些风险的操作必须有文字的记录，如实施特殊治疗（如化疗）和特殊操作（如 PICC）的患者必须实施知情告知和签字制度。各类输液执行单应按规定的时间执行，同时要签上执行者姓名和执行时间。

9）加强护患沟通，树立以"人"为本的服务理念：以人为本强调的就是对人的尊重。在执行各项护理工作时都不要忽视你所服务对象的感受，这一服务对象不单是患者本人，还包括他的亲属。对你所进行的工作给予解释、说明，取得同意与认可，要让你的服务对象感到来自护士的亲人般的关爱。

10）加强技术培训：尤其是新上岗的人员，静疗护士负责培训理论及操作技能，提高穿刺成功率等。聘请法律顾问对护患纠纷案例进行分析，并组织护士旁听纠纷案例，从感性上加深印象，牢记守法的必要性。

附1-1　医院不良事件上报 OA 流转操作步骤

1. 上报人员操作步骤

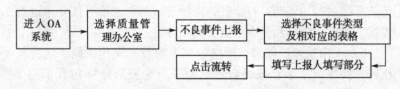

2. 质量管理办公室操作步骤

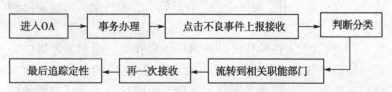

3. 职能部门操作步骤

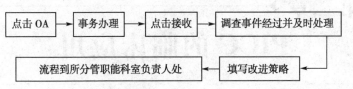

4. 科室负责人操作步骤

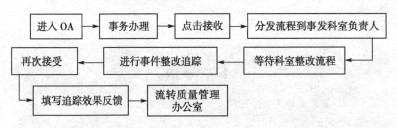

第二章

PICC 的临床应用

本章导语

　　PICC 置管因其具有长期性、安全性、无痛性的特点，对于临床中需要中、长期静脉治疗输注高渗性、有刺激性的药物治疗的患者（如肿瘤化疗、肠外高营养等），能为其建立安全、有效的输液通道，近年来被广泛应用于临床中。目前，我国临床上常用的 PICC 导管主要分为前端开口式和三向瓣膜式两种类型，耐高压 PowerPICC 也在临床使用；PICC 置入技术也不断在提高，包括传统的 PICC 置入、改良的塞丁格技术（MST）、B 超引导下改良的塞丁格技术的应用。需要临床护理人员熟悉各类 PICC 导管的特点，掌握置入和维护技术的规范，正确合理地为患者选择合适的 PICC 及置入方式，才能达到 PICC 临床应用的目的。

第一节　PICC 优势与适用范围

◢学习目标

　　识记：

　　PICC 适应证与禁忌证。

　　理解：

　　PICC 临床应用的优势。

　　应用：

　　在临床中，熟悉 PICC 的适应证和禁忌证，合理评估选择。

一、PICC 临床应用的优势

随着静脉输液技术的不断进步，护理人员的输液理念不断更新，患病人群对医疗服务质量、期望值的增加，与其他输液工具相比，PICC 具有得天独厚的优势，并迅速被临床广大护理人员接受，广泛应用于临床。

1. 避免了多次外周静脉穿刺，保护静脉，同时减少频繁穿刺的痛苦。

2. 降低了从颈、胸和股部置入的风险，如感染或气胸。

3. 减少了置管时的创伤，不需要手术操作，可在床旁穿刺。

4. 与其他经皮插入的中心静脉导管相比（表 2-1），PICC 导管可以降低导管感染的发生率，使患者更为舒适和满意。

表 2-1　外周静脉导管（PICC）与中心静脉导管（CVC）比较表

	外周静脉导管（PICC）	中心静脉导管（CVC）
感染率	2% 以内	26% ~30%
操作者	护士	麻醉师或医师
穿刺难度	穿刺可见血管，成功率高	穿刺不可见血管，易出现气胸、血胸等
堵管情况	三向瓣膜防止堵管	极易堵管
留置时间	数月至 1 年	短期留置少于 30 天
对象	长期输液的患者	重症急症的患者
换药时间	7 天 1 次	2 天 1 次
出院维护	只需每周到门诊做一次导管的维护	带管出院比较危险
导管内壁的沉积物	PICC 导管设计应用的时间长，材质好，长时间应用导管内壁的沉积物少	导管设计应用的时间短，长时间应用锁骨下静脉导管内壁的沉积物多

二、PICC 适应证

适应证，又叫指征，指药物、手术等方法适合运用的范围、标准。只有严格掌握 PICC 适应证，注意置管方法，才能有效减少或避免并发症发生。

1. 有缺乏血管通道倾向的患者。
2. 需要长期静脉输液、反复输血或血制品的患者。
3. 输注刺激性药物如化疗药物。
4. 输注高渗性或黏稠性液体，如全胃肠外营养、脂肪乳等。
5. 其他　家庭病床患者、儿童患者等。

三、PICC 置管禁忌证

禁忌证是指某种检查或治疗方法不适用于某些疾病的诊断或治疗，如应用后会引起不良后果，对禁止的指征应绝对禁止使用；对顾忌的指征应适当地顾忌。在临床工作中，医务人员必须严格掌握 PICC 置管禁忌证，规避医疗风险，确保患病人群生命安全。

1. 上腔静脉压迫综合征。
2. 穿刺部位有感染或损伤。
3. 接受乳癌根治术和腋下淋巴结清扫的患侧肢体。
4. 严重的凝血机制障碍。
5. 患者神志不清、躁动。
6. 插管途径有放疗史、血栓史、外伤史、血管外科手术史。

思考题

患者刘奶奶，60 岁，肺癌术后半年。医嘱予以全身化疗，护士拟行 PICC 置管，行患者评估时发现患者颜面部水肿，请问护士需注意评估患者有何禁忌证？

知识拓展

上腔静脉压迫综合征（SVCS）

上腔静脉压迫综合征是由多种原因造成流经上腔静脉的血流受阻而致的一组综合征。是肿瘤患者常见的并发症之一。最常见的症状为：呼吸困难，面颈部水肿，躯干和上肢水肿，颈静脉扩张，上臂、胸腔和胸壁静脉扩张；还可以出现胸痛、头疼、咳嗽及吞咽困难等。国内外研究表明，引起 SVCS 的疾病，有肺癌及纵隔淋巴结恶性淋巴瘤、纵隔精原细胞瘤、胸腺瘤等，其中肺癌约占 85%，恶性淋巴瘤约 11%。2.4% ~ 4.2% 的肺癌并发 SVCS，80% 以上的 SVCS 继发于右侧原发性支气管肺癌，以小细胞肺癌最常见。

来源：

1. 王若峥．张国庆．肿瘤放射治疗学［M］．北京：科学出版社，2010.

2. SpaggiariL，Regnard J F，Magdeleinat P，et al. ExTended resections for bronchogenic carcincm a invading the superior vena cava system［J］. Annals of Thoracic Surgery，2000，69（1）：233-236.

第二节　PICC 的分类及特点

学习目标

识记：

1. PICC 的材料。

2. PICC 导管型号、结构、导管功能。

3. 国际通用标准各型号导管外径。

理解：

B 超下如何区别动、静脉血管。

运用：

正确运用所学知识进行超声引导下的塞丁格穿刺。

一、PICC 的分类

20 世纪 70 年代 PICC 以良好的材质被引进临床使用，并随着科学技术的发展，PICC 的材料也不断在发展完善。PICC 导管材质柔软、弹性好、对血管刺激小；导管不透 X 射线，可放射影像学定位；导管上标明刻度，可据个体及治疗需要修剪；导管的留置不影响肢体活动，满足了临床治疗及诊断的诸多需要。

（一）材料

目前国内使用的 PICC 一般为硅胶与聚氨酯材质。

（二）导管型号

按导管型号 PICC 可分为 1.9Fr、3Fr、4Fr、5Fr 及 6Fr，其中成年人选择 4Fr、5Fr，儿童选择 3Fr，新生儿选择 1.9Fr。

（三）导管结构

按导管结构分为前端开口式 PICC、三向瓣膜式 PICC，有关这两种导管进行比较的研究报道不多，一项对儿科肿瘤患者进行的 RCT 报告显示，与前端开口式 PICC 相比，三向瓣膜式 PICC 在减少血栓并发症方面差异无统计学意义，由于此类研究例数少，因此有瓣膜导管优于无瓣膜导管结论需进一步研究证实。两种结构的导管区别见表 2-2。

（四）导管功能

按导管功能分为耐高压注射型 PICC 及非耐高压注射型 PICC，有单腔、双腔及三腔等多腔之分。

表 2-2 前端开口型和三向瓣膜型的介绍

导管类型	定义	特点	临床常用导管举例
前端开口型	1. 导管前端没有瓣膜 2. 前端向血液方向敞开	1. 建议每 12 小时冲管和每次使用完毕后建议使用肝素盐水封管 2. 对 Per-Q-Cath 导管的开放,为临时性的修复 3. 导管置入前必须先行修剪以使适应不同体形的患者 4. 必须通过撕裂式穿刺鞘或者使用塞丁格穿刺技术 5. 前端开口式 PICC 可用于中心静脉压的测定	安全型预连式 PICC(Per-Q-cath PICC): Power PICC (2Fr/3Fr/4Fr/5FrSL,5Fr/6Fr DL) 常见安全型 PICC (1.9Fr/3Fr/4Fr/5FrSL)
三向瓣膜型	1. 导管前端圆润封闭结构,侧面为三向阀的瓣膜设计(图 2-1) 2. 具有"薄壁腔大",流速快的特点,允许输液及抽血 3. 不使用时,瓣膜呈关闭状态,可阻止血液反流及空气栓塞	1. 导管每周或每次使用完毕后用 0.9% 氯化钠溶液冲管一次 2. 导管置入后再对穿刺点外留置部分进行修剪 3. 通过更换连接器可以对导管进行修复 4. 圆形导管尖端可避免对血管损伤 5. 单腔导管可以使用普通穿刺针(留置针)进行穿刺置管 6. 双腔导管可使用撕裂式穿刺鞘置管 7. 不论单腔还是双腔均可使用塞丁格穿刺技术进行置管	常见三向瓣膜式经外周置入的中心静脉导管(Groshong PICC) (3Fr/4Fr/5FrSL,5Fr/6Fr DL); 国产瓣膜式 PICC(4Fr SL)

注:SL, 单腔;DL, 双腔

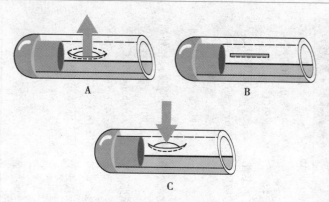

图 2-1　三向瓣膜示意图
A. 正压时阀门向外打开；B. 平衡时，阀门关闭；
C. 负压时，阀门向内打开

二、不同材质 PICC 的特点

目前应用的经外周置入的中心静脉导管（PICC）有硅胶类和聚脲氨脂类两种不同材料，均不透 X 射线，可通过放射影像学确定导管尖端位置。两者的区别见表 2-3。另外，由于厂家不同，技术添加成分也不同，同类材料的导管在柔软度、生物相容性也有所差别。

表 2-3　硅胶类、聚脲氨脂类材料的区别

导管材料	优点	缺点
硅胶	1. 生物相容性高 2. 表面光滑，摩擦阻力小 3. 柔软 4. 可抵御潮湿及其他化学物品的侵蚀	1. 加强硬度需要静脉芯针或者导丝进行置管 2. 对输液压力有要求，一般≤40psi，三向瓣膜式导管输液压力要求≤25psi 3. 不如聚脲氨脂材质结实

续表

导管材料	优点	缺点
聚脲氨脂	1. 生物相容性好 2. 抗磨损 3. 抗打褶 4. 可耐受多种化学药品 5. 进入体内后变得柔软 6. 可以将导管设计成薄壁 7. 强力, 有些导管用于高压注射, 可承受大于 300psi 的压力	用乙醇或丙酮进行导管清洁时易造成导管损坏

附 2-1 耐高压注射型 PICC 介绍

耐高压注射型 PICC 介绍

耐高压注射型 PICC (Power PICC) 使用专利设计的强化聚氨酯材料, 可耐受 300psi (磅/平方英寸) 压力, 可满足高压注射的需要, 最大输注速度可达 5ml/s, 同时该导管有单腔、双腔、三腔三种导管, 能够满足急性创伤、休克、颅脑损伤等重症患者和肿瘤患者复杂的长期静脉治疗需求, 还适用于需要多次增强 CT 扫描时注射造影剂以明确诊断和评价疾病治疗效果的患者, 而且其为前端开口式导管, 可进行中心静脉压检测。在超声实时引导下操作, 无气胸、血气胸等风险。

1. 导管型号 4Fr Single Lumen (4Fr 单腔); 5Fr Single Lumen (5Fr 单腔); 5Fr Dual Lumen (5Fr 双腔); 6Fr Dual lumen (6Fr 双腔)。

2. 耐高压注射型 PICC 套件物品 耐高压注射型 PICC 导管 1 根、塞丁格穿刺套件 1 套、思乐扣 1 个。

3. 文字标识 管壁耐高压注射标识——Power Injectable; 红色接头 (单腔) 以及红色和紫色接头 (双腔) ——Red hub

（Single Lumen） and Red and Purple hub （Dual Lumen）；拇指夹标识——5ml/s：最大输注速度5ml/s；检查回血和管腔是否被注满：Check blood return and flush。

第三节 PICC 置管技术

◤ 学习目标

识记：

1. 掌握 PICC 置管前的评估。

2. 各类型 PICC 置管操作流程。

3. 常用消毒剂的消毒原理及使用注意事项。

理解：

1. 改良的塞丁格穿刺技术的原理。

2. 了解超声引导下改良的塞丁格穿刺技术。

3. 血管超声的原理。

运用：

1. 规范执行 PICC 置管操作流程。

2. 静脉超声影像的辨认。

3. B 超在 PICC 置入中的应用。

一、患者准备

（一）PICC 置管前综合评估

PICC 可导致静脉炎、血栓、感染等并发症，为降低并发症的发生率，需要在 PICC 置管前为患者进行全面综合的评估。通常会围绕以下几个方面进行评估，如排除 PICC 置管的禁忌证、评估病情及一般状况、血管条件和心理状况等。

1. 排除 PICC 禁忌证 病区责任护士和 PICC 护理门诊护士应了解 PICC 置管的适应证和禁忌证（详见第二章第一节）。评估患者的病情和治疗，了解静脉输液治疗的持续时间以及所用药物的性质、刺激性和毒性，选择正确的输液通路。同时要结合患者的病情判断置管的风险，告知患者和家属置管存在的安全问题，取得他们的理解和配合。特别要排除置管的绝对禁忌证如上腔静脉综合征、确诊或疑似导管相关性血流感染、菌血症或脓毒血症，导管材质过敏和感染性心内膜炎等；而相对禁忌证可根据病情权衡利弊酌情考虑。

（1）上腔静脉综合征（superior vena caval syndrome，SVCS）：是临床上最常见的肿瘤急症，是因上腔静脉阻塞引起的一组症状，具有典型的临床表现。上腔静脉位于上纵隔右前方，周围为右主支气管、动脉、胸腺及淋巴结所包绕。因其管壁薄、压力低，故易受外来压迫而造成阻塞。上腔静脉汇集头、颈、上肢、胸部的血液，回流至右心房，发生阻塞可导致上述区域静脉回流障碍，压力升高，从而引起相应的症状和体征。如长时间阻塞，可导致不可逆的血栓形成或中枢神经系统损害和肺部并发症。

由于 PICC 是经上肢的外周静脉置入，导管尖端位于上腔静脉。因此对于有上腔静脉综合征的患者来说，特别是上腔静脉完全阻塞的患者，属于绝对的置管禁忌证。对于置管后继发的上腔静脉综合征，急性期应禁止从导管和上肢输液，选择下肢输液。因静脉导管所致血栓形成的上腔静脉阻塞，单用抗凝治疗可消除阻塞，低剂量华法林可减少导管引起的血栓形成，抗凝治疗能防治血栓，但也有引起出血的潜在危险，因而须配合实验室检查，控制凝血时间及凝血酶原时间。一般认为因留置静脉导管引起 SVCS 应尽早拔除导管，如果 SVCS 发现较早，经治疗后可保留导管。PICC 置管前应严格评估，常规了解患者有无上腔静脉综合征，排除置管禁忌证。

（2）确诊或疑似导管相关性感染、菌血症或脓毒血症或疑似有以上疾病时禁忌置管。

（3）感染性心内膜炎：护士应了解患者有无感染性心内膜炎，如有则禁忌置管。因感染性心内膜炎有菌血症或脓毒血症存在，置管后可引起导管细菌定植。感染性心内膜炎患者通常有心腔内赘生物形成，PICC 操作本身可导致微生物侵入体内，可能导致心腔内感染加重。

（4）PICC 材质过敏者：临床上 PICC 多为硅胶和聚氨酯材质，置管前常规询问患者有无相关材质过敏史，但患者一般均不清楚自己有无材质过敏。临床上因导管材质过敏的案例也很少见，目前仅有吕瑞京等报道了 1 例因 PICC 材质过敏引起静脉炎的案例。置管前安全评估时发现材质过敏则禁忌置管，置管后如一旦发现过敏则立即拔出导管。

2. 相对禁忌证　置管的相对禁忌证应根据患者的病情和血管条件及使用药物的不良反应来综合考虑，可在置管前做相应预处理或待病情稳定后再行置管。如各种不明原因的发热，可等原因查明或体温正常后置管；出凝血时间异常、血小板高值者可于置管前给予抗凝治疗，以降低血栓的风险；血小板低值者可治疗后待血小板正常后置管，以免穿刺点反复出血，导致伤口延迟愈合或血栓发生。对于有血栓病史的患者来说，PICC 置管后再次发生血栓的风险很大，能否置管是一个有争议的问题，因此原则上不主张置管。对于一些特殊情况如血管条件非常差，但又必须接受长期治疗或输入强刺激性药物的患者来说，就要充分权衡利弊，反复告知患者和家属置管风险和不置管的后果，取得其理解及配合后进行。

3. 评估病情和一般状况　病情及一般状况的评估包括患者性别、年龄、身高、诊断、病情轻重程度、生命体征、有无过敏史、患者配合程度、自理能力、是否是医保等；评估患者有无进食少、体力差、出血、胸腔积液、腹水、心包积液、腹泻、呕吐、淋巴结肿大等状况；评估患者既往是否有静脉血栓形成史、脑梗死、心脏病、高血压、高血脂、肾病、糖尿病，有无感染或出血性疾病、肥胖、纵隔占位、颈椎病、手臂外伤史及是否安装心脏起搏器等；既往有无长期静脉输液治疗、化疗或放疗史；评估患者是否使用糖皮质激素类、利尿、解热镇痛、抗凝、内分泌治疗等药物；了解患者实验室检查结果，如血常规、肝功能、糖类抗原、凝血四项及出凝血时间、血糖等情况。根据以上评估结果,判断患者的风险等级,给予相应的护理干预处理,减少并发症的发生,特别是静脉血栓的发生。

4. 评估血管 目前 PICC 置管的方式主要有 3 种:第一种是直接穿刺法又称盲穿置管,常规穿刺点为肘关节下两横指处,由于肘关节处是常规采血的部位,血管内膜多有损伤,尤其是肿瘤患者,采血频繁,导致肘关节下置管局限性大,成功率低且并发症多。第二种是肘关节上采用改良塞丁格方式盲穿置管,优点是肘关节上较肘关节下置管由于避开了关节的活动,并发症较肘关节下置管低。缺点是由于肘关节上肱静脉常有动脉和神经伴行,盲穿不能直观地了解血管和周边情况,可能会损伤动脉和神经。两种盲穿置管都要求血管能够看得见、摸得着,可以直接穿刺。血管的评估需要护理门诊护士有丰富的临床穿刺和触摸血管的经验,要充分了解血管走向且避开动脉,特别是肘关节上盲穿置管者。第三种是应用 B 超引导下改良塞丁格技术可视置管,使置管的成功率大大提高。在 B 超引导下肘关节上置入 PICC,血管超声能清晰地评估靶向血管的状况,充分了解血管内膜是否粗糙、血管壁厚薄、血管直径大小、血流速度、距皮深度、有无血管畸形。合理选择粗直、管腔无狭窄、无异常途径分流和反流的血管,并可根据血管深度选择进针角度。肘关节上置管可以避免因肘关节活动导致的导管摩擦血管内膜,有效减少机械性静脉炎和感染的发生,减少静脉血栓的发生率。

5. 评估心理 多数患者为初次置管,对置管的风险及置管后的维护还心存疑虑。所以,置管前要提高患者对 PICC 的认识。病区可制作宣传栏、小手册、展板、图片及护士讲解等方式,向患者介绍 PICC 适应证及禁忌证、优缺点,置管的大概过程、如何配合、置管费用、置管后注意事项及日常维护等相关知识,减轻患者疑虑和紧张心理;充分调动病房内已置入 PICC 患者积极性,使其现身说教,使置管适应证患者接受 PICC。

（二）PICC 置管前的知情同意

1. 构建和谐信任的护患关系　患者在住院期间，医护人员要加强与患者的沟通，认真倾听患者的诉说，设身处地、换位思考，构建信任和谐的护患关系。

2. 谈话的注意事项　进行 PICC 置管前可让患者先了解病区内患者的带管情况，浏览病区宣传栏各种血管通道器材宣教资料，让患者对 PICC 有初步认识。病区护士在谈话前要注意以下事项。

（1）应在充分了解患者的病情、治疗方案和患者的检查结果后再进行置管前谈话。谈话时要注意实事求是，要将优点和缺点全面告知，与患者及家属一起分析和讨论利弊，让患者和家属感受到真诚，不能只说优点而不谈并发症。

（2）置管前要告知患者安全治疗的重要性，患者如长期从外周静脉输液可能发生的不良后果；告知患者除了确保安全用药以外，还可减轻每日静脉穿刺的疼痛；虽然 PICC 置管和留置期间都可能会存在置管失败和发生并发症的风险，但要让患者明白"目前置管技术水平不断提高，设备不断更新，置管人员都是经过培训的专业人员，特别是在 B 超引导下置管，成功率非常高，医务人员会尽最大的努力保证置管的成功"。同时清晰地告诉患者置管确实存在一些风险问题，但会采取一系列的措施尽量避免，增强患者的信心。

（3）告知患者置管后的自我护理和功能锻炼：在日常生活中患者只要按照医护人员交代的注意事项去配合落实，可减少很多的并发症和风险，而且带管也不会影响日常生活。也可以请已置管的患者现身说教，加深患者对 PICC 的了解，消除其顾虑和紧张。

（4）告知患者置管及日常维护所需费用，取得患者理解与配合。

3. 签署 PICC 知情同意书　经与患者及家属充分沟通后，如患者同意置管，责任护士请患者或其家属签署 PICC 知情同意书，同意书上全面告知置管可能带来的好处，置管过程中可能的风险、置管后可能的问题、替代方案、成功几率、不置管可能的不良后果，患者阅读并理解知情同意书后自愿选择置管并在同意书上签名、签时间认可。如沟通后患者仍拒绝置入 PICC，则在特殊治疗前签署一份特殊药物治疗知情同意书，同时告知经外周血管治疗可能导致的风险和危害，让患者及家属能理解和配合。

（三）消毒技术

消毒目的是清洁和消毒穿刺点周围皮肤，消毒要彻底，减少感染的发生几率。

1. 消毒剂

（1）氯己定：2011 年版 INS 指南建议优先选用 2% 葡萄糖酸氯己定（洗必泰）消毒皮肤。氯己定是一种双胍氯苯，为无色或淡黄色几乎透明略为黏稠的液体，无臭或几乎无臭，能与水混溶，在乙醇或丙酮中溶解，具有相当强的广谱抑菌、杀菌作用，对革兰阳性菌及革兰阴性菌均有效。氯己定的作用比醇类开始得慢，但是它在皮肤上有相当的持续性（残留物附着），当希望在皮肤上有持续的化学抗微生物活性物质时，建议使用氯己定。长期临床使用时，本品造成接触性敏感或光敏感的可能性都很小，但对于年龄小于 2 个月的婴儿，不建议使用氯己定溶液。

（2）乙醇：为无色、透明，具有特殊香味的易挥发液体，能溶解多种有机物和无机物。70% ~75% 乙醇用于消毒（年龄 < 2 个月的婴儿慎用）。这是因为，过高浓度的乙醇会在细菌表面形成一层保护膜，阻止其进入细菌体内，难以将细菌彻底杀死。若乙醇浓度过低，虽可进入细菌，但不能将其体内的蛋白质凝固，同样也不能将细菌彻底杀死。其中 75% 乙醇消毒效果最好。

（3）络合碘：用络合碘消毒皮肤和导管后不建议用乙醇溶液脱碘。络合碘消毒液是深棕红色澄亮液体，是一种以表面活性剂为载体生成的碘络合物，有效碘含量 0.5%，在杀菌过程中，持续不断地释放出具有强烈杀菌作用的"活力碘"，使致病细胞中巯基化合物、肽类、蛋白质、酶、脂质等成分比较迅速地氧化或碘化，具有广谱而速效的杀菌效果。

2. 使用消毒剂注意事项

（1）不建议用乙醇溶液棉球消毒穿刺点，以免引起穿刺点疼痛，渗入穿刺点及血管导致化学性静脉炎。另外，淋巴瘤及对乙醇过敏患者勿使用乙醇消毒。

（2）如有特殊情况须每天更换 PICC 贴膜时，不建议每天使用乙醇溶液消毒，以免反复刺激，使局部皮肤变敏感。

3. 消毒方法及范围　以穿刺点为中心，先用 75% 乙醇溶液擦拭 3 遍，再用络合碘消毒液擦拭 3 遍，消毒范围以预穿刺点为中心上下 20cm 两侧至臂缘，消毒液充分待干后再行操作。

二、传统 PICC 置管技术

目前，PICC 因其具有留置时间长（留置时间为 5 天 ~ 1 年），插管操作的并发症少，不会发生血气胸等严重并发症，与其他血管通路器材相比，感染的发生率较低（0% ~ 7.2%）等优点，已在国内外临床被广泛应用。

（一）前端开口无瓣膜型 PICC 置入

1. 用物准备

（1）治疗车上备络合碘消毒液、75% 乙醇溶液、250ml 0.9% 氯化钠溶液 1 袋、20ml 注射器 2 个、10ml 注射器 1 个、无粉无菌手套 2 双、4cm×4cm 无菌纱布片、10cm×12cm 无菌透明贴膜 1 张、无针输液接头 1 个、胶布、剪刀、弹力绷带、维护手册、医师开出的 PICC 定位单、有创操作核查单。

（2）前端开口式 PICC 套件：内含清洁止血带 1 支、清洁测量纸尺 1 根、防针刺伤可撕裂导入鞘、T 形延长管前端开口式 PICC、无菌导管切割器、无菌测量尺、导管批号标识。

（3）PICC 穿刺包：内含 50cm×70cm 无菌防渗透治疗巾 1 块、90cm×120cm 的无菌治疗巾 1 块、80cm×90cm 无菌孔巾 1 块、100cm×155cm 无菌大单 1 块、无菌手术衣 1 件、无菌弯血管钳 2 把、无菌剪刀 1 把、无菌巾钳 2 把、无菌压脉带 1 条、无菌纱布 10～12 块、无菌弯盘 2 个、无菌换药碗 1 个（图 2-2）。

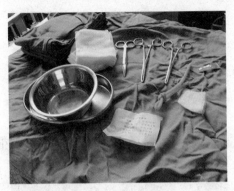

图 2-2　PICC 穿刺包

2. 患者准备

（1）患者清洁双上肢、腋下及颈部皮肤，更换清洁患者服，戴圆帽及口罩，更换专用拖鞋。

（2）核对姓名、病案号等腕带信息。

（3）向患者解释操作目的及术中注意事项，置管前再次评估，签署知情同意书。

3. 置管前准备

（1）协助患者取平卧位，上臂外展与躯干呈 90°（图 2-3）。

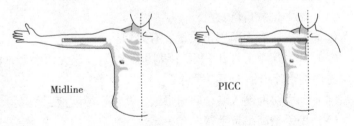

Midline　　　　　　　　PICC

图 2-3　手臂与躯干的位置

（2）评估穿刺部位局部皮肤。

（3）预测长度：从穿刺点沿静脉走向到右胸锁关节长度加

3~5cm，助手记录预测长度（图2-4）。

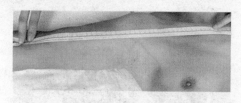

图 2-4 预测长度

（4）测量双侧肘窝上方 10cm 处臂围并记录（图2-5）。

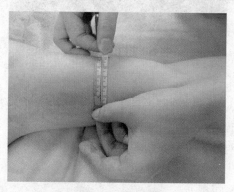

图 2-5 测量臂围

4. 建立无菌区

（1）洗手，戴口罩。

（2）检查所有无菌用物质量、有效期。

（3）在治疗车上打开 PICC 穿刺包，戴第一双无菌手套，将无菌防渗透治疗巾铺于患者手臂下。

（4）助手协助倒入络合碘消毒液、75% 乙醇溶液。

（5）助手抬高患者手臂。

（6）消毒穿刺侧手臂：以穿刺点为中心，先擦 3 遍 75% 乙醇溶液，再擦 3 遍络合碘消毒液，消毒范围为预穿刺点上下20cm，两侧至臂缘。

（7）铺 90cm×120cm 的无菌治疗巾，助手协助患者手臂尽量外展90°，充分暴露预穿刺部位。手臂放至无菌巾上待干。

（8）脱手套，戴第二双无菌无粉手套，穿无菌手术衣。

（9）铺100cm×155cm 无菌治疗巾，再铺孔巾，将患者全身覆盖无菌大单，暴露穿刺部位（图2-6）。

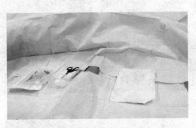

图2-6　建立无菌区

（10）助手以无菌方式投入20ml 注射器 1～2 支、10ml 注射器 1 支、带延长管无针输液接头、防针刺伤可撕裂导入鞘的穿刺针（图2-7）、前端开口式 PICC、导管切割器。

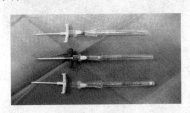

图2-7　防针刺伤可撕裂导入鞘的穿刺针

（11）无菌方式抽吸20ml 0.9%氯化钠溶液，抽吸 10ml 0.9%氯化钠溶液或 0～10U 的肝素盐水 1 支备用。

（12）操作者用 0.9% 氯化钠溶液预冲导管和带延长管的无针输液接头，冲洗过程中注意观察导管的完整性，并向导管保护套内注入少量 0.9% 氯化钠溶液，使导管浸于 0.9% 氯化钠溶液中（图 2-8A）。夹闭导管 T 形延长管尾端的卡子。

（13）撤导丝至距离预修剪刻度前 1cm 处（图 2-8B），并使用导管切割器按预测置管长度切割导管（图 2-8C）。

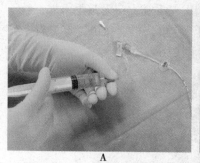
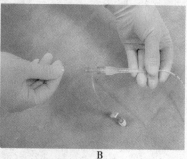

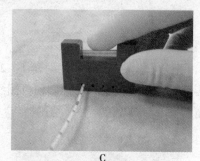

图 2-8 预冲及修剪导管

A. 预冲导管；B. 退导丝；C. 修剪导管

5. 穿刺、置管

（1）由助手发出"Time-out"的指令，助手、操作者再次确认患者的姓名、病案号，进行身份确认，在《有创操作核查单》上记录。

（2）请助手系止血带，指导患者握拳。

（3）取出穿刺针，去除针帽，注意避免按压针芯的白色安全按钮。

（4）扪及预穿刺部位的血管，以 15°~30°进针，见回血（图 2-9A）。

（5）降低进针角度，推送导入鞘，确保导入鞘完全进入血管（图 2-9B）。

（6）松止血带，松拳，左手拇指固定导入鞘、示指和中指轻压导入鞘前端的静脉，右手轻按保护鞘白色按钮，防针刺伤穿刺针自动回缩到其后白色保护装置中。

（7）垫无菌纱布于置管鞘下方，用手指轻夹导管，缓慢匀速地从置管鞘内送入导管（图 2-9C）。

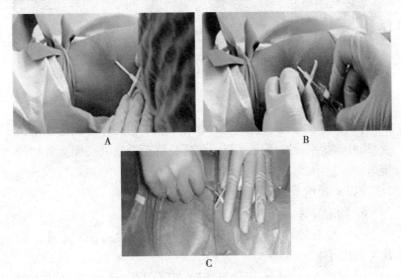

图 2-9 穿刺、置管

A. 穿刺；B. 退出穿刺针推送置管鞘；C. 送导管

（8）导管送至 15 cm 后，助手协助患者向穿刺侧偏头，下颌偏向肩部，过瘦或无意识的患者请助手按压颈内静脉，以防止导管误入颈内静脉。

（9）送至距离预测刻度 10 cm 时，将导入鞘轻轻退出，撕裂导入鞘。再将导管送至预测长度，用无菌纱布按压穿刺点。

（10）缓慢、平直地撤出导管内导丝（图 2-10A）。

（11）撤除导管 T 形延长管，20 ml 注射器连接导管尾端抽吸回血至导管圆盘处，见回血后立即用 0.9% 氯化钠溶液冲管（图 2-10B）。

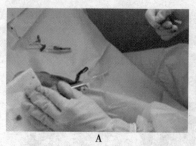 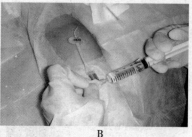

　　　　　A　　　　　　　　　　　　　　B

图 2-10　拔出导丝、冲封管

A. 拔出导管内导丝；B. 冲封管

　　（12）连接带延长管的无针输液接头，用 0.9% 氯化钠溶液或/和肝素盐水脉冲正压封管，在延长管近心端处夹闭无针输液接头卡子。

　　（13）操作者清洁穿刺点，撤离孔巾。

　　6. 固定导管

　　（1）检查导管外露刻度，并将导管摆至合适位置，注意圆盘勿顶住针眼。

　　（2）将 4cm×4cm 无菌纱布覆盖穿刺点，无张力粘贴透明贴膜。

　　（3）在无菌贴膜胶布上记录置管日期、时间、操作者签名。

　　（4）胶布固定导管，弹力绷带加压包扎。

　　7. 清理用物

　　（1）将锐器放入锐器盒，其余医疗垃圾全部放入医疗废物处置桶，脱手套。

　　（2）协助患者活动手臂。

　　（3）指导患者行 X 线胸片检查，确定导管尖端位置。

　　（4）告知置管后注意事项。

　　8. 记录

　　（1）洗手，取口罩。完善《有创操作核查单》，在医嘱单上签字，护理记录单上记录。

（2）完善 PICC 置管记录表：包括导管类型、型号、穿刺部位、穿刺静脉名称、置入长度、外露刻度、胸片结果、穿刺日期及粘贴导管条形码。

（3）完善《PICC 维护手册》，交患者妥善保管。

附2-2　前端开口型 PICC 置入操作

【目的】

提高 PICC 置管的成功率，减少 PICC 置管的并发症的发生几率。

【操作前准备】

1. 物品准备

（1）治疗车上备络合碘消毒液、75% 乙醇溶液、250ml 0.9% 氯化钠溶液 1 袋、20ml 注射器 2 个、10ml 注射器 1 个、无粉无菌手套 2 双、4cm×4cm 无菌纱布片、10cm×12cm 无菌透明贴膜 1 张、无针输液接头 1 个、胶布、剪刀、弹力绷带、维护手册、医师开出的 PICC 定位单、有创操作核查单。

（2）前端开口式 PICC 套件：内含清洁止血带 1 支、清洁测量纸尺 1 根、防针刺伤可撕裂导入鞘、T 形延长管前端开口式 PICC、无菌导管切割器、无菌测量尺、导管批号标识。

（3）PICC 穿刺包：内含 50cm×70cm 无菌防渗透治疗巾 1 块、90cm×120cm 的无菌治疗巾 1 块、80cm×90cm 无菌孔巾 1 块、100cm×155cm 无菌大单 1 块、无菌手术衣 1 件、无菌弯血管钳 2 把、无菌剪刀 1 把、无菌巾钳 2 把、无菌压脉带 1 条、无菌纱布 10~12 块、无菌弯盘 2 个、无菌换药碗 1 个。

2. 环境准备　环境清洁、明亮；空气消毒半小时。

3. 患者准备　穿宽松上衣，淋浴，如厕；情绪稳定；戴口罩、帽子，患者适当体位：平卧或半坐位。

4. 操作者准备　修剪指甲，洗手，戴口罩、一次性帽子。

【操作步骤】

前端开口型 PICC 置入操作步骤

步骤	要点与说明
1. 评估及教育 （1）核对医嘱，查看患者相关化验报告 （2）评估患者病情、治疗方案、穿刺部位皮肤、双上肢血管情况，选择最佳穿刺血管及心理评估 （3）向患者说明置管操作过程、导管维护、可能发生的并发症、费用，取得患者的知情同意，并在知情同意书上签字 （4）询问过敏史 （5）嘱患者排便，清洁双上肢	● 贵要静脉（首选），肘正中静脉（次选），头静脉（第三选择） ● 避免患者紧张时，血管收缩
2. 物品准备 PICC 套件、PICC 穿刺包、无菌手套 2 副、10ml 及 20ml 一次性注射器 1～2 支、络合碘消毒液、75% 乙醇溶液、0.9% 氯化钠溶液、透明敷贴、无针输液接头 1 个	● 根据所应用的 PICC 导管配置相应的 PICC 穿刺包
3. 测量与再宣教 （1）在预穿刺部位以上扎止血带，再次评估患者的血管状况，松开止血带 （2）助患者平卧，手臂外展与躯干呈 90° （3）测量双上臂中段（臂围基础值），一般选择肘窝中部向上 10cm 处臂围大小，新生儿及小儿应测量双臂臂围 （4）测量导管尖端所在的位置，上腔静脉测量法一般选择从预穿刺点沿静脉走向测量至右胸锁关节再向下至第三肋间隙（或从预穿刺点沿静脉走向测量至右胸锁关节再加 3～5cm） （5）向患者示范及宣教偏头的动作，即将头部转向穿刺侧下颌贴近肩部	● 尽量选择粗、直及静脉瓣少的血管进行穿刺，一般首选贵要静脉 ● 巧妙告知患者偏头的目的，以防引起患者误解，造成紧张等不良情绪

步骤	要点与说明
4. 建立无菌区 （1）打开 PICC 穿刺包，戴无菌手套 （2）将第一块治疗巾垫于患者的手臂下	● 严格无菌操作
5. 消毒穿刺点 （1）按照无菌原则消毒穿刺点，范围 20cm×20cm （2）先用乙醇清洁脱脂 3 遍，再用络合碘消毒液消毒 3 遍，让两种消毒剂自然干燥，脱手套 （3）穿无菌隔离衣或手术衣，戴无菌无粉手套 （4）铺孔巾及治疗巾、大单，扩大无菌区	● 消毒面积直径应大于 20cm×20cm，擦拭时间不少于 30 秒 ● 有条件时，使用氯己定消毒剂
6. 预冲导管及穿刺 （1）打开 PICC 导管套件，检查并有序摆放导管及相关配件 （2）应用 10ml 以上注射器抽吸 0.9% 氯化钠溶液，连接 T 形亲水性导丝预冲 PICC 导管内，并冲洗润滑 PICC 导管外及输液接头 （3）撤出导丝至比预计长度短 0.5～1cm，使用导管切割器按预测置管长度切割导管 （4）于穿刺点上方扎止血带，并指导患者握拳，使静脉充盈 （5）握住回血腔的两侧，去掉穿刺针前端保护套进行穿刺 （6）回血，立即降低穿刺角度，再进入少许，进一步推进导入鞘确保导入鞘进入静脉	● PICC 导管套件内物品摆放可因个人习惯不同 ● 穿刺时，穿刺针与穿刺部位保持 10°～30°

续表

步骤	要点与说明
7. 退针 （1）松开止血带，指导患者松拳 （2）左手示指固定导入鞘避免移位 （3）中指轻压导入鞘尖端所处上端的血管上，减少血液流出 （4）按住白色针尖保护按钮，从导入鞘中完全退出穿刺针，确认穿刺针回缩至针尖保护套中 （5）将针尖保护套放入指定的锐器收集盒	● 掌握中指压迫血管上方的技巧 ● 可于穿刺点下方垫一块纱布吸收渗血
8. 送管与退鞘 （1）用沾有 0.9% 氯化钠溶液的无菌纱布包住 PICC 导管（或用手轻轻捏导管保护套）送至漏斗形导入鞘末端，然后将 PICC 导管沿着导入鞘逐渐送入静脉 （2）送入静脉至少 10～15cm 之后，即退出导入鞘 （3）指压导入鞘上端静脉固定导管 （4）从静脉内退出导入鞘，撕裂导入鞘 （5）继续推进导管，将导管推进至预测长度	● 避免遗忘，及时退鞘 ● 当导管送入 20～30cm 时，指导患者配合做偏头动作
9. 移出导丝 （1）用 0.9% 氯化钠溶液注射器抽吸回血并注入 0.9% 氯化钠溶液，确定是否在静脉内 （2）一手固定导管末端，一手移出导丝；移出导丝时，动作宜轻柔、缓慢；若导管呈串珠样皱褶改变，表明有阻力	● 禁止暴力抽出导丝，阻力能破坏导管及导丝的完整性，如遇阻力或导管呈串珠样皱褶，应立即停止抽取导丝，并使导管恢复原状，然后连同导管、导丝

步骤	要点与说明
（3） 一旦导丝撤离，再将导管调整到预计的长度	一起退出约1cm，再试着抽出导丝。重复这样的过程直到导丝较容易地移去
10. 抽吸与封管 （1） 连接输液接头 （2） 用0.9%氯化钠溶液或/和肝素液脉冲正压封管（肝素液浓度：0~10U/ml），如需立即输液可直接输液	● 应使用10ml以上注射器，因小直径（＜5ml）注射器可能造成高压，使导管发生破裂
11. 固定导管 （1） 在穿刺点上方放置一小块纱布（或明胶海绵、藻酸盐敷料等）吸收渗血，将体外导管放置呈钝角"7"字或"?"形弯曲，在连接柄上贴胶带 （2） 覆盖透明贴膜在导管及穿刺部位，贴膜下缘与圆盘下缘平齐 （3） 用第二条胶带在圆盘远侧交叉固定导管 （4） 第三条胶带再固定圆盘，并注明置管日期、时间、外露长度及置管人签名 （5） 如进行输液时，妥善固定外露的延长管，使患者感觉舒适	● 导管的体外部分必须有效固定，任何移动都意味着导管尖端位置的改变
12. 影像定位 （1） 通过X线拍片确定导管尖端位置 （2） 将影像结果资料放入患者病历中保存	

步骤	要点与说明
13. 记录与宣教 （1）做好 PICC 置管相关记录	● 记录应根据医院护理部护理文书书写标准
（2）发放"患者教育手册"，宣教 PICC 日常注意事项	● 患者宣教应因人而异，灵活多样

（二）三向瓣膜型 PICC 置入

1. 用物准备

（1）治疗车上备络合碘消毒液、75% 乙醇溶液、250ml 0.9%氯化钠溶液 1 袋、20ml 注射器 2 个、10ml 注射器 1 个、无粉无菌手套 2 双、4cm×4cm 无菌纱布片、10cm×12cm 无菌透明贴膜 1 张、无针输液接头 1 个、胶布、剪刀、弹力绷带、维护手册、医师开出的 PICC 定位单、有创操作核查单。

（2）三向瓣膜式 PICC 套件：内含三向瓣膜式 PICC、路厄氏接头、减压套筒、带置管鞘的穿刺针。

（3）PICC 穿刺包：内含 50cm×70cm 无菌防渗透治疗巾 1 块、90cm×120cm 的无菌治疗巾 1 块、80cm×90cm 无菌孔巾 1 块、100cm×155cm 无菌大单 1 块、无菌手术衣 1 件、无菌弯血管钳 2 把、无菌剪刀 1 把、无菌巾钳 2 把、无菌压脉带 1 条、无菌纱布 10～12 块、无菌弯盘 2 个、无菌换药碗 1 个。

2. 患者准备

（1）指导患者清洁双上肢、腋下及颈部皮肤，更换清洁患者服，戴圆帽、口罩，更换专用拖鞋。

（2）核对姓名、病案号等腕带信息。

（3）置管护士向患者解释操作目的及术中注意事项，置管前再评估，签署知情同意书。

3. 置管前评估

（1）协助患者取平卧位，上臂外展与躯干呈 90°。

（2）评估穿刺部位皮肤。

（3）预测长度：从穿刺点沿静脉到右胸锁关节长度加 3 ~ 5cm，助手记录预测长度。

（4）测量双侧肘窝以上 10cm 处双侧臂围并记录。

4. 建立无菌区

（1）洗手，戴口罩。

（2）检查所有无菌用物质量、有效期。

（3）在治疗车上打开 PICC 穿刺包，戴第一双无菌手套，将无菌防渗透治疗巾铺于患者手臂下。

（4）助手协助倒入络合碘消毒液、75% 乙醇溶液。

（5）助手抬高患者手臂。

（6）消毒穿刺侧手臂：以穿刺点为中心，先擦 3 遍 75% 乙醇溶液，再擦 3 遍络合碘消毒液，消毒范围为预穿刺点上下 20cm，两侧至臂缘。

（7）铺 90cm × 120cm 的无菌治疗巾，助手协助患者手臂尽量外展 90°，充分暴露预穿刺部位。手臂放至无菌巾上待干。

（8）脱手套，戴第二双无菌无粉手套，穿无菌手术衣。

（9）铺 100cm × 155cm 无菌治疗巾，再铺孔巾，将患者全身覆盖无菌大单，暴露穿刺部位。

（10）助手以无菌方式投入 20ml 注射器 2 支、无针输液接头、三向瓣膜式 PICC 套件。

（11）无菌方式抽吸 20ml 0.9% 氯化钠溶液备用。

（12）操作者先用 0.9% 氯化钠溶液预冲导管，冲洗过程中注意观察导管的完整性。再预冲路厄氏接头、减压套筒和无针输液接头，将导管浸泡于 0.9% 氯化钠溶液中（图 2-11A）。

5. 穿刺、置管

（1）由助手发出"Time-out"的指令，助手、操作者再次确认患者的姓名、病案号，进行身份确认。

（2）请助手系止血带，指导患者握拳。

（3）取出穿刺针，去除针帽转动针芯。

（4）扪及预穿刺部位的血管，以 15°~30°进针，见回血（图 2-11B）。

（5）降低进针角度，推送导入鞘，确保导入鞘进入血管。

（6）松止血带，松拳，左手拇指固定导入鞘，示指和中指轻压导入鞘前端的静脉，右手撤出针芯（图 2-11C）。

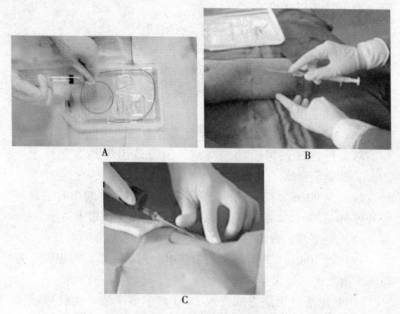

图 2-11 导管预冲、穿刺

A. 预冲导管；B. 穿刺；C. 撤出针芯

（7）垫无菌纱布于导入鞘下方，以手指轻夹导管，缓慢匀速地经导入鞘内送入导管。

（8）送至距离预测刻度 15cm 时，将导入鞘轻轻退出。

（9）导管送至 20~30cm 后，助手协助患者向穿刺侧偏头，下颌偏向肩部，过瘦或无意识的患者请助手按压颈内静脉，以防止导管误入颈内静脉（图 2-12）。

（10）将导管送至预测长度，20ml 注射器连接导管尾端抽吸

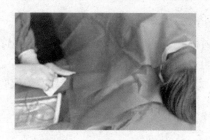

图 2-12 患者向穿刺侧偏头

回血，见回血后立即用 0.9% 氯化钠溶液冲管。

（11）缓慢、平直地撤出导管内导丝，修剪外露导管后，连接路厄氏接头与减压套筒。

（12）连接带延长管的无针输液接头，用 0.9% 氯化钠溶液脉冲正压封管，在延长管近心端处夹闭无针输液接头卡子。

（13）操作者清洁穿刺点，撤离孔巾。

6. 固定导管

（1）检查导管刻度，将导管摆至合适的位置。注意减压套筒处导管不能打折，以免损伤导管。

（2）将无菌纱布折成 4cm×4cm 覆盖穿刺点，无张力粘贴透明贴膜。

（3）在无菌贴膜胶布上记录置管日期、时间、操作者签名。

（4）用无菌胶布妥善固定导管，用弹力绷带加压包扎。

7. 清理用物

（1）将锐器放入锐器盒，其余医疗垃圾全部放入医疗废物处，脱手套。

（2）协助患者活动手臂。

（3）指导患者行 X 线胸片检查，确定导管尖端位置。

（4）告知置管后注意事项。

8. 记录

（1）洗手，取口罩。在医嘱单上签字，护理记录单上记录。

（2）完善 PICC 置管记录表：包括导管类型、型号、穿刺部位、穿刺静脉名称、置入长度、外露刻度、两侧臂围长度、胸片结果、穿刺日期及粘贴导管条形码。

（3）完善《PICC 维护手册》，交患者妥善保管。

附2-3　三向瓣膜 PICC 置管操作

【目的】

提高 PICC 置管的成功率，减少 PICC 置管的并发症的发生几率。

【操作前准备】

1. 物品准备

（1）治疗车上备络合碘消毒液、75% 乙醇溶液、250ml 0.9% 氯化钠溶液 1 袋、20ml 注射器 2 个、10ml 注射器 1 个、无粉无菌手套 2 双、4cm×4cm 无菌纱布片、10cm×12cm 无菌透明贴膜 1 张、无针输液接头 1 个、胶布、剪刀、弹力绷带、维护手册、医师开出的 PICC 定位单、有创操作核查单。

（2）三向瓣膜式 PICC 套件：内含三向瓣膜式 PICC、路厄氏接头、减压套筒、带置管鞘的穿刺针。

（3）PICC 穿刺包：内含 50cm×70cm 无菌防渗透治疗巾 1 块、90cm×120cm 的无菌治疗巾 1 块、80cm×90cm 无菌孔巾 1 块、100cm×155cm 无菌大单 1 块、无菌手术衣 1 件、无菌弯血管钳 2 把、无菌剪刀 1 把、无菌巾钳 2 把、无菌压脉带 1 条、无菌纱布 10～12 块、无菌弯盘 2 个、无菌换药碗 1 个。

2. 环境准备　环境清洁、明亮；空气消毒半小时。

3. 患者准备　穿宽松上衣，淋浴，如厕；情绪稳定；戴口罩、帽子，患者适当体位：平卧或半坐位。

4. 操作者准备　修剪指甲，洗手，戴口罩、一次性帽子。

【操作步骤】

三向瓣膜型 PICC 置管操作步骤

步骤	要点与说明
1. 评估及教育 (1) 核对医嘱，查看患者相关化验报告 (2) 评估患者病情、治疗方案、穿刺部位皮肤、双上肢血管情况，选择最佳穿刺血管及心理评估 (3) 向患者说明置管操作过程、导管维护、可能发生的并发症、费用，取得患者的知情同意，并在知情同意书上签字 (4) 询问过敏史 (5) 嘱患者排便，清洁双上肢	● 贵要静脉（首选），肘正中静脉（次选），头静脉（第三选择） ● 患者紧张时，血管收缩
2. 物品准备 PICC 套件、PICC 穿刺包、无菌手套2副、10ml 及 20ml 一次性注射器1~2 支、0.9%氯化钠溶液、透明敷贴、无针输液接头	● 根据所应用的 PICC 导管配置相应的 PICC 穿刺包。
3. 测量与再宣教 (1) 在预穿刺部位以上扎止血带，再次评估患者的血管状况，松开止血带 (2) 助患者平卧，手臂外展与躯干呈 90° (3) 测量双侧上臂中段（臂围基础值），一般选择肘窝中部上方 10cm 处臂围大小，新生儿及小儿应测量双臂臂围 (4) 测量导管尖端所在的位置，上腔静脉测量法一般选择从预穿刺点沿静脉走向量至右胸锁关节再向下至第三肋间隙（或从预穿刺点沿静脉走向测量至右胸锁关节再加 3cm） (5) 向患者示范及宣教偏头的动作，即将头部转向穿刺侧下颌贴近肩部	● 尽量选择粗、直及静脉瓣少的血管进行穿刺，一般首选贵要静脉 ● 巧妙告知患者偏头的目的，以防引起患者误解，造成紧张等不良情绪

续表

步骤	要点与说明
4. 建立无菌区 （1）打开 PICC 穿刺包，戴无菌手套 （2）将第一块治疗巾垫于患者的手臂下	● 严格无菌操作
5. 消毒穿刺点 （1）按照无菌原则消毒穿刺点，范围 20cm×20cm （2）先用乙醇清洁脱脂 3 遍，再用络合碘消毒液消毒 3 遍，让两种消毒剂自然干燥，脱手套 （3）穿无菌隔离衣或手术衣，戴无菌手套，并用 0.9% 氯化钠溶液洗净手套滑石粉 （4）铺孔巾及治疗巾，扩大无菌区	● 消毒面积直径应大于 20cm×20cm，擦拭时间不少于 30 秒 ● 有条件时，使用氯己定消毒剂
6. 预冲导管及穿刺 （1）打开 PICC 导管套件，检查并有序摆放导管及相关配件 （2）应用 10ml 以上注射器抽吸 0.9% 氯化钠溶液，预冲 PICC 导管内，并冲洗润滑 PICC 导管外及路厄氏接头、减压套筒、输液接头 （3）于穿刺点上方扎止血带，并指导患者握拳，使静脉充盈 （4）取出穿刺针，去除针帽转动针芯，穿刺 （5）回血，立即降低穿刺角度，再进入少许，进一步推进导入鞘，确保导入鞘进入静脉	● PICC 导管套件内物品摆放可因个人习惯不同 ● 穿刺时，穿刺针与穿刺部位保持 10°～30°
7. 退针 （1）松开止血带，指导患者松拳 （2）左手示指固定导入鞘避免移位	

步骤	要点与说明
（3）中指轻压导入鞘尖端所处上端的血管上，减少血液流出 （4）从导入鞘中完全退出穿刺针，穿刺针放入指定的锐器收集盒	● 掌握中指压迫血管上方的技巧 ● 可于穿刺点下方垫一块纱布吸收渗血
8. 送管与退鞘 （1）用蘸有 0.9% 氯化钠溶液的无菌纱布包住 PICC 导管（或用手轻轻捏导管）送至导入鞘末端，然后将 PICC 导管沿着导入鞘逐渐送入静脉 （2）送入静脉至少 10 ~ 15cm 之后，即退出导入鞘 （3）指压导入鞘上端静脉固定导管 （4）从静脉内退出导入鞘 （5）继续推进导管，将导管推进至预测长度	● 避免遗忘及时退鞘 ● 当导管送入 20 ~ 30cm 时，指导患者配合做偏头动作
9. 移出导丝 （1）用 0.9% 氯化钠溶液注射器抽吸回血并注入 0.9% 氯化钠溶液，确定是否在静脉内 （2）一手固定导管末端，一手移出导丝；移出导丝时，动作宜轻柔、缓慢；若导管呈串珠样皱褶改变，表明有阻力 （3）一旦导丝撤离，再将导管推进到预计的位置	● 禁止暴力抽出导丝，阻力能破坏导管及导丝的完整性，如遇阻力或导管呈串珠样皱褶，应立即停止抽取导丝，并使导管恢复原状，然后连同导管、导丝一起退出约 1cm，再试着抽出导丝。重复这样的过程直到导丝较容易地移去

步骤	要点与说明
10. 抽吸与封管 （1）修剪外露导管后，连接路厄氏接头与减压套筒 （2）连接无针输液接头 （3）用0.9%氯化钠溶液或肝素液脉冲正压封管（肝素液浓度：0～10U/ml），如需立即输液可直接输液	● 应使用 10ml 以上注射器，因小直径（＜5ml）注射器可能造成高压，使导管发生破裂
11. 固定导管 （1）在穿刺点上方放置一小块纱布（或明胶海绵、藻酸盐敷料等）吸收渗血，将体外导管放置呈钝角"7"字或"?"形弯曲，在连接柄上贴胶带 （2）覆盖透明贴膜在导管及穿刺部位，贴膜下缘与连接柄下缘平齐 （3）用第二条胶带在连接柄远侧交叉固定导管 （4）第三条胶带再固定连接柄，并注明置管日期、时间、外露长度及置管人签名 （5）如进行输液时，妥善固定外露的延长管，使患者感觉舒适	● 导管的体外部分必须有效固定，任何移动都意味着导管尖端位置的改变 ● 胶布上采用不褪色笔标明，方便班班交接、及时维护
12. 影像定位 （1）通过 X 线拍片确定导管尖端位置 （2）将影像结果资料放入患者病历中保存	
13. 记录与宣教 （1）做好 PICC 置管相关记录 （2）发放"患者教育手册"，宣教 PICC 日常注意事项	● 记录应根据医院护理部护理文书书写标准 ● 患者宣教应因人而异，灵活多样

三、改良的塞丁格穿刺技术

塞丁格技术（MST）是一种经皮血管穿刺的方法，主要应用于置管术中，其在 PICC 置管中的应用已超过 20 余年，该项技术为许多医师所熟悉，并应用于锁骨下导管及中心静脉导管置管术中。塞丁格技术最初由瑞典医生 Dr. Sven-Ivar Seldinger 发明，并一直沿用至今。它的关键技术流程是首先用小号针头或套管针进行静脉穿刺，然后通过套管或小号针头送入导丝，再拔出穿刺针或套管，扩皮后沿导丝送入扩张器/插管器组件，最后拔出导丝及扩张器，通过插管器置入导管，故又称微插管鞘技术。对不宜触摸的的静脉，能提高穿刺成功率，同时减轻对血管的创伤。

由于不断有新的材料和器材被添加和改良（图 2-13），如扩张器（dilator）、导丝等，使用塞丁格技术行血管穿刺已经变得越来越安全。其显而易见的优势，使该项技术得以在护士及医师中大规模应用。但是，我们应该认识到使用塞丁格技术同样也会伴随着一些问题，因此，可以使用此项技术进行血管穿刺操作的人员必须经过专业的培训。

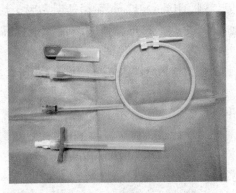

图 2-13 改良塞丁格穿刺套件

（一）评估

1. 据置管医嘱查阅病史，了解患者病情包括凝血功能、心理反应、过敏史、PICC 置管史，以及穿刺局部皮肤及血管的情况。

2. 对患者解释 PICC 置管目的和配合事项；教会患者做配合动作，如当导管到达腋静脉的时候要向穿刺侧转头并低头，以防止导管误入颈静脉。

3. 患者及家属签 PICC 置管知情同意书。

（二）操作前准备

1. 置管前环境的准备　环境清洁、明亮，紫外线消毒半小时，室温适宜。

2. 操作者准备　洗手，戴口罩、圆帽。

3. 用物准备　根据医嘱备齐用物，并检查有效期。

（1）PICC 穿刺包：换药碗 1 个、弯盘 2 个、有齿钳 2 个、治疗巾 4 个、大单 1 块、纱布数块、无菌止血带 1 根、无菌手术衣 1 件。

（2）PICC 导管、改良的塞丁格穿刺套件。

（3）治疗盘内存放络合碘消毒液、75% 乙醇、500ml 0.9% 氯化钠溶液 1 袋、20ml 注射器或 10ml 注射器 2 副、1ml 注射器 1 副、无菌手套 2 副、10cm×12cm 无菌透明贴膜 1 块、纱布或明胶海绵、止血带、皮尺、胶布、弹力绷带（根据需要）；2% 利多卡因 1 支。

（4）医师开出的 PICC 定位单、维护手册、有创操作核查单。

4. 患者准备

（1）核对姓名、床号；再次核对 PICC 置管知情同意书，解释操作注意事项（如强调转头时间和方法）。

（2）患者穿患者服，戴口罩、圆帽，取适当体位：平卧或半坐位（穿刺侧上臂外展与躯干呈 45°~90°）；暴露穿刺部位。

（三）操作

1. 选择合适的静脉　在预期穿刺部位以上系止血带；首选贵要静脉，次选头静脉。

2. 测量定位

（1）导管置入长度：从预穿刺点沿静脉走向到右胸锁关节再向下至第三肋间隙。

（2）两侧臂围：肘窝以上 10cm 处测量。

3. 建立无菌区

（1）打开 PICC 穿刺包，戴手套，整理用物并按序放置。

（2）消毒

1）由助手将消毒液倒入弯盘中，助手帮忙将患者手臂抬起。

2）消毒方法：用 75% 乙醇及络合碘消毒各擦拭皮肤 3 遍。

3）消毒范围：以穿刺点为中心，上下各 20cm 对整个手臂皮肤进行消毒，待干。

4）将无菌治疗巾铺在手臂下，将灭菌止血带放在手臂下方。

5）铺无菌治疗巾，铺无菌大单覆盖患者全身，建立无菌区。

4. 更换无菌手套，穿无菌手术衣，用 0.9% 氯化钠溶液冲洗手套上的滑石粉（助手协助），并用无菌纱布擦干。

5. 助手将注射器、PICC 导管、微插管鞘穿刺套件等用物按无菌原则递给穿刺者。

6. 助手协助抽吸 20ml 0.9% 氯化钠溶液注射器 2 支，用 0.9% 氯化钠溶液先预冲导管（注意观察导管的完整性）、接头（末端开口型导管需按预测长度进行导管修剪）；1ml 注射器抽吸 2% 利多卡因 0.1~0.2ml。

7. 将微插管鞘穿刺套件移入床旁无菌区，摆放整齐、合理。

8. 穿刺（图 2-14）

（1）扎止血带。

（2）右手取穿刺针，针尖斜面向上进行静脉穿刺（图 2-14A），血从针尾处缓缓流出，即为穿刺针已进入血管。

9. 送导丝　穿刺成功后固定穿刺针保持不动，左手固定好穿刺针，右手取导丝置入穿刺针（图 2-14B），导丝入血管后，随即降低进针角度，继续推送导丝，右手松止血带（或由助手协助）。体外导丝保留 10～15cm。遇到阻力不可用力推送导丝。如送导丝不成功，导丝与穿刺针必须一起拔出，避免穿刺针针尖将导丝割断导致导丝断裂于体内。

10. 撤针　撤除穿刺针（图 2-14C），保留导丝在原位。

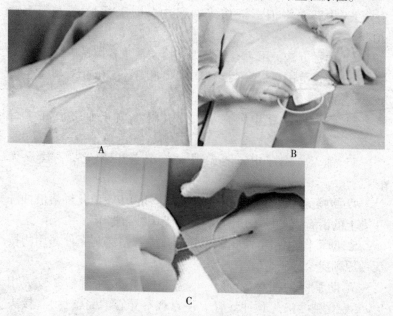

图 2-14　穿刺，送导丝、撤针
A. 静脉穿刺；B. 送导丝；C. 撤除穿刺针

11. 送入及撤除插管器

（1）扩大穿刺点：穿刺点处以 2% 利多卡因 0.1～0.2ml 局部麻醉（图 2-15A）；解剖刀沿导丝上方，与导丝成平行的角度做皮肤切开以扩大穿刺位（图 2-15B）。

（2）沿导丝送入插管器（扩张器/插管鞘套件），注意固定

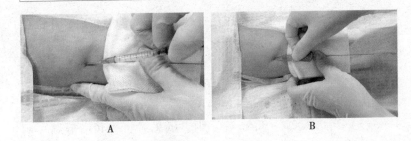

图 2-15 扩大穿刺点

A. 局部麻醉；B. 扩皮刀切割皮肤

好导丝，避免导丝滑出静脉，推进插管鞘时与血管走向保持一致，边旋转插管器边用力持续向前推进，使插管器完全进入血管（图 2-16A、B）。

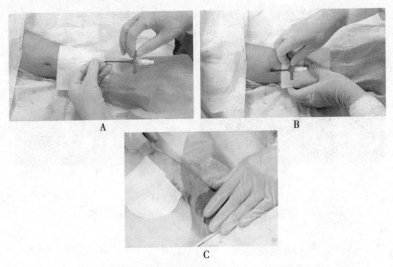

图 2-16 送入和撤出扩张器/插管鞘

A、B. 扩张器/插管鞘组件沿导丝推入静脉；C. 撤出扩张器和导丝

（3）拧开插管器上的锁扣，分离扩张器、插管鞘，同时将扩张器和导丝一起拔出（图 2-16C），确保插管鞘不移位（随即

用左手拇指堵住鞘口或示指压住穿刺点上方的静脉止血，并检查导丝的完整性）。

12. 送管

（1）固定好插管鞘，插管鞘下方垫无菌纱布，将导管自插管鞘内缓慢、匀速置入（图 2-17A）。

（2）当送入 20 ~ 30cm 左右时，嘱患者将头转向静脉穿刺侧，并低头使下颌贴近肩部，以防止导管误入颈静脉。

13. 撤出插管鞘

（1）插管至预定长度后，取无菌纱布在鞘的末端处压迫止血并固定导管，从血管内撤出并撕裂插管鞘（图 2-17B）。

（2）接上 20ml 0.9% 氯化钠溶液的注射器，抽回血后注入 0.9% 氯化钠溶液少许，并询问患者有无不良感觉。

14. 撤出支撑导丝　校对插管长度，将导管与支撑导丝的金属柄分离，缓慢平直撤出支撑导丝。

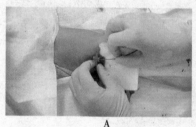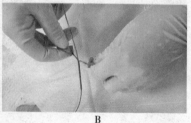

A　　　　　　　　　　　　　　　　B

图 2-17　送管及撤鞘

A. 插管鞘内送管；B. 撤出导管鞘

15. 安装连接器（适用于三向瓣膜型）

（1）按预测长度体外保留 5 ~ 7cm 垂直剪断导管。先将减压套筒套在导管上，再将导管连接到连接器翼形部分的金属柄上，推进到底。

（2）将连接器翼形部分的倒钩和减压套筒上的沟槽对齐，锁定两部分。

16. 抽回血，0.9%氯化钠溶液 20ml 脉冲式冲管正压封管。

17. 固定 以患者感觉舒适，日常活动时导管不受曲折为宜。

（1）将导管摆放适当（调整外露导管形状），穿刺点置小纱布，透明敷料以穿刺点为中心加压粘贴，以达到有效覆盖面积。

（2）胶布固定导管。

（3）弹力绷带加压包扎

（四）定位

X 线检查，以确定导管尖端位置。

（五）患者健康宣教。

（六）完成 PICC 穿刺记录、登记植入产品信息。

附2-4 改良的塞丁格穿刺技术 PICC 置入操作

【目的】

提高 PICC 置管的成功率，减少 PICC 置管并发症的发生几率。

【操作前准备】

1. 物品准备 PICC 穿刺包（药碗 1 个、弯盘 1 个、有齿钳 2 把、治疗巾 4 块、大单块 1、纱布 10 块、无菌止血带 1 根）、PICC 导管 1 根、微插管鞘穿刺套件 1 套、手术衣 1 件；络合碘消毒液 1 瓶、75% 乙醇 1 瓶、500ml 0.9%氯化钠溶液 1 袋，20ml 注射器 2 支、1ml 注射器 1 支，无菌手套 2 双、10cm×12cm 无菌透明贴膜 1 块、纱布或明胶海绵、止血带 1 根、皮尺、专用记号笔、胶布、弹力绷带（根据需要）；2% 利多卡因 1 支；医师开出的 PICC 定位单、维护手册、有创操作核查单。

2. 环境准备 环境清洁、明亮；空气消毒半小时。

3. 患者准备 穿宽松上衣，淋浴，如厕；情绪稳定；戴口罩、帽子，患者适当体位：平卧或半坐位。

4. 操作者准备 修剪指甲，洗手，戴口罩、一次性帽子。

【操作步骤】

改良的塞丁格穿刺技术 PICC 置入操作步骤

步骤	要点和说明
1. 测量定位 （1）测量置入导管长度：患者手臂与身体呈 90° 角，从预穿刺点沿静脉走向量至右胸锁关节再向下至第三肋间隙 （2）测量双上臂臂围；肘窝中部向上 10cm 臂围长度	● 应测量双臂的臂围
2. 消毒 （1）打开 PICC 穿刺包，戴无菌手套，整理用物并按序放置；由助手将消毒液倒入弯盘中 （2）助手帮忙将患者手臂抬起 （3）消毒皮肤：以穿刺点为中心，螺旋式擦拭消毒皮肤，3 遍乙醇，然后 3 遍络合碘，待干 （4）建立无菌区：将无菌治疗巾铺在手臂下，将灭菌止血带放在手臂下方；铺无菌治疗巾、孔巾；铺无菌大单覆盖患者全身 （5）脱去手套	● 消毒面积为上下直径 20cm，包括整个臂缘，建立最大化的无菌屏障
3. 穿刺 （1）操作者穿无菌衣、戴无菌手套。助手将注射器、PICC 导管等用物按无菌原则递给穿刺者，按使用先后顺序摆放有序 （2）用 0.9% 氯化钠溶液洗手，擦干。用 0.9% 氯化钠溶液预冲 PICC 管及接头，检查 PICC 管是否完好，抽 10ml 0.9% 氯化钠溶液、1ml 注射器抽吸 2% 利多卡因 0.1～0.2ml 备用 （3）将微插管鞘穿刺套件移入床旁无菌区，摆放整齐、合理	

续表

步骤	要点与说明
（4）前端开口导管需修剪到所需长度再置，后端开口导管置入后再修剪 （5）扎止血带，嘱患者握拳 （6）左手触摸穿刺静脉，右手取穿刺针，针尖斜面向上进行静脉穿刺，血从针尾处缓缓流出，即为穿刺针已进入血管	● 首选贵要静脉，其次是头静脉、肱静脉
4. 送导丝　左手固定好穿刺针，右手取导丝置入穿刺针，导丝入血管后，随即降低进针角度，继续推送导丝，右手松止血带，体外导丝保留 10～15cm	● 遇到阻力不可用力推送导丝。如送导丝不成功，导丝与穿刺针必须一起拔出，避免穿刺针针尖将导丝割断导致导丝断裂于体内
5. 撤针　撤除穿刺针，保留导丝在原位	● 注意固定好导丝，避免导丝滑入静脉
6. 送入插管器 （1）扩大穿刺点：穿刺点处以 2% 利多卡因 0.1～0.2ml 局部麻醉，解剖刀沿导丝上方，与导丝呈平行的角度做皮肤切开以扩大穿刺位 （2）沿导丝送入插管器（扩张器/插管鞘套件），边旋转插管器边用力持续向前推进使插管器完全进入血管 （3）拧开插管器上的锁扣，分离扩张器、插管鞘，同时将扩张器和导丝一起拔出，保留插管鞘在血管内。随即用左手拇指堵住鞘口或示指压住穿刺点上方的静脉止血	● 注意推进插管器时与血管走向保持一致 ● 确保插管鞘不移位并检查导丝的完整性

续表

步骤	要点与说明
7. 送导管 （1）将导管自插管鞘内缓慢、匀速置入 （2）送入到 15cm 左右时取出取出插管鞘 （3）送入到 20~30cm 时嘱患者将头转向穿刺侧，下颌靠肩，以防止导管误入颈外静脉 （4）一直送入至预计长度。用注射器抽回血，0.9% 氯化钠溶液冲管，撤出导丝	● 送管时用力要均匀缓慢
8. 安装接头及固定导管 （1）PICC 导管安装连接器，接输液接头，0.9% 氯化钠溶液冲管，确定通畅后用 0.9% 氯化钠溶液或稀释肝素钠液封管 （2）消毒穿刺点，固定导管，盖无菌敷料	● 冲管时用 10ml 以上的注射器
9. 清理用物	● 按院感原则进行垃圾分类
10. 定位　通过 X 线拍片确定导管位置。导管位置位于第 4 到 6 胸椎（6 至 7 后肋，据解剖位置再定）为宜	● 未经 X 线确定导管位置前不得使用此导管
11. 记录，健康宣教	● 完成 PICC 穿刺记录、登记植入产品信息

四、超声引导下的塞丁格穿刺技术的应用

传统 PICC 置管技术要求患者具有粗直且有弹性的血管，无法满足静脉条件差但强烈需要置管的患者需求。超声引导下使用改良赛丁格技术置入 PICC，可有效解决肥胖及血管条件差患者的置管难题。借助彩色超声诊断仪可直观显示血管的横断面及纵断面，具有实时引导、全程可见、穿刺成功率高的优势。

1977 年华盛顿医学中心 ICU 护士 Claudette Boudreaux 使用 B 超引导下的改良赛丁格技术进行 PICC 置管，1999—2001 年，大约有 10 名护士在华盛顿医学中心接受了该技术的专业培训。在此期间，使床旁置入 PICC 的成功率从原来的 65% 提高到 91%，同时也减少了并发症的发生。

（一）评估

同改良的塞丁格穿刺技术。

（二）操作前准备

1. 置管前环境的准备　环境清洁、明亮，紫外线消毒半小时、室温适宜。

2. 操作者准备　洗手，戴口罩、圆帽。

3. 用物准备　根据医嘱备齐用物，并检查有效期。

（1）PICC 穿刺包：换药碗 1 个、弯盘 2 个、有齿钳 2 把、治疗巾 4 块、大单 1 块、纱布数块、无菌止血带 1 根、无菌手术衣 1 件。

（2）PICC 导管、微插管鞘穿刺套件、超声导引配件（图 2-18）。

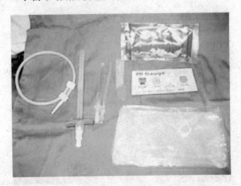

图 2-18　微插管鞘穿刺及超声导引套件

（3）治疗盘：络合碘消毒液、75% 乙醇、500ml 0.9% 氯化钠溶液 1 袋、20ml 注射器 2 支、1ml 注射器 1 支、无菌手套 2 副、10cm×12cm 无菌透明贴膜 1 块、纱布或明胶海绵、止血带、皮尺、专用记号笔、胶布、弹力绷带（根据需要）；2% 利多卡因 1 支、超声耦合剂（俗称导电凝胶、非无菌）。

（4）血管超声导引系统 1 台。

4. 患者准备

（1）核对姓名、床号；再次核对 PICC 置管知情同意书，解释操作注意事项（如强调转头时间和方法）。

（2）患者戴口罩、圆帽，取适当体位：平卧或半坐位（穿刺侧上臂外展与躯干呈 90°）；暴露穿刺部位。

（三）操作

1. 选择合适的静脉　在血管超声引导下选择血管步骤如下：打开血管超声引导系统电源，在预期穿刺部位以上系止血带，先摸到肘窝处的动脉搏动，涂抹少量的耦合剂，大概在肘窝上 2cm 处先找肱动脉与肱静脉，用探头轻轻压迫，可见其搏动，为肱动脉，与之伴行的可被压扁的为肱静脉。因肱静脉汇合于内侧的贵要静脉，所以将探头向内侧、向上慢慢移动，找到内径较大的血管，用探头压迫，可以压扁，不见搏动就是首选的穿刺血管——贵要静脉。在预穿刺点处做好标记；松开止血带（图 2-19）。

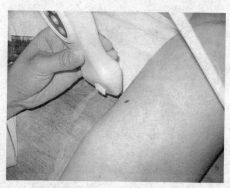

图 2-19　血管超声选择合适静脉

2. 测量定位　同改良的塞丁格穿刺技术。

3. 血管超声仪摆放在操作者的对面，便于操作。

4. 建立无菌区（图 2-20）

（1）打开 PICC 穿刺包，戴手套，整理用物并按序放置。

（2）消毒：同改良的塞丁格穿刺技术。

5. 更换无菌手套，穿无菌手术衣，用 0.9% 氯化钠溶液冲洗手套上的滑石粉（助手协助），并用无菌纱布擦干。

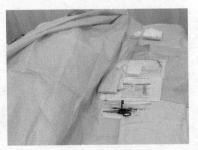

图 2-20 建立无菌区

6. 助手将注射器、PICC 导管、微插管鞘穿刺套件、超声导引配件等用物按无菌原则递给穿刺者。

7. 助手协助抽吸 20ml 0.9% 氯化钠溶液，用 0.9% 氯化钠溶液先预冲导管（注意观察导管的完整性）、接头（末端开口型导管需按预测长度进行导管修剪）；1ml 注射器抽吸 2% 利多卡因 0.1 ~ 0.2ml。

8. 安放无菌探头罩

（1）取无菌耦合剂少许涂在探头上。

（2）助手协助下将探头上罩无菌罩，无菌罩和探头之间，不可有气泡。用橡胶圈固定牢固，安放在无菌区内。

9. 将微插管鞘穿刺套件移入床旁无菌区，摆放整齐、合理。

10. 穿刺

（1）扎止血带。

（2）在穿刺点附近涂抹少许无菌耦合剂。

（3）穿刺前在超声引导下再次定位血管，并将选择好的血管影像固定在标记点的中央位置，左手固定好探头，保持探头位置垂直立于皮肤。

（4）安装导针器：根据血管深度选择导针器规格，并安装在探头上的突起处（图 2-21）。

（5）右手取穿刺针，针尖斜面向上（即向探头一侧）插入导针器沟槽，操作者双眼看着血管超声仪屏幕行静脉穿刺

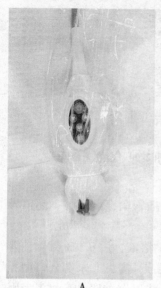
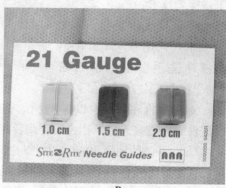

A　　　　　　　　　　B

图 2-21　安装导针器

A. 选择及安装导针器；B. 不同型号导针器

（图 2-22A）。在超声显示屏上可在血管内看见一白色亮点，血从针尾处缓缓流出，即为穿刺针已进入血管（图 2-22B）。

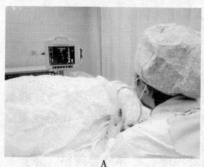
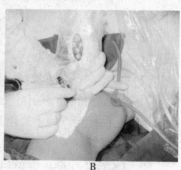

A　　　　　　　　　　B

图 2-22　超声引导下的穿刺

A. B超引导下穿刺；B. 穿刺成功，见回血

11. 送导丝 穿刺成功后固定穿刺针保持不动，小心地移开探头。左手固定好穿刺针，右手取导丝置入穿刺针，导丝入血管后，随即降低进针角度，继续推送导丝，右手松止血带（或由助手协助）。体外导丝保留 10~15cm（遇到阻力不可用力推送导丝。如送导丝不成功，导丝与穿刺针必须一起拔出，避免穿刺针针尖将导丝割断导致导丝断裂于体内）。

12. 撤针 撤除穿刺针，保留导丝在原位。

13. 送入及撤除插管器

（1）扩大穿刺点：穿刺点处以 2% 利多卡因 0.1~0.2ml 局部麻醉；解剖刀沿导丝上方，与导丝呈平行的角度做皮肤切开以扩大穿刺位。

（2）沿导丝送入插管器（扩张器/插管鞘套件），注意固定好导丝，避免导丝滑出静脉，推进插管鞘时与血管走向保持一致，边旋转插管器边用力持续向前推进，使插管器完全进入血管。

（3）拧开插管器上的锁扣，分离扩张器、插管鞘，同时将扩张器和导丝一起拔出，确保插管鞘不移位（随即用左手拇指堵住鞘口或示指压住穿刺点上方的静脉止血，并检查导丝的完整性）。

14. 送管 固定好插管鞘，插管鞘下方垫无菌纱布，将导管自插管鞘内缓慢、匀速置入。当导管送入 20~30cm 左右时，嘱患者将头转向静脉穿刺侧，并低头使下颌贴近肩部，以防止导管误入颈静脉。

15. 撤出插管鞘

（1）插管至预定长度后，取无菌纱布在鞘的末端处压迫止血并固定导管，从血管内撤出并撕裂插管鞘。

（2）接上 20ml 0.9% 氯化钠溶液的注射器，抽出回血后注入 0.9% 氯化钠溶液少许，并询问患者有无不良感觉。

16. 撤出支撑导丝 校对插管长度，将导管与支撑导丝的金属柄分离，缓慢平直撤出支撑导丝。

17. 安装连接器　同改良的塞丁格穿刺技术。

18. 抽回血，0.9%氯化钠溶液 20ml 脉冲式冲管正压封管。

19. 固定　以患者感觉舒适，日常活动时导管不曲折为宜。

（1）将导管摆放适当（调整外露导管形状），穿刺点置纱布，透明敷料是以穿刺点为中心加压粘贴，以达到有效覆盖面积。

（2）胶布固定导管。

（3）弹力绷带加压包扎

20. 撤出探头的探头罩，用 75%乙醇清洗探头，关闭血管超声导引系统电源，整理及保管好血管超声导引系统。

（四）定位

X 线检查，以确定导管尖端位置。

（五）患者健康宣教。

（六）完成 PICC 穿刺记录单、登记植入产品信息。

附 2-5　耐高压注射型 PICC 置入操作

（一）物品准备

1. PICC 穿刺包（药碗 1 个、弯盘 1 个、有齿钳 2 把、治疗巾 4 块、大单 1 块、纱布 10 块、无菌止血带 1 根、无菌手术衣 1 件）、耐高压注射型 PICC 套件 1 套、超声导引配件 1 套。

2. 络合碘消毒液、75%乙醇、500ml 0.9%氯化钠溶液 1 袋、20ml 注射器 1 支、10ml 注射器 2 支、1ml 注射器 1 支、无菌手套 2 副、10cm×12cm 无菌透明贴膜 1 块、纱布或明胶海绵、止血带 1 根、皮尺、专用记号笔、胶布、弹力绷带、2%利多卡因 1 支、超声耦合剂（俗称导电凝胶、非无菌）。

3. 血管超声导引系统一台。

4. 医师开出的 PICC 定位单。

（二）操作者准备

洗手，戴口罩、帽子。

（三）环境准备

环境清洁、明亮；操作前空气消毒半小时。

（四）操作流程

1. 患者评估

（1）病情评估：是否有利多卡因过敏史；患者情绪是否紧张，讲解操作期间的注意事项及健康教育。

（2）静脉评估：患者取平卧，穿刺侧上臂外展与身体呈 90°角，在预期穿刺部位以上系止血带，在血管超声引导下探查静脉走向，充分评估静脉，在预穿刺点处做好标记，松开止血带。

2. 测量

（1）测量置入导管长度：患者手臂与身体呈 90°角，从预穿刺点沿静脉走向量至右胸锁关节再向下至第三肋间隙。

（2）测量双侧臂围，肘窝中部向上 10cm 臂围长度。

3. 消毒

（1）打开 PICC 穿刺包，戴无菌手套，整理用物并按序放置；由助手将消毒液倒入弯盘中。

（2）助手帮忙将患者手臂抬起，消毒皮肤：以穿刺点为中心，螺旋式擦拭消毒皮肤，3 遍乙醇，再 3 遍络合碘，待干。消毒面积为上下 20cm×20cm，可消毒整个手臂。

（3）建立无菌区：将无菌治疗巾铺在手臂下，将无菌止血带放在手臂下方；铺无菌治疗巾、孔巾；铺无菌大单覆盖患者全身。

（4）脱去手套。

4. 安放无菌探头罩

（1）操作者穿无菌衣、戴无菌手套。助手将注射器、PICC 导管、超声导引配件等用物按无菌原则递给穿刺者，按使用先后顺序摆放有序。

（2）取无菌耦合剂少许涂在探头上；探头上罩上无菌罩，用橡胶圈固定牢固。

（3）将无菌探头移入无菌区，摆放整齐、合理。

5. 穿刺

（1）用 0.9% 氯化钠溶液洗手，擦干。用 0.9% 氯化钠溶液预冲 PICC 管（图 2-23），每个腔都需预冲，检查 PICC 管是否完好，按预测置入长度退导丝后对 PICC 进行修剪，关闭拇指夹。

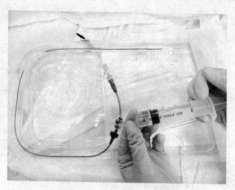

图 2-23　预冲 PowerPICC

（2）抽 1ml 注射器抽吸 2% 利多卡因 0.1～0.2ml 备用。

（3）扎止血带，嘱患者握拳，手臂外翻伸直。

（4）在穿刺点附近涂抹少许无菌耦合剂，穿刺前在超声引导下再次定位血管。

（5）安装导针器：根据血管深度选择相近规格的导针器，并安装在探头上的突起处。

（6）左手固定好探头，保持探头位置垂直立于皮肤；右手取穿刺针，针尖斜面向上（即向探头一侧）插入导针器沟槽，操作者双眼看着血管超声仪屏幕进行静脉穿刺。血从针尾处缓缓流出，即为穿刺针已进入血管。

6. 送导丝　固定穿刺针保持不动，小心地移开探头。左手固定好穿刺针，右手取导丝置入穿刺针，导丝入血管后，随即降低进针角度，继续推送导丝，右手松止血带，体外导丝保留 10～15cm。

7. 撤针　撤除穿刺针，保留导丝在原位。

8. 送入插管器

（1）扩大穿刺点：穿刺点处以 2% 利多卡因 0.1～0.2ml 局部麻醉，解剖刀沿导丝上方，与导丝呈平行的角度做皮肤切开以扩大穿刺位。

（2）沿导丝（扩张器/插管鞘套件），边旋转插管器边用力持续向前推进使插管器完全进入血管。

（3）拧开插管器上的锁扣，分离扩张器、插管鞘，同时将扩张器和导丝一起拔出，保留插管鞘在血管内。随即用左手拇指堵住鞘口或示指压住穿刺点上方的静脉止血。

9. 送导管

（1）将导管自插管鞘内缓慢、匀速置入。

（2）送入到 20～30cm 时嘱患者将头转向穿刺侧，下颌靠肩，以防止导管误入颈外静脉。

（3）送入到 15cm 左右时取出取出插管鞘并撕裂，一直送入至预计长度，打开拇指夹用注射器抽回血后用 0.9% 氯化钠溶液冲管，撤出导丝后，立即关闭拇指夹，防空气栓塞。

（4）打开拇指夹，导管的每个腔进行脉冲正压封管后关闭拇指夹。

10. 清理及消毒穿刺点，安装思乐扣（图 2-24），固定导管，盖无菌敷料。

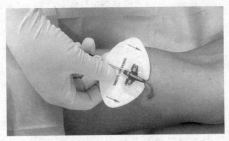

图 2-24　安装思乐扣

11. 定位　通过 X 线拍片确定导管位置。导管尖端位置位于第 4 到 6 胸椎（第 6 至 7 后肋，据解剖位置再定）为宜。

附2-6　超声引导下的塞丁格穿刺技术 PICC 置入操作

【目的】

提高 PICC 置管的成功率，减少 PICC 置管并发症的发生几率。

【操作前准备】

1. 物品准备　PICC 穿刺包（药碗 1 个、弯盘 1 个、有齿钳 2 把、治疗巾 4 块、大单 1 块、纱布 10 块、无菌止血带 1 根）、PICC 导管 1 根、微插管鞘穿刺套件 1 套、超声导引配件、手术衣 1 件；络合碘消毒液 1 瓶、75% 乙醇 1 瓶、500ml 0.9% 氯化钠溶液 1 袋、20ml 注射器 2 支、1ml 注射器支 1 支、无菌手套 2 副、10cm×12cm 无菌透明贴膜 1 块、纱布或明胶海绵、止血带 1 根、皮尺、专用记号笔、胶布、弹力绷带（根据需要）；2% 利多卡因 1 支；超声耦合剂（俗称导电凝胶、非无菌）；医师开出的 PICC 定位单；血管超声导引系统 1 台。

2. 环境准备　环境清洁、明亮；空气消毒半小时。

3. 患者准备　穿宽松上衣，淋浴，如厕；情绪稳定；戴口罩、帽子，患者适当体位：平卧或半坐位。

4. 操作者准备　修剪指甲，洗手，戴口罩、一次性帽子。

【操作步骤】

超声引导下的塞丁格穿刺技术 PICC 置入操作步骤

步骤	要点与说明
1. 选择合适的静脉　在血管超声引导下选择血管步骤如下。	
（1）打开血管超声引导系统电源	● 血管超声仪摆放在操作者的对面，便于操作
（2）在预期穿刺部位以上系止血带，先摸到肘窝处的动脉搏动，涂抹少量的耦合剂，将探头向内侧、向上慢慢移动，找到内径较大的血管，用探头压迫，可以压扁，不见搏动就是首选的穿刺血管——贵要静脉	● 在肘窝上 2cm 处先找肱动脉与肱静脉，用探头轻轻压迫，可见其搏动，为肱动脉，与之伴行的可被压扁的为肱静脉
（3）在预穿刺点处做好标记；松开止血带	

续表

步骤	要点与说明
2. 测量定位 测量置入导管长度：患者手臂与身体呈 90°角，从预穿刺点沿静脉走向量至右胸锁关节再向下至第三肋间隙 测量双侧臂围，肘窝中部向上 10cm 臂围长度	● 新生儿及儿童也应测量双臂的臂围
3. 消毒 （1）打开 PICC 穿刺包，戴无菌手套，整理用物并按序放置；由助手将消毒液倒入弯盘中 （2）助手帮忙将患者手臂抬起 （3）消毒皮肤：以穿刺点为中心，螺旋式擦拭消毒皮肤，3 遍乙醇，然后 3 遍络合碘，待干 （4）建立无菌区：将无菌治疗巾铺在手臂下，将灭菌止血带放在手臂下方；铺无菌治疗巾、孔巾；铺无菌大单覆盖患者全身 （5）脱去手套	● 消毒面积为上下直径 20cm，包括整个臂缘，建立最大化的无菌屏障
4. 安放无菌探头罩 （1）操作者穿无菌衣、戴无菌手套。助手将注射器、PICC 导管、微插管鞘穿刺套件、超声导引配件等用物按无菌原则递给穿刺者，按使用先后顺序摆放有序 （2）取无菌耦合剂少许涂在探头上 （3）助手协助下探头上罩上无菌罩，用橡胶圈固定牢固，安放在无菌区内	● 罩和探头之间，不可有气泡

续表

步骤	要点与说明
5. 穿刺 （1）用 0.9% 氯化钠溶液洗手，擦干。用 0.9% 氯化钠溶液预冲 PICC 管及接头，检查 PICC 管是否完好，抽 10ml 0.9% 氯化钠溶液，1ml 注射器抽吸 2% 利多卡因 0.1～0.2ml 备用 （2）将微插管鞘穿刺套件移入床旁无菌区，摆放整齐、合理 （3）前端开口需修剪到所需长度再插，后端开口插后再修剪 （4）扎止血带，嘱患者握拳 （5）在穿刺点附近涂抹少许无菌耦合剂 （6）穿刺前在超声引导下再次定位血管，并将选择好的血管影像固定在标记点的中央位置 （7）安装导针器：根据血管深度选择导针器规格，并安装在探头上的突起处 （8）左手固定好探头，保持探头位置垂直立于皮肤；右手取穿刺针，针尖斜面向上（即向探头一侧）插入导针器沟槽，操作者双眼看着血管超声仪屏幕行静脉穿刺 （9）血从针尾处缓缓流出，即为穿刺针已进入血管	● 在超声显示屏上可在血管内看见一白色亮点，为穿刺针进入血管
6. 送导丝　右手移开探头，左手固定好穿刺针，右手再取导丝置入穿刺针，导丝入血管后，随即降低进针角度，继续推送导丝，右手松止血带，体外导丝保留 10～15cm	● 右手移开探头时须轻巧，防止穿刺针移动 ● 遇到阻力不可用力推送导丝。如送导丝不成功，导丝与穿刺针必须一起拔出，避免穿刺针针尖将导丝割断，导致导丝断裂于体内

续表

步骤	要点与说明
7. 撤针 撤除穿刺针,保留导丝在原位	● 注意固定好导丝,避免导丝滑入静脉
8. 送入插管器 (1) 扩大穿刺点:穿刺点处以2%利多卡因0.1~0.2ml局部麻醉,解剖刀沿导丝上方,与导丝呈平行的角度做皮肤切开以扩大穿刺位 (2) 沿导丝送入插管器(扩张器/插管鞘套件),边旋转插管器边用力持续向前推进,使插管器完全进入血管 (3) 拧开插管器上的锁扣,分离扩张器、插管鞘,同时将扩张器和导丝一起拔出,保留插管鞘在血管内。随即用左手拇指堵住鞘口或示指压住穿刺点上方的静脉止血	● 注意推进插管器时与血管走向保持一致 ● 确保插管鞘不移位并检查导丝的完整性
9. 送导管 (1) 将导管自插管鞘内缓慢、匀速置入 (2) 送入到15cm左右时取出插管鞘 (3) 送入到20~30cm时嘱患者将头转向穿刺侧,下颌靠肩,以防止导管误入颈外静脉,一直送入至预计长度。用注射器抽回血,0.9%氯化钠溶液冲管,撤出导丝	● 送管时用力要均匀缓慢
10. 安装接头及固定导管 (1) PICC导管安装连接器,接输液接头,0.9%氯化钠溶液冲管,确定通畅后用0.9%氯化钠溶液或稀释肝素钠液封管 (2) 消毒穿刺点,固定导管,盖无菌敷料	● 冲管时用10ml以上的注射器

续表

步骤	要点与说明
11. 清理用物 （1）清理穿刺用物 （2）清理血管超声仪	● 按院感原则进行垃圾分类 ● 保护好探头，无磨损
12. 定位　通过 X 线拍片确定导管位置。导管位置位于第 4 到 6 胸椎（第 6 至 7 后肋，据解剖位置再定）为宜	● 未经 X 线确定导管位置前不得使用此导管
13. 记录，健康宣教	● 完成 PICC 穿刺记录、登记植入产品信息

附2-7　超声引导下的塞丁格穿刺技术 PowerPICC 置入操作

【目的】

提高 PICC 置管的成功率，减少 PICC 置管并发症的发生几率。

【操作前准备】

1. 物品准备　PICC 穿刺包（药碗 1 个、弯盘 1 个、有齿钳 2 把、治疗巾 4 块、大单 1 块、纱布 10 块、无菌止血带 1 根）、PICC 导管 1 根、超声导引配件 1 套、手术衣 1 件；络合碘消毒液 1 瓶、75% 乙醇 1 瓶、500ml 0.9% 氯化钠溶液 1 袋、20ml 注射器 3 支、1ml 注射器 1 支、无菌手套 2 副、10cm×12cm 无菌透明贴膜 1 块、纱布或明胶海绵、止血带 1 根、皮尺、专用记号笔、胶布、弹力绷带（根据需要）；2% 利多卡因 1 支；超声耦合剂（俗称导电凝胶、非无菌）；医师开出的 PICC 定位单；血管超声导引系统 1 台。

2. 环境准备　环境清洁、明亮；空气消毒半小时。

3. 患者准备　穿宽松上衣，淋浴，如厕；情绪稳定；戴口罩、帽子，患者适当体位：平卧或半坐位。

4. 操作者准备　修剪指甲，洗手，戴口罩、一次性帽子。

【操作步骤】

超声引导下的塞丁格穿刺技术 PowerPICC 置入操作步骤

步骤	要点与说明
1. 选择合适的静脉　在血管超声引导下选择血管步骤如下。 （1）打开血管超声引导系统电源 （2）在预期穿刺部位以上系止血带，先摸到肘窝处的动脉搏动，涂抹少量的耦合剂，将探头向内侧、向上慢慢移动，找到内径较大的血管，用探头压迫，可以压扁，不见搏动就是首选的穿刺血管——贵要静脉 （3）在预穿刺点处做好标记；松开止血带	● 血管超声仪摆放在操作者的对面，便于操作 ● 在肘窝上 2cm 处先找肱动脉与肱静脉，用探头轻轻压迫，可见其搏动，为肱动脉，与之伴行的可被压扁的为肱静脉
2. 测量定位 测量置入导管长度：患者手臂与身体呈 90°角，从预穿刺点沿静脉走向量至右胸锁关节再向下至第三肋间隙 测量双上臂臂围；肘窝中部向上 10cm 臂围长度	● 应测量双臂的臂围
3. 消毒 （1）打开 PICC 穿刺包，戴无菌手套，整理用物并按序放置；由助手将消毒液倒入弯盘中 （2）助手帮忙将患者手臂抬起 （3）消毒皮肤：以穿刺点为中心，螺旋式擦拭消毒皮肤，3 遍乙醇，再 3 遍络合碘，待干 （4）建立无菌区：将无菌治疗巾铺在手臂下，将灭菌止血带放在手臂下方；铺无菌治疗巾、孔巾；铺无菌大单覆盖患者全身 （5）脱去手套	● 消毒面积为上下直径 20cm，包括整个臂缘，建立最大化的无菌屏障

步骤	要点与说明
4. 安放无菌探头罩 （1）操作者穿无菌衣、戴无菌手套。助手将注射器、PICC 导管、超声导引配件等用物按无菌原则递给穿刺者，按使用先后顺序摆放有序 （2）取无菌耦合剂少许涂在探头上 （3）助手协助下探头上罩上无菌罩，用橡胶圈固定牢固，安放在无菌区内	● 探头罩和探头之间，不可有气泡
5. 穿刺 （1）用 0.9% 氯化钠溶液洗手，擦干。用 0.9% 氯化钠溶液预冲 PICC 管及接头，检查 PICC 管是否完好，按预测置入长度退导丝后对 PICC 进行修剪，关闭拇指夹 （2）1ml 注射器抽吸 2% 利多卡因 0.1～0.2ml 备用 （3）将无菌探头移入床旁无菌区，摆放整齐、合理 （4）扎止血带，嘱患者握拳 （5）在穿刺点附近涂抹少许无菌耦合剂；穿刺前在超声引导下再次定位血管，并将选择好的血管影像固定在标记点的中央位置 （6）安装导针器：根据血管深度选择导针器规格，并安装在探头上的突起处 （7）左手固定好探头，保持探头位置垂直立于皮肤；右手取穿刺针，针尖斜面向上（即向探头一侧）插入导针器沟槽，操作者双眼看着血管超声仪屏幕行静脉穿刺 （8）血从针尾处缓缓流出，即为穿刺针已进入血管	● 每个腔都需预冲 ● 在超声显示屏上可见在血管内看到一白色亮点，为穿刺针进入血管

步骤	要点与说明
6. 送导丝　右手移开探头，左手固定好穿刺针，右手再取导丝置入穿刺针，导丝入血管后，随即降低进针角度，继续推送导丝，右手松止血带，体外导丝保留10～15cm	● 右手移开探头时须轻巧，防止穿刺针移动 ● 遇到阻力不可用力推送导丝。如送导丝不成功，导丝与穿刺针必须一起拔出，避免穿刺针针尖将导丝割断导致导丝断裂于体内
7. 撤针　撤除穿刺针，保留导丝在原位	● 注意固定好导丝，避免导丝滑入静脉
8. 送入插管器 （1）扩大穿刺点：穿刺点处以2%利多卡因0.1～0.2ml局部麻醉，解剖刀沿导丝上方，与导丝呈平行的角度做皮肤切开以扩大穿刺位 （2）沿导丝送入插管器（扩张器/插管鞘套件），边旋转插管器边用力持续向前推进，使插管器完全进入血管 （3）拧开插管器上的锁扣，分离扩张器、插管鞘，同时将扩张器和导丝一起拔出，保留插管鞘在血管内。随即用左手拇指堵住鞘口或示指压住穿刺点上方的静脉止血	 ● 注意推进插管器时与血管走向保持一致 ● 确保插管鞘不移位并检查导丝的完整性
9. 送导管 （1）将导管自插管鞘内缓慢、匀速置入 （2）送入到15cm左右时取出插管鞘，并撕裂插管鞘 （3）送入到20～30cm时嘱患者将头转向穿刺侧，下颌靠肩，以防止导管误入颈外静脉一直送入至预计长度。用注射器抽回血，0.9%氯化钠溶液冲管，撤出导丝	● 送管时用力要均匀缓慢

续表

步骤	要点与说明
10. 连接输液接头及固定导管 （1）接输液接头，0.9% 氯化钠溶液冲管，确定通畅后用 0.9% 氯化钠溶液或稀释肝素钠液封管 （2）清理及消毒穿刺点，安装思乐扣 （3）固定导管，粘贴无菌透明敷料	● 冲管时用 10ml 以上的注射器 ● 每个腔都需预冲 ● 先关拇指夹，再分离注射器 ● 无菌敷料须覆盖住思乐扣
11. 清理用物 （1）清理穿刺用物 （2）清理血管超声仪	● 按院感原则进行垃圾分类 ● 保护好探头，无磨损
12. 定位　通过 X 线拍片确定导管位置。导管位置位于第 4 到 6 胸椎（第 6 至 7 后肋，据解剖位置再定）为宜	● 未经 X 线确定导管位置前不得使用此导管
13. 记录，健康宣教	● 完成 PICC 穿刺记录、登记植入产品信息

五、血管超声机在 PICC 置入的应用

超声在医学中的重要作用在于它不但可以穿透人体，而且可以与身体组织相互作用。超声诊断采用的是较高频率（多在 2MHz 以上）与较低声强的超声波，高频可提高对组织的分辨率，用以获得清晰、细致的声像图，而低声强则可降低对组织损伤的不良反应。目前超声引导下改良塞丁格技术置入 PICC 在临床上应用较多的为高频线阵探头，便于观察皮下组织及血管的情况。

（一）血管超声的原理

1. 超声的概念 超声波是声波的一种，是机械振动在弹性介质中的传播；频率在 16 ~ 20 000 赫（Herz）的声波人耳可以听到，称为可闻声波；频率高于 20 000 赫的声波，人耳听不到，称为超声波。

2. 超声诊断的基础 超声诊断是通过人体各种组织声学特性的差异来区分不同组织。按照声学特性，人体组织大体上可分为软组织和骨骼两大类，软组织的声阻与水近似，骨骼则属固体。人体组织的声速、声阻抗、声吸收系数、衰减系数等反映人体组织的基本声学特性，人体不同组织的声学特性不同，超声在人体内传播时，在两种不同组织的界面处产生反射和折射，在同一组织内传播，由于人体组织的不均匀性而发生散射。超声通过不同器官和组织产生不同的反射与散射规律，仪器利用这些反射和散射信号，显示出脏器的界面和组织内部的细微结构，作为诊断的依据。

3. 超声多普勒 利用多普勒效应原理检测运动物体。当发射超声传入人体某一血液流动区，被红细胞散射返回探头，回声信号的频率可增可减，朝向探头运动的血流，探头接收到的频率较发射频率增高，背离探头的血流则频率减低。彩色多普勒是利用脉冲多普勒原理，在心脏或血管内多线、多点取样，回声经处理后进行彩色编码，显示血流速度剖面图，以红色代表朝向探头的血流，蓝色代表背离探头的血流，与二维超声心动图套叠显示，可直观地显示心脏或血管的形态结构及血流信息的实时动态图像，信息最大，敏感性高，并可引导脉冲或连续多普勒取样部位，进行定量分析。

4. 超声对人体的影响 超声是一种机械能，超声的产热和空化效应在人体内是否产生，取决于使用仪器的功率和频率，根据国内外实验研究证明超声对机体无损害作用。

（二）静脉超声影像的辨认

1. 静脉超声观察的内容 包括：静脉变异、内膜、管腔内回声等情况；静脉管腔内是否有自发性血流信号及血流充盈情况；压迫试验、挤压远端肢体试验观察静脉瓣功能等。

（1）灰阶超声：正常四肢静脉有以下4个超声特点，包括：静脉壁菲薄；内膜平整光滑；管腔内血无回声，高声分辨率超声仪器可显示流动的红细胞而呈弱回声；可压缩性，探头加压可使管腔消失。

（2）彩色多普勒：正常四肢静脉显示单一方向的回心血流信号且充盈整个管腔，浅表静脉或小静脉可无自发性血流，但挤压远端肢体时，管腔内可出现血流信号，当使用一定外在压力后静脉管腔消失，血流信号亦随之消失。

2. 超声下图像判断

（1）与动脉比较，浅静脉壁菲薄，在灰阶超声上难以显示（表2-4）。探头加压后极易压扁（图2-25），当静脉内有血栓时，则其不能被压闭，而动脉不易压瘪变形（图2-26）。

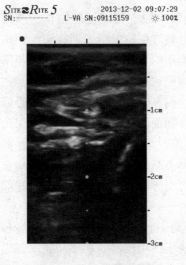

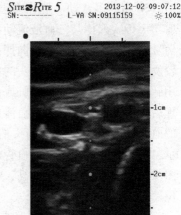

图 2-25　左侧静脉压瘪，右侧动脉无改变

图 2-26　B超显示的动脉与静脉

表2-4　动脉、静脉 B 超下影像区别

判断的内容	动脉	静脉
外观	黑色	黑色
横断面形状	圆形	椭圆形
加压后的搏动	有	无
加压后的形状	圆形	变瘪

（2）彩色多普勒显示静脉内低速、单向的回心血流信号。脉冲多普勒显示血流的期相性变化，上肢静脉表现为吸气时流速增加，呼气时减低，这是由于上肢静脉距离心脏较近，并可随心脏呈现搏动性变化。

3. 肘前浅静脉位置判断

（1）由于肘前浅静脉距离体表较近，超声探查时静脉容易压闭，所以在上臂直接寻找各肢静脉比较困难。通常在上肢外展位腋窝探及腋静脉后向下追踪扫查浅静脉的分支更为容易。追踪到贵要静脉后（图2-27），探头横切静脉向下继续扫查，至肘窝处即可发现肘正中静脉外斜走行于肘前。头静脉位于肱二头肌外侧，内径变化较大，于肘上 1cm 处较易扫查，向下追踪至与肘正中静脉汇合处。

（2）超声探找血管时可先摸到肘窝处的动脉搏动，大概在肘窝上 2cm 处先找肱动脉与肱静脉，探查到"米老鼠"（图2-28）后再向手臂内侧滑行，因肱静脉汇合于内侧的贵要静脉，所以将探头向内侧、向上慢慢移动，找到内径较大的血管，用探头压迫，可以压扁，如不见搏动就是首选的靶血管——贵要静脉。

（3）测量拟穿刺静脉的内径：外周静脉置入中心静脉导管，要求置管静脉内径至少是导管的 2 倍，否则易发生机械性静脉炎、血栓及拔管困难等并发症。

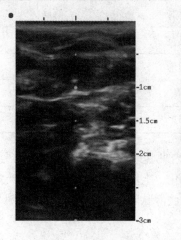

Site Rite 5   2012-12-14 02:26:48
SN:DYWB8012 L-VA SN:02125551   ☼ 95%

图 2-27 贵要静脉穿刺   图 2-28 "米老鼠"图像

（三）B 超在 PICC 置管中的应用

1. 用于 PICC 置管的 B 超仪的种类及特点

（1）PICC 置管的 B 超仪种类有笔记本式超声检查系统、超级便携式超声诊断仪及专用的血管 B 超仪，前两种非专用血管 B 超仪配有纵断面穿刺用导针器。但此导针器不是一次性用物且价格昂贵，临床未推广使用。临床护士使用此 B 超仪进行改良赛丁格技术置管时通常采用横断面穿刺，B 超可以测量血管深度，护士根据血管深度确立进针角度后穿刺，不依赖导针器。

（2）视锐 5 超声导引系统是专用的血管 B 超仪，配有 B 超引导穿刺的专用导针器。其特点为可以测量拟穿刺静脉在皮下的深度，根据血管深度选择合适型号的导针器，目前临床使用 20GA 超声套件配备的导针器型号有 0.5cm、1.5cm、2.5cm、3.5cm，21GA 超声套件配备的导针器型号有 1cm、2cm、3cm。

2. B 超在 PICC 置管中的优点 肘关节上置管是美国职业安全与健康管理局（OSHA）推荐的通过外周静脉置入导管的安全置管位置。血管超声能帮助护士清晰地区分动脉和静脉，能帮助操作者找到静脉并测量静脉内径及深度；在置管前使用超声探测和评估患者上臂静脉的走行、宽度、血流情况及有无变异，使操作者能清楚地观察到血管状态，避开静脉瓣和分支，选择安全的置管位置；全面评估血管路径中可能有的障碍和狭窄，提高置管成功率。

3. B 超在 PICC 置管中的应用

（1）探查拟穿刺的靶向血管：B 超可以清晰地观察上肢贵要静脉、肱静脉及头静脉的走行、血流情况及有无血管变异。静脉可分为深浅两类，深静脉多走行于深筋膜的深面并与同名动脉相伴，也称为伴行静脉。浅静脉表浅易寻，超声引导下 PICC 置管途径首选贵要静脉，位于手臂尺侧，操作范围较大，适合超声做实时监测。确定靶向血管后，沿血管走向探测其血流速度、血管曲直、血管距皮肤的距离及血管壁的厚度、血管内膜是否光滑；检查预置血管周围有无伴行血管及血管分支、血管内有无栓塞等，以确定靶向静脉。

（2）区别动、静脉血管：超声下动、静脉易于区分。静脉有弹性、无搏动，探头加压后静脉容易被压瘪（图 2-29）。动脉则相反，有搏动且探头下压不被压瘪。但是，临床上有一部分患者因为循环血量不足、身体衰竭等情况，B 超下观察不到明显的动脉搏动，导致无法有效判断动脉和静脉。静脉是存有血管分支的，这个解剖特性可以弥补上述问题。静脉系统分支较多，互相连接成网，B 超下探查，可以看到血管与血管间的汇合，而此段动脉是没有分支的。

（3）测量拟穿刺静脉的内

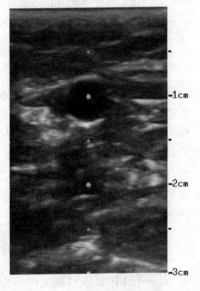

图 2-29 B 超显示血管图像

径：有文献报道外周静脉置入中心静脉导管要求置管静脉内径至少是导管的 2 倍，否则易发生机械性静脉炎、血栓及拔管困难等并发症。国际通用标准 3Fr 导管外径为 1mm，4Fr 导管外径为 1.34mm，5Fr 导管外径为 1.67mm，6Fr 导管外径为 2mm，并依此选择 PICC 的规格和种类。

第四节　PICC 尖端定位

学习目标

识记：

1. PICC 尖端最适位置。

2. 心电图用于 PICC 或 CVC 尖端定位的原理。

理解：

1. PICC 定位 X 线判断标准。

2. DSA 引导下行 PICC 置管的优势。

3. 导管尖端在心房内不同部位的 ECG 波形改变。

运用：

X 线下正确判断 PICC 尖端位置。

关于 PICC 尖端到底放在什么位置最合适这个问题一直存在争议。目前取得比较一致的看法是：PICC 尖端不宜放入心脏内，最适位置位于上腔静脉下段、心包以外。PICC 尖端位置不恰当可导致血气胸、心脏穿孔、心包填塞和冠状窦血栓形成等多种严重并发症，甚至可引起脑卒中的发生。PICC 常用定位方法有影像学、心电图、长度测量，而影像学方法包括透视、胸片、DSA、CT、MR 等。

一、X 线检查的 PICC 尖端定位

（一）PICC 定位相关的影像学解剖

胸部正位显示心脏大血管阴影，其右侧可分为上下两段。上

段由血管阴影组成，在幼儿和青年人中主要为上腔静脉的边缘，较直，向上一直延伸到锁骨水平，升主动脉隐于其内。在老年人主要为升主动脉构成。下段为右心缘，较圆隆，由右心房构成。

　　上腔静脉由左右头臂静脉在左右侧第一肋软骨和胸骨柄交界水平汇合而成，宽 1.5～2.0cm。正位观察可见上腔静脉沿纵隔右缘几乎垂直下行 6～8cm 进入右心房上部。侧位观察见上腔静脉居纵隔中部，略偏前，在其下行过程中稍斜向前方（图 2-30）。

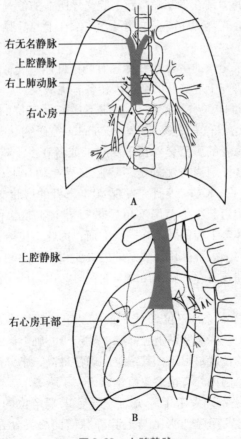

图 2-30　上腔静脉

A. 上腔静脉正位；B. 上腔静脉侧位

（二）PICC 定位 X 线判断标准

PICC 导管头端的最适位置是上腔静脉的中下段、心包以外。美国静脉输液护理学会（INS）推荐 PICC 头端不宜进入右心房或右心室，最佳位置在上腔静脉中下 1/3，相当于房腔交界（上腔静脉和右心房交界处）上方 3~4cm。透视和胸片定位都无法直接见到上腔静脉和心房，因此需要借助 X 线下可见的其他解剖标志来推测上腔静脉和心房的位置。因此，影像学上判断导管头端是否合适的关键在于准确判断房腔交界所在的位置，并根据导管头端与房腔交界的距离来推测导管头端在上腔静脉或心腔中的位置。

目前用于定位的主要 X 线标志有胸椎椎体、气管隆突、肋骨及右主支气管与上腔静脉的交点等，各有优缺点。

1. 胸椎椎体　胸椎椎体是 X 线下最容易定位的标志之一，正位、侧位、斜位都容易定位。Connolly 等研究认为，平卧位时，92.5% 患者的房腔交界在第 6 胸椎或者在上下椎间隙水平。Hsu 等采用食管超声方法确定了房腔交界在胸片上的投影是第 6~7 胸椎水平。Kevin 等研究发现 80% 患者的房腔交界在 T5/6 椎间隙水平附近，上下范围不超过 0.75 椎体高度。但冠状面上由于胸椎椎体与上腔静脉不在同一平面，因此正位透视或者胸片上胸椎椎体与上腔静脉位置关系的失真要相对大一些。特别是当患者上身弯曲或者存在胸椎压缩与侧弯时，用胸椎作为定位标志的准确性较差。

2. 气管隆突　是正位 X 线下最容易定位的标志之一，特别是正位胸片上。隆突紧贴上腔静脉、骑跨于心脏上缘，所以隆突与房腔交界的位置最恒定，其定位准确性最高，十分适合作为 X 线定位标志。国内外有很多放射学家研究了隆突、上腔静脉和右心房之间的关系，肯定了隆突对于导管末端定位的重要价值。Albrecht 研究发现隆凸水平与上腔静脉横向交界处在心包上方 0.5~0.8cm，没有发现隆突在心包之下的病例。这种相对关系与胸部长度、身高或者性别没有关系。Mahlon 等研究发现成年人从隆突到房腔交界的距离是 40.3mm ± 13.6mm。Kevin 发现房腔交界在隆突下 4.3cm 水平（相当于 2 个椎体加椎间隙的高度）。由于 PICC 尖端的最佳位置是在上腔静脉中下 1/3，相当于房腔交界（上腔静脉和右心房交界处）上方 3 ~ 4cm，因此可以推算，如果 PICC 尖端位置在隆突下 0 ~ 1cm，基本上在房腔交界以上和心包以外。

3. 肋骨　肋骨最容易在 X 线下定位。前肋密度低（影像不够清晰）、呼吸时的运动幅度较后肋要大得多（位置最不恒定）。后肋位置相对固定，密度高，因此后肋较前肋在导管尖端定位上更常用、准确性更高。PICC 尖端的位置通常在第 5 ~ 7 后肋，尤以第 6 后肋 ~ 第 6/7 后肋间隙为佳。但是，由于冠状面上肋骨与上腔静脉不在同一平面，因此正位透视或者胸片上肋骨与上腔静脉位置关系的失真要相对大一些。特别是当患者上身弯曲或者存在胸廓特别是肋骨病变时，用肋骨作为定位标志的定位准确性较差。

4. 右主支气管与上腔静脉的交点　右主支气管与上腔静脉的交点约相当于心包的上界，也是一个在 X 线下容易定位的标志，Connolly 等发现在平卧位时，上腔静脉和右心房结合处在右主支气管与上腔静脉交点的下方。Aslamy 等通过 MRI 研究了上腔静脉的解剖，他认为右主支气管与上腔静脉的交点是最好的影像学定位点，它距离房腔交界至少 2.9cm。由于无法直接在透视或者胸片上见到上腔静脉，因此不太容易确定右主支气管与上腔静脉的交点，此方法较少使用。

需要注意的是，研究发现由直立位改为卧位时 PICC 导管尖端会向心房端前进约 2 ~ 3cm，因此导管尖端的 X 线定位应该取静止直立位。

PICC 导管尖端 X 线定位可以采用透视、胸片、血管造影和 CT 等方法。透视和血管造影定位可以实时观察导管的走行、判断导管尖端的位置。因此，一旦发现导管位置不佳，可以立即进行调节。透视定位的缺点是辐射量大以及图像不清晰。血管造影定位的优点在于可以直接看到上腔静脉和心房、定位十分准确，缺点是对设备要求高、辐射量大、需要使用碘对比剂、费用较贵。胸片定位的优点在于辐射量小、图像清晰、对设备要求不高、不需要使用碘对比剂，缺点在于不能够实时判断导管尖端的位置以及随时进行调节。目前，PICC 导管尖端定位的方法以正位胸片或透视为主，尤其以胸片最常采用。CT 可以准确判断导管与上腔静脉和心腔的关系，但由于辐射剂量远远超过以上三种方法，故不推荐直接用 CT 来定位。如果有患者的 CT 影像资料，建议在 PICC 置管前先阅读 CT 影像，有助于发现可能存在的血管解剖变异、血管狭窄或者闭塞，便于选择置管途径、提高成功率。

二、数字减影血管造影定位技术

数字减影血管造影（digital substract angiography，DSA）不仅具有 X 线摄片功能，还能通过静脉注射对比剂清晰显示静脉的走行与状态，为 PICC 置管提供了直观的引导。

1. DSA 引导下行 PICC 置管操作方法　患者平卧于 DSA 室导管床上，将穿刺侧上肢稍外展平放在器械台上，确定穿刺静脉，建立无菌区域，预冲 PICC 导管；采用 Seldinger 技术进行静脉穿刺，进针角度为 15°～30°，见回血后针头与皮肤平行推进 1～2mm，固定穿刺针，推送外鞘管；松止血带，撤出穿刺针的针芯，在 DSA 全程监视下送入 PICC 导管，直至导管尖端位于上腔静脉中下 1/3 处即可。置管后再次行 X 线透视，导管尖端位置确认无误后，从静脉内撤出外鞘管和导丝，修剪导管长度，安装连接器，抽吸回血和冲管，固定导管。

2. DSA 引导下行 PICC 置管的优势

（1）定位准确，成功率高：使用上肢静脉造影技术，能使操作者清楚地观察到血管的状态，能评估血管走行中可能有血管变异、不可预知的狭窄或者闭塞，可以避开静脉瓣、分支静脉，提高一次穿刺成功率，避免体表测量引起的误差，可杜绝导管尖端异位，减少并发症的发生，延长 PICC 导管的留置时间。

（2）降低局部组织损伤，有助于预防静脉炎的发生：在静脉造影的引导下，操作者可以穿刺肘窝以上贵要静脉甚至肱静脉。在此位置置管，肢体活动对导管的摩擦牵拉比较小，所以对导管长期的固定非常有利。减少了导管运动对血管壁的刺激以及导管在血管内外的进出，从而减少了血管相关性感染，提高了患者的舒适度。

（3）预防感染：DSA 引导下行 PICC 在 DSA 室进行，DSA 室具有外科手术室的消毒隔离要求，严格划分无菌区、清洁区、污染区，可避免环境的污染。其次，DSA 引导下行 PICC，可实时、动态观察血管走行、送管阻力原因、及早发现异位迹象等，以便能及时调整，保证导管的无菌性，避免了异位后在床边重新建立无菌区进行盲调时的感染隐患，可有效降低感染发生率。同时缩短置管时间，减少因导管异位及反复正位给患者和操作者带来的压力。

（4）省时安全：DSA 引导下行 PICC 置管操作和导管尖端定位同时进行，直视血管走行与状态，节约时间成本，同时避免患者多次在病房与放射科之间往返。但该方法成本较高，且对造影剂过敏患者绝对不能使用。

三、心电图的 PICC 尖端定位

（一）心电图用于 PICC 或 CVC 尖端定位的优点

1. 定位精确、简单，价格便宜。

2. 适用于婴幼儿、儿童、老年人等不适合做 X 线检查的人群。

3. 适用于围手术麻醉期的患者，患者常规须上心电监测，麻醉科医师 CVC 置管时直接用心电图定位，使 CVC 安全性更高。利用心电监测 CVC 尖端位置已经成为麻醉科和监护医学中的标准方法。

（二）心电图用于 **PICC** 或 **CVC** 尖端定位的原理（图 2-31）

右心房心电监测进行 PICC 置管的原理：通过电解质溶液或金属导体（导丝）来记录传送右心房内的电位信号，通过心内连接转换器将静脉内或右心房内心电图转换为体表心电图，或直

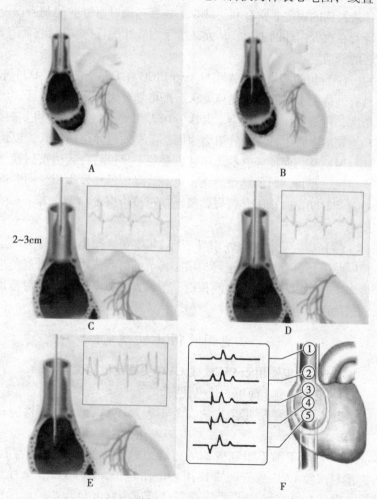

图 2-31 心电图的 PICC 尖端定位原理

A、B. 定位原理；C. ~F. 导管尖端在心房内不同部位的 ECG 波形

接应用 PICC 的导管支撑导丝作为电极，引出 PICC 置管过程中的腔内心电图，用心电监护仪监测心脏 P 波电生理改变。由于在导管置入的同时持续记录心电图信号，所以，可以及时测定并纠正导管的错误位置。

（三）不适宜采用心电图定位的患者

使用心电图定位的方法难以确定体表心电图标准，P 波异常者不适宜采用，应使用其他的方法进行定位。

1. 安装有心脏起搏器的患者　心脏起搏器的电冲动由埋藏在胸前皮下的冲动发生器发生，与之相连的是经静脉放置的远端带有固定小电极的导线。这些电极被放置在右心房及右心室内膜表面。当心脏节律由人工心脏起搏器的冲动触发，心电图显示为起搏 P 波。

2. 有心律失常的患者　例如房颤、多源性房性心动过速等。房颤或房扑时，心电图正常 P 波可能会被 f 波替代。在粗颤时，发出的 f 波在心电图各个导联上清晰可见，在细颤中，可能存在细小的 f 波，或心房活动根本不可见。多源性房性心动过速是一种快速、不规则的房性心动过速，伴有多种不同的 P 波形态，多见于肺病患者。

3. 心腔增大患者　例如心力衰竭的患者，如右心房极度增大时，心电图 P 波在 V_1 导联可能倒置。左心房极度增大时，Ⅱ、Ⅲ、aVFr 导联的 P 波振幅也可能增加，并且终末部分可能为负向。

（四）心电图监测下 PICC 置管可能出现的问题

临床实践表明，右心房心电图引导置管的测试成功率为 76% ~ 97%。在成年人和儿童中成功应用心房内心电图监测进行 PICC 和 CVC 置管均已有文献报道。部分患者在置管过程中右心房心电图无明显 P 波变化。经身体左侧置入导管时，导管尖端没有到达窦房结位置的报道较多，导线不能感应到特征性的 P 波。在这些病例中，导管能在上腔静脉下 1/3 处正确放置，但是因为 P 波没有特征性抬高或始终不抬高而容易被误认为导管位置错误。因此，右心房心电图监测技术需要与解剖学体表定位的方法相结合，对于始终无 P 波抬高的患者，在进行调管处理之前，应先进行 X 线透视确定导管最终位置，再进行调管处理。

附 2-8 心电导联型 PICC 置入（导丝引导 + 心内连接转换器）

1. 准备用物 便携式心电监护仪 1 台（监测并记录导管尖端位于不同位置时引导出的静脉内及右心房内心电图）、心内连接转换器、PICC 套件 1 套、20ml 注射器、0.9% 氯化钠溶液、无针输液接头、皮肤消毒剂、有创操作核查单。

2. 调节监护仪显示 II 导联心电监测 测量送入导管的长度。

3. 连接电极 3 个 ECG 电极分别固定于左侧上肢肩峰下、右侧锁骨下窝、左侧肋缘与腋中线交界处，记录心电图。

4. 穿刺前将导丝和导线相连 导线的一端连接导丝，另一端通过心内连接转换器与心电监护仪监测导联相连（图 2-32）。

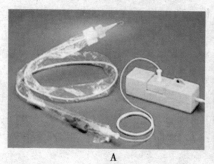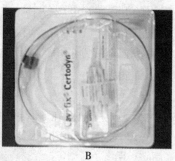

图 2-32 心电导联型 PICC 置入用物

A. 导丝引导 + 心内连接转换器；B. 导管

5. 盲穿或 B 超引导下改良塞丁格穿刺 穿刺成功后送管，连接在导丝尾端的导线导引出静脉内及心房内心电图，并同步记录。

6. 根据 P 波振幅判断导管尖端位置 随着导管尖端送入上腔静脉内，心电监护仪显示的静脉及心房内心电图 P 波振幅逐渐增高（图 2-33），当导管尖端位于上腔静脉与右心房交界处时，P 波振幅达到最高峰；此时导管继续推进至右心房中、下部时，P 波振幅减低甚至出现负向 P 波。

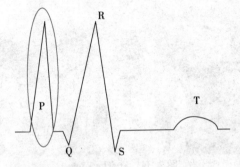

图 2-33　P 波振幅

7. 根据 P 波振幅调整导管位置　当心电监护仪记录到 P 波最高峰时，即为上腔静脉与右心房交界处，此时，将导管后撤 2.5~3cm，即导管位于上腔静脉下 1/3 处，距离右心房入口 2cm 处（穿刺者在确定导管尖端位置时须考虑到：因 PICC 内支撑导丝与导管尖端有 0.5~1cm 的距离，因此当导丝探测到右心房入口时，实际导管尖端已经进入右心房 0.5~1cm，因此，退管距离为导管尖端至导丝尖端的距离 +2cm）。

8. 如果导管送至预测长度后，仍无特征性高尖 P 波出现，则考虑导管可能异位至颈内静脉或其他静脉。此时应在 X 线透视下明确导管位置并重新送管，再次探测高尖 P 波出现后退出 2.5~3cm。

四、PICC 其他定位方法的应用

PICC 除常用 X 线的定位、心房内心电图导引 PICC 置管定位外，还有使用超声导引置管及其定位系统识别 PICC 尖端位置的方法。

1. VasoNova 的血管定位系统可以精确定位 PICC 尖端位置，

使用多普勒，结合患者个体的血管解剖特点，可以正确引导 PICC 尖端进入上腔静脉。

2. 临床使用 PICC 专用 Sherlock3cg（图 2-34）

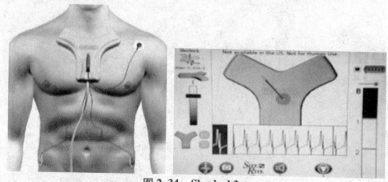

图 2-34　Sherlock3cg

夏洛克 3cg 提示确认系统（TCS）是导管定位新一代，完全集成磁跟踪和心电图基础外围插入中央导管（PICC）提示确认技术，通过成年人的 PICC 尖端位置在靠近 cavoatrial 结（CAJ）产生心脏电活动来确认导管尖端位置。从而替代胸部 X 线透视在成人患者对 PICC 提示位置的确认，消除了患者和医师验证性胸部 X 线片辐射。

附 2-9　心电导联型 PICC 置管操作（心内连接转换器）

【目的】

提高 PICC 置管的成功率，减少 PICC 置管并发症的发生几率。

【操作前准备】

1. 物品准备　心电监护仪、心内连接转换器、PICC 穿刺包（换药碗 1 个、弯盘 1 个、有齿钳 2 把、治疗巾 4 块、大单 1 块、纱布 10 块、无菌止血带 1 根）、PICC 导管 1 根、插管鞘穿刺套件 1 套、手术衣 1 件；络合碘消毒液 1 瓶、75% 乙醇 1 瓶、500ml 0.9% 氯化钠溶液 1 袋、20ml 注射器 2 支、1ml 注射器 1 支、无菌手套 2 副、10cm×12cm 无菌透明贴膜 1 块、无针输液接头、纱布或明胶海绵、止血带 1 根、皮尺、专用记号笔、胶布、弹力绷带（根据需要）、2% 利多卡因 1 支、医师开出的

PICC 定位单、维护手册、有创操作核查单。

2. 环境准备　环境清洁、明亮；空气消毒半小时。

3. 患者准备　穿宽松上衣，淋浴，如厕；情绪稳定；戴口罩、帽子，患者适当体位：平卧或半坐位。

4. 操作者准备　修剪指甲，洗手，戴口罩、一次性帽子。

【操作步骤】

心电导联型 PICC 置管操作步骤

步骤	要点与说明
1. 评估及教育 （1）核对医嘱，查看患者相关化验报告 （2）评估患者病情、治疗方案、穿刺部位皮肤、双上肢血管情况，选择最佳穿刺血管及心理评估 （3）向患者说明置管操作过程、导管维护、可能发生的并发症、费用，取得患者的知情同意，并在知情同意书上签字 （4）询问过敏史 （5）嘱患者排便，并清洁双上肢	● 贵要静脉（首选），肘正中静脉（次选），头静脉（第三选择），右上肢优于左上肢 ● 患者紧张时，血管收缩
2. 物品准备 （1）PICC 导管包，包括：导管、穿刺针、无菌导联线，心内连接转换器 （2）穿刺包，包括：治疗巾 3 块、孔巾 1 块、纱布数块、棉签 1 包、20ml 注射器 2 副、5ml 注射器 1 副 （3）0.9% 氯化钠溶液 100ml，稀释肝素液（0～10U/ml），消毒剂（75% 乙醇、络合碘消毒液） （4）无菌手套 2 副，一次性无菌隔离衣或手术衣	● 根据所应用的 PICC 导管配置相应的 PICC 穿刺包

步骤	要点与说明
（5）无针输液接头 （6）无菌敷贴（10cm×12cm） （7）测量尺，止血带，胶带、心电监护仪、电极片	
3. 心电监护测量与再宣教 （1）连接心电监护仪的3个标准导联，转换接头上的红色导联连在患者右肩 （2）向患者解释，核对患者姓名、病案号等腕带信息，安置患者体位（半卧位或半坐卧位），在预穿刺部位上方扎止血带，再次评估患者的血管状况，松开止血带 （3）手臂外展与躯干呈90°，测量双上臂中段（臂围基础值），一般选择肘窝中部上方10cm处臂围大小，新生儿及小儿同样测量双臂臂围 （4）测量导管尖端所在的位置，上腔静脉测量法一般选择从预穿刺点沿静脉走向量至右胸锁关节再向下至第三肋间隙（或从预穿刺点沿静脉走向测量至右胸锁关节再加3cm） （5）向患者示范及宣教偏头的动作，即将头部转向穿刺侧，下颌贴近肩部	● 调节监护仪显示Ⅱ导联心电监测，并记录
4. 建立无菌区 （1）打开PICC穿刺包，戴无菌手套 （2）将第一块治疗巾垫于患者的手臂下	● 严格无菌操作
5. 消毒穿刺点 （1）按照无菌原则消毒穿刺点，范围20cm×20cm	● 消毒面积直径应大于20cm×20cm，擦拭时间不少于30秒

续表

步骤	要点与说明
（2）先用75%乙醇清洁脱脂3遍，再用络合碘消毒液消毒3遍，让两种消毒剂自然干燥，脱手套 （3）穿无菌隔离衣或手术衣，戴无菌手套，并用0.9%氯化钠溶液洗净手套滑石粉 （4）铺孔巾及治疗巾，扩大无菌区	● 有条件时，使用氯己定消毒剂
6. 预冲导管及穿刺 （1）打开 PICC 导管套件，检查并有序摆放导管及相关配件 （2）应用10ml 以上注射器抽吸0.9%氯化钠溶液，连接 T 形亲水性导丝预冲 PICC 导管内，并冲洗润滑 PICC 导管外及输液接头 （3）于穿刺点上方扎止血带，并指导患者握拳，使静脉充盈 （4）去掉穿刺针前端保护套进行穿刺 （5）确认回血，立即降低穿刺角度，再进入少许，进一步推进导入鞘，确保导入鞘进入静脉	● PICC 导管套件内物品摆放可因个人习惯不同 ● 穿刺时，穿刺针与穿刺部位保持10°～30°
7. 退针 （1）松开止血带，指导患者松拳 （2）左手示指固定导入鞘避免移位 （3）中指轻压导入鞘尖端所处上端的血管上，减少血液流出 （4）按住白色针尖保护按钮，从导入鞘中完全退出穿刺针，确认穿刺针回缩至针尖保护套中；将针尖保护套放入指定的锐器收集盒 （5）连接黄色衔接器和红色保护套接口	● 掌握中指压迫血管上方的技巧

续表

步骤	要点与说明
8. 送管与退鞘 （1）左手拇指固定红色保护套接口 （2）插入并缓慢推进导管 20～30cm，嘱咐患者向穿刺一侧转头低头 （3）打开转换适配器开关，连接无菌导线：一头与导丝末端相连，另一端与转换适配器接头相连 （4）边送管边观测监护仪屏幕上患者 P 波的变化，当 P 波开始高尖后，后撤导管至 P 波正常，再后退 1～2cm，此时导管头端定位于上腔静脉距离右心房汇合处 2cm 处 （5）送管至预测长度后断开无菌导线的连接，并褪保护套，左手按压固定导管 （6）撤出并撕裂插管鞘，注意按压穿刺点 （7）分离黄色衔接器，手法正确，出血少	● 当导管送入 20～30cm 时，指导患者配合做偏头动作
9. 移出导丝 （1）一手固定导管末端，一手移出导丝；移出导丝时，动作宜轻柔、缓慢；若导管呈串珠样皱褶改变，表明有阻力 （2）一旦导丝撤离，再将导管推进到预计的位置	● 禁止暴力抽出导丝，阻力能破坏导管及导丝的完整性，如遇阻力或导管呈串珠样皱褶，应立即停止抽取导丝，并使导管恢复原状，然后连同导管、导丝一起退出约 1cm，再试着抽出导丝。重复这样的过程直到导丝较容易地移去

步骤	要点与说明
10. 抽吸与封管 （1）用 0.9% 氯化钠溶液注射器抽吸回血并注入 0.9% 氯化钠溶液，确定是否通畅 （2）连接正压接头或肝素帽 （3）用 0.9% 氯化钠溶液或肝素液脉冲正压封管（肝素液浓度：0～10U/ml），如需立即输液可直接输液	● 应使用 10ml 以上注射器，因小直径（＜10ml）注射器可能造成高压，使导管发生破裂
11. 固定导管 （1）在穿刺点上方放置一小块纱布（或明胶海绵、藻酸盐敷料等）吸收渗血，将体外导管放置呈钝角"S"字或"C"形弯曲，在连接柄上贴胶带 （2）覆盖透明贴膜在导管及穿刺部位，贴膜下缘与连接柄下缘平齐 （3）用第二条胶带在连接柄远侧交叉固定导管 （4）第三条胶带再固定连接柄，并注明置管日期、时间及置管人签名 （5）如进行输液时，妥善固定外露的延长管使患者感觉舒适	● 导管的体外部分必须有效固定，任何移动都意味着导管尖端位置的改变
12. 影像定位 （1）通过 X 线拍片确定导管尖端位置 （2）将影像结果资料放入患者病历中保存	
13. 记录与宣教 （1）做好 PICC 置管相关记录 （2）发放"患者教育手册"，宣教 PICC 日常注意事项	● 记录应根据医院护理部护理文书书写标准 ● 患者宣教应因人而异，灵活多样

发散资料

数字减影血管造影

　　数字减影血管造影（DSA）是通过电子计算机进行辅助成像的血管造影方法，是 70 年代以来应用于临床的一种崭新的 X 线检查新技术。它是应用计算机程序进行两次成像完成的。在注入造影剂之前，首先进行第一次成像，并用计算机将图像转换成数字信号储存起来。注入造影剂后，再次成像并转换成数字信号。两次数字相减，消除相同的信号，得到一个只有造影剂的血管图像。这种图像较以往所用的常规血管造影所显示的图像，更清晰和直观，一些精细的血管结构亦能显示出来。数字减影血管造影，是通过计算机把血管造影片上的骨与软组织的影像消除，仅在影像片上突出血管的一种摄影技术。

　　DSA 成像系统按功能和结构划分，主要由五部分构成（图 2-35）：①射线质量稳定的 X 线机：由 X 线发生器和影像链构成；②快速图像处理机：接受影像链的模拟图像进行数字化并实时地处理系列图像并显示之；③X 线定位系统和机架：

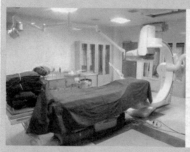
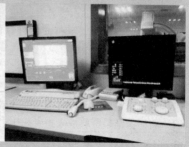

图 2-35　DSA 成像系统

包括导管床和支架，为了方便使用，具有多轴旋转和移动功能；④系统控制部分：具有多种接口，用于协调 X 线机、机架、计算机处理器和外设联动等；⑤图像显示、存储等外部设备和网络传输部分。

来源：徐连琴，毛燕君，沈辉等．数字减影血管造影引导下行 PICC 的探讨 [J]．护理学杂志，2009，24（17）：37-38

第五节　PICC 维护技术

学习目标

识记：

1. PICC 导管的固定、换药、冲封管、输液接头的更换。

2. 导管的修复。

3. 导管拔除的原则和技术。

理解：

PICC 维护技术的原则和重要性。

运用：

正确维护 PICC，达到安全、长期使用的目标。

PICC 目前已逐步在临床得到广泛使用，PICC 穿刺后维护的质量直接影响着导管留置的安全性及使用期限，PICC 穿刺后维护包括穿刺局部的消毒和敷料的更换、导管体外部分的固定、导管的冲封管等，每一步都非常重要。据统计，在导管留置时间超过 1 周后，由于输液接口导致的导管相关性血流感染占 51%，与不规范的操作有很大关系。因此，加强 PICC 留置期间的维护和管理，规范操作流程，对有效地预防 PICC 穿刺后相关并发症的发生是非常重要的。

一、导管的固定

1. 目的　正确固定导管，防止松脱，达到导管安全、患者舒适、长期使用的目标。

2. 原则　每周更换导管固定位置一次，如松脱或打折必须重新消毒固定。

3. 操作步骤

（1）用物准备：PICC 换药包、清洁手套 1 副、无菌手套 1 副、75% 乙醇、络合碘、透明敷贴、胶布。

（2）操作流程

1）按照本节"敷料更换"中操作流程的1）~5）进行皮肤消毒。

2）皮肤消毒待干。

3）导管固定位置选取：位于肘下的导管，将导管外露部分朝肘下放置呈 S 形或 C 形等形状，避免导管形成直角或锐角；位于肘上的导管，将导管外露部分末端避开肘部，选取合适的位置放置呈 S 形或 C 形等形状，避免导管形成直角或锐角。

4）贴膜：贴膜以穿刺点为中心，覆盖全部体外导管，敷料、导管、皮肤三者合一。下缘固定到连接器的翼形部分的一半或整个圆盘。

5）胶带固定：第一条胶带以蝶形交叉方式固定连接器或圆盘，第二条胶带横向贴覆加强固定。

4. 固定的注意事项

（1）贴透明贴膜（10cm × 12cm）时要做到无张力粘贴，防止患者因活动而发生贴膜翘起，脱落。注意穿刺点应正对透明贴膜中央，避免造成机械性张力性损伤。轻捏透明贴膜下导管接头突出部位，使透明贴膜与接头、皮肤充分粘合。用指腹轻轻按压整片透明贴膜，使皮肤与贴膜充分接触，避免水汽积聚。

（2）无菌透明敷料固定时，不要将胶带直接固定在导管上，这样会导致导管老化，也有可能在撕除胶带时损伤到导管，应该将胶带固定在连接器的翼形部分或圆盘上，贴膜下的第一条胶带选用无菌的（图2-36）。

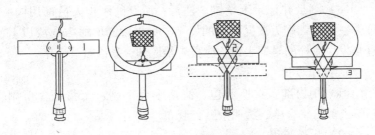

图 2-36　导管的固定

二、敷料的更换

1. 目的

（1）防止穿刺点感染、贴膜过敏等带管并发症的发生。

（2）增加患者舒适度。

2. 更换敷料的原则

（1）更换敷料必须严格无菌操作技术，医务人员应戴口罩、无菌手套和准备必要的更换敷料所需用品。

（2）PICC 穿刺时建议使用无菌透明贴膜（规格为 10cm × 12cm）固定，无菌透明贴膜使导管入口与外界环境隔离，便于观察导管及穿刺点，使其牢固，防止导管移动。透明贴膜应在导管置入后第一个 24 小时更换，以后每周更换 1～2 次或在发现贴膜被污染（或可疑污染）、潮湿、脱落或危及导管固定时更换。

（3）如需用纱布，通常应用于透明贴膜下面，每 48 小时更换一次。使用纱布时不应将纱布放在导管下面。导管位于纱布和透明贴膜之间，则导管与透明贴膜不可分开，在更换贴膜时导管有被拔出的危险。

（4）更换透明贴膜后应清楚地记录更换敷料的时间。

（5）更换透明贴膜时固定胶带也应更换。

（6）更换透明贴膜时，应消毒患者皮肤。

（7）不可延长贴膜使用时间，更换贴膜前应观察穿刺点有无红、液体渗出或水肿，触摸穿刺点周围有无疼痛和硬结。

（8）测量并记录上臂围。注意：所有的医护人员都用同一种方法测量，避免数据误差的发生。如果臂围增加 2cm 或以上，这是发生血栓的早期表现，应报告给医师，早诊断早治疗。

3. 操作步骤

（1）用物准备：换药包、清洁手套 1 副、无菌手套 1 副、75% 乙醇、络合碘、透明敷贴、胶布。

（2）操作流程

1）洗手，戴口罩，测量并记录上臂臂围，量法为从肘窝处向上量 10cm 处测量臂围。观察置管部位有无红肿，有无硬结。

2）戴清洁手套，用一只手稳定住导管的圆盘或连接器，另一只手以导管进口为中心，将敷贴从四周向导管进口处剥离，从穿刺点下方至上方撕下敷贴，胶带固定导管连接器，以防导管脱出。

3）观察穿刺点导管刻度，检查穿刺点局部有无肿胀、渗出物、发红。

4）脱清洁手套，快速洗手，打开换药包，戴无菌手套，在患者手臂下铺无菌巾。

5）乙醇棉球脱脂、去胶迹至少 3 次，络合碘棉球消毒 3 次。以导管进口处为中心向外做螺旋状擦拭消毒，包括穿刺点、皮肤、导管体外部分和连接器及输液接头，消毒范围直径应以穿刺点为中心 ≥20cm，两侧至手臂缘。待消毒液完全干燥后，以穿刺点为中心，贴上透明敷贴（图 2-37）。

6）记录更换敷贴的时间、日期及操作者。

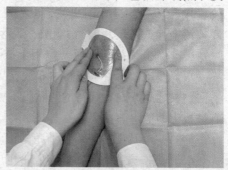

图 2-37　敷料的固定

4. 注意要点

（1）导管不能跨越皮肤打折区及肘部的弯曲，可发生导管间断阻塞。

（2）如果患者对透明贴膜过敏或皮肤较脆弱，可用果胶型皮肤贴布（常用于胃造瘘）。用无菌剪刀剪一块与透明贴膜同样大小的果胶型贴布。在贴布的中间打一个小孔，消毒准备皮肤后固定于穿刺部位，然后再粘贴无菌透明贴膜。这使透明贴膜贴在果胶物质上，而不是直接贴在患者皮肤上。这种情况下，应该经常观察透明贴膜附着是否牢固。

（3）每次需更换导管外露部分固定位置，以防皮肤压疮。

（4）不能将导管蓝色部分露在贴膜外。

（5）不能在导管外露部分贴胶布，避免撕裂导管。

（6）导管、皮肤、贴膜三者合一，避免导管进出体内。

（7）如导管有部分进入体内，可以退出至原有的长度。禁止向体内插入已脱出的导管。如导管发生脱出，应照片确认导管尖端位置，据情况做相应的处理。

（8）如选择使用皮肤保护剂，应使其干燥。

三、冲封管技术

1. 目的　防止血液、药液堵塞导管。

2. 冲封管时间

（1）静脉治疗前后。

（2）输液完大分子物质后（如 TPN、脂肪乳、甘露醇、50%葡萄糖溶液等）或前组速度快 + 后组速度慢的中间（化疗泵）。

（3）输血后及抽血后。

（4）连续输液 12 小时。输液间隙，每 7 天维护一次。

（5）输液接头破损或有血渍时应及时维护。

3. 冲封管的要点

（1）输液前用 10ml 0.9%氯化钠溶液脉冲式冲管，输液后10ml 0.9%氯化钠溶液脉冲冲管加正压封管。小于 10ml 的注射器可产生较大的压力，如遇导管阻塞可致导管破裂，在测定导管压力前，严禁使用小规格注射器。

（2）抽血或输血及输液完大分子（如 TPN、脂肪乳、甘露醇、50% 葡萄糖溶液等）后及时应用 20ml 0.9% 氯化钠溶液脉冲冲管加正压封管。

（3）输入大分子、高黏稠药品后绝对不能用静滴或推注的方式冲管代替脉冲冲管加正压封管（图 2-38A）。

脉冲：产生正负压形成涡流，可有力地将粘在导管壁上的内容物冲洗干净（图 2-38C）。

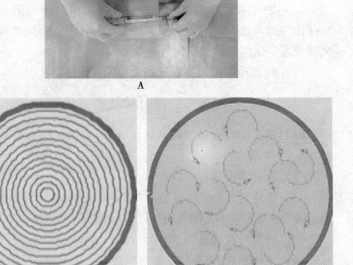

图 2-38   冲封管技术

A. 脉冲冲管；B. 正压产生层流；C. 脉冲产生涡流

正压：脉冲产生负压使血液反流进导管，剩余 2ml 直推产生正压防血液反流堵管（图 2-38B）。

4. 封管液浓度

（1）不含防腐剂的 0.9% 氯化钠溶液。

（2）0 ~ 10U/ml 稀释肝素液（一支 12 500U 肝素加入 1250ml 0.9% 氯化钠溶液中）。

5. 封管方式　SASH：S—0.9% 氯化钠溶液；A—药物注射；S—0.9% 氯化钠溶液；H—肝素溶液。

SASH 就是在给予肝素不相容的药物/液体前后均使用 0.9% 氯化钠溶液冲洗，以避免药物配伍禁忌的问题，而最后用肝素溶液封管。

6. 封管液量　为了达到适当的肝素化，美国静脉输液护理学会（INS）推荐封管液量应 2 倍于导管＋辅助延长管容积。通常成人为 1 ~ 2ml，儿童为 0.5 ~ 1ml。应足够彻底清洁导管壁，采血或输注药物后尤为重要。

7. 正压封管　在封管时必须使用正压封管技术，以防止血液回流入导管尖端，导致导管阻塞。在注射器内还有最后 2ml 封管液时，以边推注药液边退针或用"直出"方式螺旋分离注射器与接头，严禁使用小于 10ml 的注射器（小于 10ml 的注射器可产生较大的压力，如遇导管阻塞可致导管破裂）。

8. 注射器的选择　必须大于或等于 10ml 注射器，严禁使用小于 10ml 的注射器——小于 10ml 的注射器可产生较大的压力（表 2-5），如遇导管阻塞可致导管破裂。如果必须使用小剂量的药物，应将药物稀释于较大规格的容器内或在给药前先测试导管内张力，方法：使用 10ml 注射器或更大的注射器注射 0.9% 氯化钠溶液，如未遇阻力，则可使用小规格注射器，缓慢轻柔注射药物。如遇阻力应立即放弃这种操作方法并通知医师。绝不应用力注射任何注射液。严禁使用用于放射造影的注射泵。

通常输液容器在重力输液下的高度为 90cm，压力为 1.3psi 或 70mmHg。

表2-5 各类注射器压力表

注射器规格	压力（单位 psi）
1ml 注射器	150
3ml 注射器	120
5ml 注射器	90
10ml 注射器	60

9. 操作流程

（1）用物准备：络合碘、无菌棉片或棉签 1 包、清洁手套 1 副、10ml 注射器 2 支、肝素钠稀释液（0 ~ 10U/ml 稀释肝素液）。

（2）操作步骤

1）洗手，戴口罩、手套。

2）无菌方法抽取 10ml 以上的 0.9%氯化钠溶液，用络合碘棉片或棉签擦拭消毒输液接头表面。

3）肝素帽冲管法：使用脉冲正压封管技术，先用脉冲方法冲管，在注射器内还有最后 2ml 封管液时，用正压方法以边推注药液边退针的方法，分离注射器。

4）无针输液接头冲管法：前端开口式使用脉冲正压封管技术。先用脉冲方法冲管，在注射器内还有最后 2ml 封管液时，用正压方法边推注封管液边分离注射器。

10. 注意要点

（1）在每次输液前，作为评估导管功能的一个步骤，应该冲洗导管，并抽回血来判断导管功能。

（2）INS 2011 版指南推荐一次性使用装置，包括单剂量小瓶和预充式冲洗器是冲洗导管和封管的首选。

（3）当药物与不含防腐剂的 0.9%氯化钠溶液不相容时，应该先使用 5% 葡萄糖注射液冲管，然后使用不含防腐剂的 0.9%氯化钠溶液和（或）肝素封管液。

（4）对于使用任何浓度的肝素封管液的术后患者，建议从第 4 天起到第 14 天，或直到停止使用肝素钠这一段时间内，每 2~3 天监测血小板计数 1 次。

（5）建议在治疗间歇期，最好使用 10U/ml 的肝素封管液来封管。

四、输液接头更换

1. 目的　防止导管内污染。

2. 原则

（1）7 天更换 1 次。

（2）如输液接头损坏或有血渍时应及时更换，输液接头取下时必须重新更换。

（3）对使用前端开放型导管时，注意导管与输液接头分离时，关闭导管，避免气栓。

3. 操作步骤

（1）用物准备：无菌棉片或棉签 1 包、乙醇、输液接头 1 个（图 2-39）、10ml 注射器 1 支、10ml 0.9% 氯化钠溶液 1 支。

（2）操作流程

1）无菌方法打开输液接头，0.9% 氯化钠溶液预冲排尽空气备用。

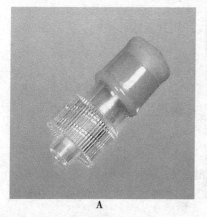
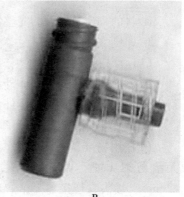

A　　　　　　　　B

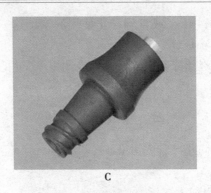

C

图 2-39 不同种类的输液接头

A. 肝素帽；B. 可来福；C. 正压接头

2）取下旧的输液接头：前端开放型导管先关闭导管，然后取下旧输液接头，再用乙醇棉片或乙醇棉球螺旋消毒导管螺纹口及外围 15 遍，连接输液接头；三向瓣膜型导管直接取下旧输液接头，用乙醇棉片或乙醇棉球螺旋消毒导管螺纹口外围 15 遍，连接输液接头。

3）用 10ml 0.9% 氯化钠溶液（或肝素钠盐水）注射器脉冲正压封管。

五、导管的修复

1. 目的 恢复导管的完整性，使其能输注通畅，无渗漏。

2. 原则

（1）严格无菌操作。

（2）前端开口式导管体外部分发生破损或断裂时只能拔管。

（3）三向瓣膜式导管体外部分破损或断裂可进行修复。

3. 操作步骤

（1）用物准备：清洁手套 1 副、无菌手套 1 副、换药包、无菌剪刀 1 把、络合碘、乙醇、棉签、透明敷贴（10cm × 12cm）、接头、连接器 1 个、10ml 注射器 1 支、100ml 0.9% 氯化钠溶液 1 袋。

（2）操作流程

1）洗手，戴口罩、戴清洁手套。

2）患者平卧，置管侧上肢外展 90°。小心地拆除原有敷料，检查导管的破损部位，以确定剪断导管的位置。

3）打开无菌换药包，戴无菌手套，按穿刺部位消毒方法消毒导管外露部分和穿刺点周围 20cm 的范围 3 遍。

4）用无菌剪刀以直角剪断导管破损部分，去掉受损导管。

5）抽取 10ml 0.9% 氯化钠溶液预冲连接器，安装连接器（图 2-40），确定减压套筒与金属柄锁牢。

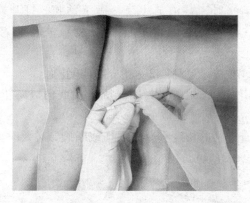

图 2-40　三向瓣膜式导管体外部分破损的修复

6）在连接器上接好注射器，抽回血确定导管通畅，用 20ml 0.9% 氯化钠溶液冲洗导管，连接输液接头后再次冲管。

7）用透明贴膜及胶布妥善固定导管，拍片定位。

8）做好相关护理记录。

4. 注意事项　导管尖端如在上腔静脉，则可继续使用，如导管尖端不在上腔静脉则作为中期或短期导管使用。

六、导管的拔除

1. 目的　完整安全地拔除导管。

2. 原则

（1）PICC 留置时间不宜超过 1 年或遵照产品使用。

（2）导管拔除应遵医嘱。

3. 操作步骤

（1）用物准备：清洁手套、无菌手套、络合碘、换药包、小纱布、透明敷贴（10cm×12cm）。

（2）操作流程

1）核对拔管医嘱。

2）洗手，戴口罩、手套。

3）患者平卧，戴清洁手套，撕下贴膜。打开换药包，戴无菌手套，用络合碘消毒并湿润穿刺点，轻柔匀速地拔出导管。

4）用纱布按在穿刺处 2~3 分钟压迫止血。

5）无出血后，用敷料封闭式固定皮肤创口防止空气栓塞，告知患者 24 小时后才能取下。

6）检查导管的长度、有无损伤或断裂，必要时剪下前端做细菌培养（图 2-41）。

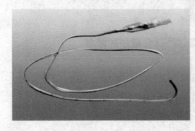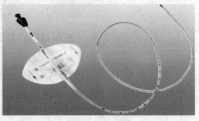

图 2-41 PICC 导管完整拔除

4. 注意事项 导管的留置时间应根据导管的有效期与治疗时间决定，在没有出现并发症指征时，PICC 可一直用作静脉输液治疗至留置有效时间。

（1）导管拔除时，患者平卧，做好解释工作，从穿刺点部位缓慢匀速拔出导管，切勿过快过猛。

（2）立即压迫止血，封闭皮肤创口，防止空气栓塞，用敷料封闭式固定。

（3）测量导管长度，观察导管有无损伤或断裂。

（4）做好相关护理记录。

附 2-10　PICC 维护操作

【目的】

1. 遵守标准操作流程，保证导管局部的无菌状态，预防感染。

2. 妥善固定敷料，避免松脱。

3. 保持导管通畅，防堵塞。

【操作前准备】

1. 评估患者并解释

（1）评估：检查穿刺点局部有无肿胀、渗出物、发红；观察外露导管刻度；测量臂围，臂围与 PICC 置管时相比大于 2cm 怀疑血栓的发生。

（2）解释：操作前向患者及家属解释更换敷料的目的、方法及注意事项，获得患者的配合。

2. 患者准备

（1）了解敷料更换的目的、方法、注意事项及配合要点。

（2）排空大小便，取合适体位。

3. 护士准备　衣帽整洁，修剪指甲，洗手，戴口罩，戴手套。

4. 用物准备　PICC 换药包（小药杯 2 个分别放入棉球 5 个和 4 个，弯盘 1 个，钳子 2 把，纱布 2 块、无菌巾 1 块）、无菌手套 1 副、清洁手套 1 副、75% 乙醇、络合碘、透明敷贴、输液接头 1 个、10ml 注射器 2 支、10ml 0.9% 氯化钠溶液 1 支、稀释后的肝素钠溶液、胶布、尺、砂轮、无菌持物钳、无菌纱布、笔。

【操作步骤】

PICC 维护操作步骤

步骤	具体操作	注意点
撕脱敷料	1. 患者手外展，与身体呈 45°~90°，暴露穿刺位置情况 2. 操作者洗手、戴口罩 3. 一只手固定住导管连接器，另一只手以穿刺点为中心，将敷贴从四周向中央剥离，从穿刺点由下至上撕下敷贴	● 据出血情况戴手套，做好标准预防 ● 固定导管，防导管脱出
维护前准备	1. 操作者洗手 2. 打开 PICC 换药包，按无菌原则加入无菌肝素帽或正压接头、透明敷贴、注射器 3. 准备 10ml 0.9% 氯化钠溶液 1 支 4. 按无菌原则注射器抽足量 0.9% 氯化钠溶液备用	● 严格无菌操作
消毒	1. 戴无菌手套，在患者手臂下铺无菌巾 2. 以穿刺点为中心向外做旋转擦拭消毒，包括穿刺点、皮肤、导管体外部分和连接器，3 遍乙醇，再 3 遍络合碘 3. 待干	● 消毒面积直径应大于 20cm×20cm。擦拭时间不少于 15 秒。避免乙醇接触导管，及穿刺点
更换输液接头	1. 经 0.9% 氯化钠溶液预冲新的输液接头，排尽空气备用	

续表

步骤	具体操作	注意点
更换输液接头	2. 将旧的输液接头取下，用乙醇棉片或棉球对导管的螺纹口外围消毒 15 遍，连接输液接头 3. 用 10ml 0.9% 氯化钠溶液注射器脉冲正压封管	● 对末端开放性导管，注意导管与输液接头分离时，关闭导管，避免气栓 ● 冲封管时，用 10ml 以上注射器
粘贴透明敷贴	1. 固定导管：皮肤完全干燥，使用无菌输液贴在导管的连接器上"一字型"粘贴固定，使导管位置固定稳妥 2. 以穿刺点为中心，无菌透明敷贴覆盖导管入口处的导管，敷贴下缘不超过连接器，敷贴平整 3. 再用第二条无菌输液贴从连接器下交叉固定导管 4. 第三条胶布再横固定交叉处的胶布，再以胶布固定延长管 5. 在透明敷料上注明换药者姓名、换药日期和时间	● 外露导管呈"S"或"U"状等，避免导管打折 ● 透明敷贴呈无张力性粘贴
整理用物	1. 助患者卧于舒适位置，整理床单位，洗手 2. 向患者交待注意事项，根据情况进行健康教育并在"PICC 护理手册"上做相关登记	● 详细交代注意事项

七、其他维护产品介绍

随着科学技术的发展，PICC 相关辅助器材及材料已不断更新，为 PICC 安全使用起到了很好的保障。下面介绍几种目前常用的几种 PICC 维护产品的优点及使用方法、注意事项。

（一）预冲式导管冲洗器

1. 优点　预冲式导管冲洗器内含 0.9% 氯化钠溶液，无针连接，无须自行配制。可降低手工配制的污染率，提高医务人员的安全性及工作效率。

2. 使用方法（图 2-42）

（1）检查外包装上的有效期，依包装上白色撕裂带撕开包装，取出冲洗器。

（2）向上推动芯杆（不要拧开白色锥帽），听到"咔哒"声后即停止，安全卡环启动。

（3）拧开预充式冲洗器上的锥帽，垂直手持冲洗器排气。

（4）将冲洗器与输液接头连接，按照 INS 上的手法进行导管

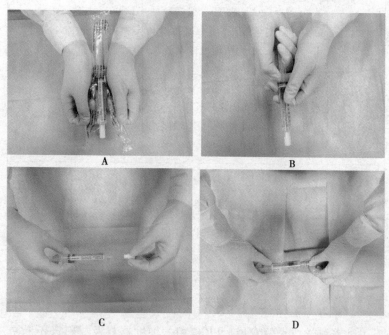

图 2-42　预冲式导管冲洗器的使用

A. 撕开包装；B. 启动安全卡环；C. 拧开锥帽排气；D. 导管冲洗

冲洗。

3. 注意事项

（1）预冲式导管冲洗器内含 0.9％氯化钠溶液，不含肝素。

（2）预冲式导管冲洗器有 3 种规格，均为 10ml 注射器内径，溶液容量分别为 3ml、5ml、10ml。应根据需要选择合适的容量。

（3）预充式导管冲洗器为清洁包装，不能放入无菌区。

（4）预冲式导管冲洗器为一次性使用产品，用过的冲洗器按医疗垃圾进行处理。

附 2-11 预冲式导管冲洗器的使用

【目的】

1. 遵守标准操作流程，预防感染。

2. 评估导管功能，检查导管是否通畅。

3. 清除导管内的药物及血液等，保持导管通畅，防回血及堵塞。

【操作前准备】

1. 评估导管并解释

（1）评估：检查导管冲洗时间、是否回血、有无破损、近期输注药物。

（2）解释：操作前向患者及家属解释冲洗导管的目的、方法，获得患者的配合。

2. 患者准备

（1）了解预冲式导管冲洗器的性能、结构及组成。

（2）了解冲洗导管的目的、方法、注意事项及配合要点。

（3）排空大小便，取合适体位。

3. 护士准备　护士衣帽鞋整洁，修剪指甲，洗手，戴口罩。

4. 用物准备　PICC 换药包 1 个、无菌手套 1 副、75％乙醇或者络合碘、快速手消毒液 1 瓶、10ml 预冲式导管冲洗器 1 个、笔。所有物品均在有效期内。

【操作步骤】

预冲式导管冲洗器使用的操作步骤

步骤	要点和说明
1. 执行手卫生后打开换药包,暴露患者 PICC 导管接头部分	● 换药包在有效期内
2. 检查导管冲洗器外包装上的有效期,依包装上白色撕裂带撕开包装,取出冲洗器放入清洁治疗盘内,戴无菌手套	● 预充式导管冲洗器为清洁包装,不能放入无菌区
3. 左手用无菌纱布包住 PICC 导管接头,右手取 75% 乙醇或络合碘棉球对接头进行消毒	● 消毒方式为来回擦拭导管接头正面及侧面 15 遍
4. 向上推动导管冲洗器芯杆(不要拧开白色锥帽),听到"咔哒"声后即停止,安全卡环启动	● 因导管冲洗器为清洁包装,冲洗时严禁回抽
5. 拧开预充式冲洗器上的锥帽,垂直手持冲洗器排气	● 垂直手持冲洗器排气
6. 将冲洗器与输液接头连接,按照 INS 上的手法进行导管冲洗	● 冲管手法为脉冲正压封管
7. 清理用物,做好各种记录	● 预冲式导管冲洗器为一次性使用产品,使用过的冲洗器按医疗垃圾进行处理

(二) 透明敷料

1. **优点**　透明敷料 (transparent dressing) 透明、透气、增加可视性,便于观察注射部位、粘贴牢固,实际工作中广泛使用透明敷料。常用的透明敷料有 IV3000 和 3M 透明敷料,下面以 3M 透明敷料为例,介绍敷料的使用方法。

2. **使用方法** (图 2-43)

（1）自然垂放：按照操作规范消毒皮肤及外露的静脉通道，待干。打开外包装，取出无菌敷料，揭掉敷料衬底，使其黏性表面暴露出来。将敷料中心正对穿刺点，无张力持膜，自然垂放。

（2）塑型：用大拇指及示指指腹捏牢导管周边，将导管稳妥固定。

（3）排气：自内向外按压整片敷料，排尽贴膜下空气，使敷料粘贴在皮肤上。

（4）最后边去除边框边按压。

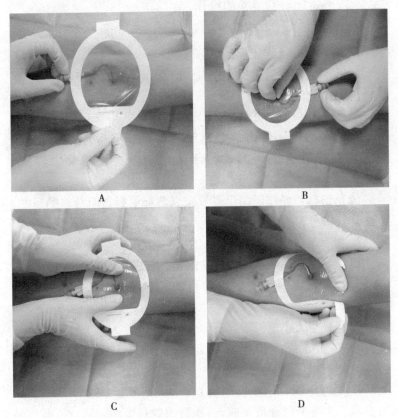

图2-43 透明敷料的使用
A. 自然垂放；B. 塑型；C. 排气；D. 去除边框按压

3. 注意事项

（1）无菌透明敷料只用于导管的固定，严禁用于覆盖开放性伤口，比如烧伤、压疮。

（2）观察施用部位有无感染或者其他并发症。如果怀疑感染，则撤除敷料直接检查，确定是否需要适当的医疗干预。

（3）清除敷料时防止导管脱出。如敷料与导管粘贴牢固，可用无菌棉签按压或浸湿导管，再轻轻地将敷料移除。

附 2-12　透明敷料更换的操作

【目的】

1. 遵守标准操作流程，预防感染。

2. 妥善固定导管、保护伤口，防止导管脱落及伤口感染。

【操作前准备】

1. 评估伤口敷料并解释

（1）评估：评估伤口敷料维护时间、完整性是否受损、有无潮湿、边缘是否卷曲，评估穿刺点有无感染、渗液、渗血。

（2）解释：操作前向患者及家属解释更换透明敷料的目的、方法，获得患者的配合。

2. 患者准备

（1）了解透明敷料的性能、结构、组成及更换时间。

（2）了解更换透明敷料的目的、方法、注意事项及配合要点。

（3）排空大小便，取合适体位。

3. 护士准备　护士衣帽鞋整洁，修剪指甲，洗手，戴口罩。

4. 用物准备　PICC 换药包 1 个、无菌手套 1 副、75% 乙醇、络合碘、快速手消毒液 1 瓶、3M 透明敷料 1 块、笔。所有物品均在有效期内。

【操作步骤】

透明敷料更换的操作步骤

步骤	要点和说明
1. 执行手卫生后揭取透明贴膜，一只手固定导管圆盘或连接器，另一手以导管进口处为中心，将贴膜从四周向中心从下向上移除	● 透明贴膜的移除为"0"角度移除，如有被血液、体液污染的可能应戴清洁手套
2. 再次执行手卫生后打开换药包，戴无菌手套，患者 PICC 穿刺侧手臂下垫无菌巾	● 换药包在有效期内
3. 检查透明贴膜外包装上的有效期，用无菌操作方法取出贴膜置于换药包内	● 透明贴膜在有效期内
4. 按照操作规范消毒皮肤及外露的静脉通道，待干	● 用 75% 乙醇及络合碘各擦拭性消毒 3 遍
5. 自然垂放　取出无菌敷料，揭掉敷料衬底，使其黏性表面暴露出来。将敷料中心正对穿刺点，无张力持膜，自然垂放	● 向下揭掉敷料衬底，将敷料中心正对穿刺点，无张力持膜，自然垂放
6. 塑型　用大拇指及食指指腹捏牢导管周边，将导管稳妥固定	● 高举平抬法固定导管延长管部分
7. 排气　自内向外按压整片敷料，排尽贴膜下空气，使敷料粘贴在皮肤上	● 贴膜下应无空气
8. 最后边去除边框边按压	● 贴膜边框盖住导管连接器的 1/3，或盖住导管圆盘
9. 清理用物，做好各种记录	● 透明贴膜为一次性使用产品，用过的透明贴膜按医疗垃圾进行处理

（三）思乐扣

1. 优点　思乐扣（xerox buckle）可用于固定所有连接于体内的导管，降低了缝针固定导管造成的感染及导管固定不牢固导致的脱出概率增加，减少了因活动导致导管进出体内引起的机械性静脉炎及血栓的发生，提高了患者留置导管期间的安全性及舒适性。

2. 使用方法（图 2-44）

（1）对 PICC 导管及周围皮肤进行常规消毒，待干后取出皮肤保护剂，将皮肤保护剂单层平涂固定部位，彻底待干。

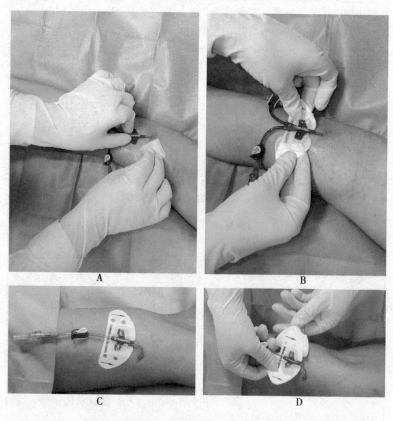

图 2-44　思乐扣的使用

A. 涂皮肤保护剂；B. 锁紧固定翼锁扣；C. 摆放合适位置；D. 粘贴

（2）取出固定器，将固定器箭头方向指向穿刺点，托住思乐扣固定装置和导管，锁紧固定翼锁扣。

（3）将导管摆放到合适的位置，以不影响关节活动及导管无扭结为宜。

（4）依次撕下思乐扣固定装置上的衬纸，并将固定装置贴在皮肤上，最后再用透明敷料覆盖。

3. 注意事项

（1）思乐扣固定装置包装内含固定器一个和皮肤保护剂一块，均为无菌一次性产品。

（2）思乐扣皮肤保护剂应平拭、单层涂抹固定部位，不能反复涂擦。

（3）思乐扣固定装置应与透明贴膜同时更换，如思乐扣固定装置撕脱困难时可用乙醇浸湿后脱开。

附 2-13　思乐扣更换的操作

【目的】

1. 遵守标准操作流程，预防感染。

2. 有效固定导管，防止导管脱落。

【操作前准备】

1. 评估导管并解释

（1）评估：检查导管种类，思乐扣有无松脱及更换时间。

（2）解释：操作前向患者及家属解释更换思乐扣的目的、方法，获得患者配合。

2. 患者准备

（1）了解思乐扣性能、结构及组成。

（2）了解更换思乐扣的目的、方法、注意事项及配合要点。

（3）排空大小便，取合适体位。

3. 护士准备　护士衣帽鞋整洁，修剪指甲，洗手，戴口罩。

4. 用物准备　PICC 换药包 1 个、无菌手套 1 副、75% 乙醇、络合碘、快速手消毒液 1 瓶、思乐扣 1 个、透明敷料 1 块、笔。

所有物品均在有效期内。

【操作步骤】

思乐扣更换的操作步骤

步骤	要点和说明
1. 快速手消毒后，揭开敷料，揭去原思乐扣	● 如思乐扣固定装置撕脱困难时可用乙醇浸湿后脱开
2. 打开换药包，充分暴露置管部位	● 换药包在有效期内
3. 检查思乐扣外包装上的有效期，用无菌操作方法取出思乐扣放入换药包内，戴无菌手套	● 思乐扣在有效期内
4. 按照操作规范消毒皮肤及外露的静脉通道，待干	● 用 75% 乙醇及络合碘各擦拭性消毒 3 遍
5. 取出皮肤保护剂，将皮肤保护剂单层平涂固定部位，彻底待干	● 思乐扣皮肤保护剂应平拭、单层涂抹固定部位，不能反复涂擦
6. 取出固定器，将固定器箭头方向指向穿刺点，托住思乐扣固定装置和导管，锁紧固定翼锁扣	● 将固定器箭头方向指向穿刺点
7. 将导管摆放到合适的位置，以不影响关节活动及导管无扭结为宜	● 根据导管外露长度及皮肤情况选择合适摆放位置
8. 依次撕下思乐扣固定装置上的衬纸，并将固定装置贴在皮肤上，最后再用透明敷料覆盖	● 思乐扣必须全部被透明敷料覆盖
9. 清理用物，做好各种记录	● 思乐扣为一次性使用产品，用过的思乐扣按医疗垃圾进行处理

（四）肝素帽

1. 优点　肝素帽（heparin cap）为标准锁紧接头，不易脱落，注入肝素钠可防止血液回流及抗凝固，且价格低廉，节约医疗成本。

2. 使用方法（图2-45）

（1）对 PICC 导管接口处用75%乙醇或络合碘进行常规消毒后，用无菌方法取出新肝素帽。

（2）将排尽空气的注射器针头插入肝素帽内，0.9%氯化钠溶液预充，排尽空气。

（3）与消毒后的导管螺口连接、拧紧。

（4）按照 INS 指南上的手法进行导管冲洗，脉冲正压封管，边推0.9%氯化钠溶液边退针头，分离注射器与肝素帽。

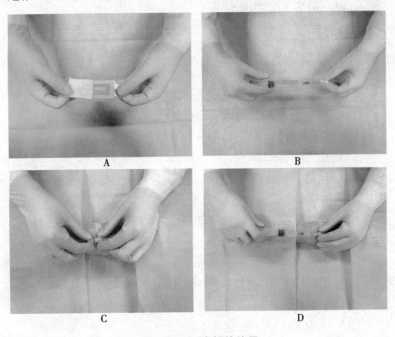

图2-45　肝素帽的使用

A. 取出肝素帽；B. 预充、排气；C. 连接、拧紧；D. 脉冲正压封管

3. 注意事项

（1）肝素帽本身不含肝素，其主要作用是封闭各种留置导管的接口，提供输液通道和注射口。

（2）肝素帽主要结构：由缩紧座和胶片组成。输液器输液针排气后插入肝素帽胶片开始输液。因为针尖反复穿刺橡胶塞，易将橡胶微粒带入血液循环，造成血源性感染、静脉炎及血栓的发生。因此 2011 年版的 INS 指南不推荐使用。

（3）肝素帽是有针连接，在连接过程中易造成针刺伤，引起血源性感染。

（4）肝素帽 7 天更换一次，如有开裂、回血、污染须及时更换。

附 2-14 肝素帽使用的操作

【目的】

1. 遵守标准操作流程，保证导管局部的无菌状态，预防感染。

2. 妥善连接接头，避免松脱。

3. 保持导管通畅，防堵塞。

【操作前准备】

1. 评估患者并解释

（1）评估：检查接头更换日期、是否回血、有无破损、近期输注药物。

（2）解释：操作前向患者及家属解释更换肝素帽的目的、方法及注意事项，获得患者的配合。

2. 患者准备

（1）了解肝素帽的性能、结构及组成。

（2）了解肝素帽更换的目的、方法、注意事项及配合要点。

（3）排空大小便，取合适体位。

3. 护士准备 衣帽鞋整洁，修剪指甲，洗手，戴口罩。

4. 用物准备 PICC 换药包 1 个、无菌手套 1 副、75% 乙醇

或者络合碘、快速手消毒液 1 瓶、肝素帽 1 个、10ml 注射器 1
支、10ml 0.9%氯化钠溶液 1 支、笔。所有物品均在有效期内。

【操作步骤】

肝素帽使用的操作步骤

步骤	要点和说明
1. 快速手消毒后打开换药包，充分暴露置管部位	● 换药包在有效期内
2. 戴无菌手套，左手持无菌纱布 1 块包住导管连接器，右手持无菌纱布 1 块包住原接头，将其拧下	● 如为前端开口的导管分离接头前应将导管反折或关闭安全夹，防止空气进入导管
3. 用 75% 乙醇或络合碘棉片螺旋擦拭消毒导管尾端开口的横切面及外围约 15 秒	● 消毒方式为螺旋擦拭消毒
4. 将排尽空气的注射器针头插入肝素帽内，0.9% 氯化钠溶液预充，排尽空气，与消毒后的导管螺口连接、拧紧	● 注射针头插入肝素帽内为直插
5. 按照 INS 指南上的手法进行导管冲洗，脉冲正压封管，边推溶液边退针头，注射器与肝素帽分离	● 注意封管手法：脉冲正压封管，边推溶液边退针头
6. 清理用物，做好各种记录	● 肝素帽为一次性使用产品，用过的肝素帽按医疗垃圾进行处理

（五）正压接头

1. 优点 正压接头密封性好，有效防止污染；为无针连接，无须用针头反复穿刺，避免了针刺伤，可防止血源性疾病的感染，保护了医护人员的安全；操作简单安全，同时利用正压设计，当输液管或注射器乳头与接头断开连接时，接头可产生正压，将接头内液体推向导管尖端，防止回血，防止导管阻塞。

2. 使用方法（图 2-46）

（1）对 PICC 导管接口处用 75% 乙醇或络合碘进行常规消毒后，无菌方法取出新正压接头。

（2）将排尽空气的注射器乳头与正压接头连接，注射器乳头用"直插"方式插入接头表面，螺旋拧紧，0.9% 氯化钠溶液预冲正压接头，排尽空气。

（3）与消毒后的导管螺口连接、拧紧。

（4）按照 INS 指南上的手法进行导管冲洗，推到余 2ml 时边推溶液边退注射器乳头，用"直出"方式螺旋分离注射器与接头。

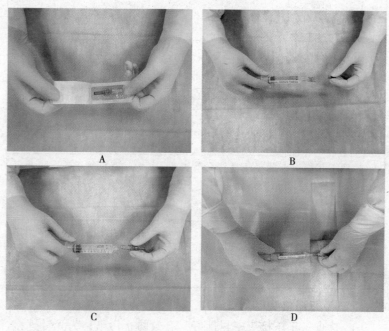

图 2-46　正压接头的使用

A. 取出正压接头；B. 预冲、排气；C. 连接、拧紧；D. 脉冲正压封管

3. 注意事项

（1）一次性使用无针正压接头及配套装置主要由输液接头

主体、弹性组件、隔膜、端帽组成，带有延长管的接头还包括延长管、滑动夹、鲁尔接头（或 Y 形接头）、可旋鲁尔接口。

（2）临床上使用较多的正压接头有 2 种：一种是直形的无针正压接头；一种是 T 形的无针正压接头。

（3）它们的缺点是接头内部结构无可视性，不利于观察，机械阀结构导致接头内有死腔，易残留血液及药液，成为细菌良好的培养基，且活塞周边的缝隙无法消毒干净，细菌容易在此定植。

（4）正压接头为无针连接，若试过针头或钝头连接，则应更换正压接头。注射器乳头连接正压接头的方式为"直插直出"式，不能形成角度。

（5）7 天更换一次，如有开裂、回血、污染，须及时更换。

附 2-15　正压接头使用的操作

【目的】

1. 遵守标准操作流程，保证导管局部的无菌状态，预防感染。

2. 妥善连接接头，避免松脱。

3. 保持导管通畅，防堵塞。

【操作前准备】

1. 评估患者并解释

（1）评估：检查接头更换日期、是否回血、有无破损、近期输注药物。

（2）解释：操作前向患者及家属解释换正压接头的目的、方法及注意事项，获得患者的配合。

2. 患者准备

（1）了解正压接头的性能、结构及组成。

（2）了解正压接头更换的目的、方法、注意事项及配合要点。

（3）排空大小便，取合适体位。

3. 护士准备　衣帽整洁，修剪指甲，洗手，戴口罩。

4. 用物准备　PICC 换药包 1 个、无菌手套 1 副、75% 乙醇或者络合碘、快速手消毒液 1 瓶、正压接头 1 个、10ml 注射器 1 支、10ml 0.9% 氯化钠溶液 1 支、笔。

【操作步骤】

正压接头更换的操作步骤

步骤	要点和说明
1. 快速手消毒后打开换药，将 PICC 置管侧手臂置入无菌区内	● 换药包在有效期内
2. 戴无菌手套，左手持无菌纱布 1 块包住导管连接器，右手持无菌纱布 1 块包住原接头，将其拧下	● 如为前端开口的导管分离接头前应将导管反折或关闭安全夹，防止空气进入导管
3. 用 75% 乙醇或络合碘棉片螺旋擦拭消毒导管尾端开口的横切面及外围约 15 秒	● 消毒方式为螺旋擦拭消毒
4. 将排尽空气的注射器乳头直插入正压接头内，0.9% 氯化钠溶液预充，排尽空气，与消毒后的导管螺口连接、拧紧	● 正压接头为无针连接，插入方式为直插
5. 按照 INS 指南上的手法进行导管冲洗，脉冲正压封管，边推溶液边退针头，注射器与正压接头分离	● 注意封管手法：脉冲正压封管，边推溶液边退出注射器乳头
6. 清理用物，做好各种记录	● 正压接头为一次性使用产品，用过的正压接头按医疗垃圾进行处理

（六）分隔膜接头

1. 优点　分隔膜接头表面为光滑的曲面设计，可快速彻底清洁消毒；没有边缘缝隙，细菌不易定植；通透的可视性，便于观察和评估流经，降低感染率；通畅的流径，细菌不易接种，且保证高流速；采用先进的分隔膜设计，可以降低导管相关性感染，保护患者的安全；无针连接，避免针刺伤，保护医护人员的安全；高流速，满足特殊患者的要求，保证输液的有效性；接头为直接接头，不易感染。

2. 使用方法（图 2-47）

（1）对 PICC 导管接口处用 75% 乙醇或络合碘进行常规消毒后，无菌方法取出新分隔膜接头。

（2）将排尽空气的注射器乳头与分隔膜接头连接，为确保分隔膜接头完全衔接，用直入方法插入配对 Luer 公接头，避免连接形成角度。

（3）连接 Luer 后，用 0.9% 氯化钠溶液预冲，排尽接头空气。

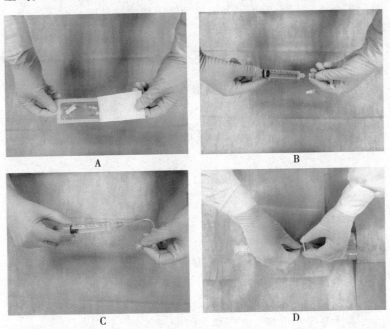

图 2-47 分隔膜接头的使用

A. 取出分隔膜接头；B. 衔接；C. 排气、冲管；D. 冲管、拔注射器

（4）注液完毕后，为最大程度减少血液回流到 PICC 导管内，脱开前夹紧延长装置上的夹子，然后一手握住分隔膜接头，一手用"直出"拔出注射器乳头，拔出时避免形成角度。

3. 注意事项

（1）分隔膜接头无正压，应注意封管手法。将注射器乳头脱开优赛分隔膜接头前，夹紧延长装置上的夹子，然后一手握住分隔膜接头，一手用直出方式拔出注射器乳头，以最大限度减少血液回流到血管通路导管内。

（2）为无针连接，若试过针头或钝头连接，则应更换分隔膜接头。

（3）若有回血出现，则用 20ml 0.9% 氯化钠溶液冲洗，直到分隔膜接头无回血为止，若无法冲洗，则建议更换。

（4）分隔膜接头 7 天更换一次，如有开裂、回血、污染，须及时更换。

附 2-16　分隔膜接头使用的操作

【目的】

1. 遵守标准操作流程，保证导管局部的无菌状态，预防感染。

2. 妥善连接接头，避免松脱。

3. 保持导管通畅，防堵塞。

【操作前准备】

1. 评估患者并解释

（1）评估：检查接头更换日期、是否回血、有无破损、近期输注药物。

（2）解释：操作前向患者及家属解释更换分隔膜接头的目的、方法及注意事项，获得患者的配合。

2. 患者准备

（1）了解分隔膜接头的性能、结构及组成。

（2）了解分隔膜接头更换的目的、方法、注意事项及配合要点。

（3）排空大小便，取合适体位。

3. 护士准备　衣帽整洁，修剪指甲，洗手，戴口罩。

4. 用物准备　PICC 换药包 1 个、无菌手套 1 副、75% 乙醇或者络合碘、快速手消毒液 1 瓶、分隔膜接头 1 个、10ml 注射器 1 支、10ml 0.9% 氯化钠溶液 1 支、笔。

【操作步骤】

分隔膜接头使用的操作步骤

步骤	要点和说明
1. 打开换药包，暴露患者 PICC 导管接头	● 换药包在有效期内
2. 将分隔膜接头及 10ml 无菌注射器取出放入弯盘内，戴无菌手套，抽吸 10ml 0.9% 氯化钠溶液备用	● 如输注过的药物与 0.9% 氯化钠溶液有配伍禁忌则先用 5% 葡萄糖进行冲洗，再用 0.9% 氯化钠溶液进行冲洗
3. 用 2 块无菌纱布分别包住 PICC 导管连接器与接头，将接头拧下	● 如为前端开口的导管，分离接头前应将导管反折或关闭安全夹，防止空气进入导管
4. 用 75% 乙醇或者络合碘棉球消毒导管接口处	● 消毒方法为用消毒棉球包住导管接口螺旋摩擦 15 秒或者 15 遍
5. 将排尽空气的注射器乳头与分隔膜接头连接，排尽接头内空气	● 为确保分隔膜接头完全衔接，用"直入"方法插入配对 Luer 公接头，避免连接形成角度
6. 将分隔膜接头与导管接口连接，拧紧	● 注意拧紧

步骤	要点和说明
7. 按标准冲洗方法对导管进行冲洗	● 为最大程度减少血液回流到 PICC 导管内，脱开注射器前夹紧延长装置上的夹子，然后一手握住分隔膜接头，一手用"直出"拔出注射器乳头，拔出时避免形成角度
8. 清理用物，做好各种记录	● 分隔膜接头为一次性使用产品，用过的分隔膜接头按医疗垃圾进行处理

（七）液体敷料

1. 优点

（1）无痛：不含乙醇，无刺激性，使用时不会造成伤口疼痛。

（2）透气：采用多分子聚活物，透气佳，皮肤可自由呼吸；防水透明薄膜，有如第二层皮肤，有效隔离分泌物及粘胶的刺激。

（3）简便：轻轻涂抹，30 秒即可形成保护膜。

（4）安全：72 小时后随皮肤新陈代谢自然降解，不会残留。

（5）无毒：符合美国食品药品管理局（FDA）对细胞无毒性测试。

2. 使用方法（图 2-48）

（1）使用部位皮肤消毒、干燥。

（2）在无菌操作下将液体敷料自穿刺点向四周涂抹，面积为贴膜粘贴部位。

（3）30 秒干燥后将导管摆放合适位置，再用透明敷料固定。

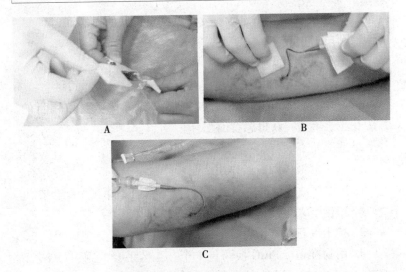

图 2-48 液体敷料的使用

A. 取出液体敷料；B. 穿刺点四周涂抹；C. 待干、固定

3. 注意事项

（1）液体敷料在一般情况下只需一次均匀涂抹，如要加强保护或有遗漏的地方，必须等前一次伤口保护膜干燥后才能涂第二次。切忌来回反复或在第一次未干燥前就再次涂擦，这样影响膜的形成，影响效果。

（2）经临床证实，涂擦的液体敷料在皮肤上停留 72 小时后会自然降解脱落。

（3）敷料保护膜在皮肤上形成透明透气的薄膜，有效保护皮肤不受粘胶类产品的损伤，同时不影响其他胶带或敷料的黏性及固定，在每次更换胶带或敷料时请再次涂抹无菌的液体敷料，因为粘胶会带走原先涂抹的无菌的液体敷料。

附 2-17 液体敷料使用的操作

【目的】

1. 遵守标准操作流程，预防感染。

2. 预防静脉导管固定敷料反复粘贴对皮肤的损伤。

【操作前准备】

1. 评估患者并解释

（1）评估：敷料粘贴部位皮肤有无破损、发炎、过敏。

（2）解释：操作前向患者及家属解释液体敷料使用目的、方法及注意事项，获得患者的配合。

2. 患者准备

（1）了解液体敷料的作用。

（2）了解液体敷料使用的目的、方法、注意事项及配合要点。

（3）排空大小便，取合适体位。

3. 护士准备　衣帽鞋整洁，修剪指甲，洗手，戴口罩。

4. 用物准备　PICC 换药包 1 个、无菌手套 1 副、75% 乙醇或者络合碘、快速手消毒液 1 瓶、液体敷料 1 块，透明敷料 1 块或纱布敷料数块、笔。

【操作步骤】

液体敷料使用的操作步骤

步骤	要点和说明
1. 快速手消毒后打开换药包，充分暴露置管部位，将其置入无菌区内	● 换药包在有效期内
2. 戴无菌手套，按照操作规范消毒皮肤及外露的静脉通道，待干	● 用 75% 乙醇及络合碘各擦拭性消毒 3 遍
3. 检查液体敷料外包装上的有效期，用无菌操作方法取出液体敷料	● 液体敷料在有效期内
4. 在无菌操作下将伤口保护膜自穿刺点向四周涂抹，面积为贴膜粘贴部位区域	● 伤口保护膜一般情况下只需一次均匀涂抹，如要加强保护或有遗漏的地方，必须等前一次伤口保护膜干燥后才能涂擦第二次

续表

步骤	要点和说明
5. 30秒干燥后将导管摆放到合适的位置，以不影响关节活动及导管无扭结为宜，用透明敷料或纱布覆盖固定	● 根据导管外露长度及皮肤情况选择合适摆放位置
6. 清理用物，做好各种记录	● 使用过的敷料按医疗垃圾进行处理

思考题

一患者，带管期间以穿刺点为中心出现皮肤发红瘙痒，约10cm×15cm，你认为是什么原因，该怎么处理？

第六节　PICC 使用方法

学习目标

识记：

1. 静脉输液、输血时 PICC 的使用方法。

2. 进行药物泵入时 PICC 的使用方法。

3. 抽血时 PICC 的使用方法。

理解：

使用电子泵和便携式化疗泵时 PICC 的使用注意事项。

运用：

经 PICC 静脉输液、输血、抽血。

一、经 PICC 静脉输液

经 PICC 静脉输液是指药物通过经外周置入中心静脉导管（PICC）输入人体内的过程。

（一）使用的步骤

1. 每次输液前，使用 10ml 以上注射器抽吸 0.9% 氯化钠溶液（或直接用 5ml 以上预冲式导管注射器（图 2-49）进行脉冲式冲管。

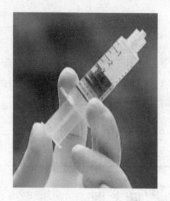

2. 确保导管顺畅后连接输液器，打开开关进行静脉输液。

3. 停止输液时，用 10ml 以上注射器抽吸 0.9% 氯化钠溶液（或直接用 5ml 以上预冲式导管注射器）进行正压脉冲式封管（图 2-50），剩余 1～2ml 时边直推边后退分离注射器，使输液接头内充满 0.9% 氯化钠溶液。

图 2-49　5ml 预冲式
导管注射器

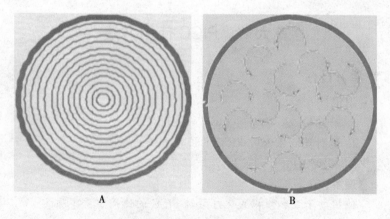

A　　　　　　　　　　　　　B

图 2-50　使用不同冲管方式水流方向
A. 不间断的冲管方法；B. 脉冲式的冲管方法

（二）使用的注意事项

经 PICC 输液时，应加强巡视，防止导管与输液器脱开，液体外溢；如果 PICC 为前端开口式，建议使用正压接头或 0～10U/ml 的肝素液正压封管。

二、经 PICC 静脉输血

经 PICC 静脉输血是指血液或血液制品通过经外周置入中心静脉导管（PICC）输入人体内的过程。

（一）使用的步骤

1. 输血前，使用 10ml 以上注射器抽吸 0.9% 氯化钠溶液（或直接用 5ml 以上预冲式导管注射器）进行脉冲式冲管。

2. 确保导管顺畅后连接输血器，打开开关进行静脉输血。

3. 停止输血时，用 20ml 以上注射器抽吸 0.9% 氯化钠溶液（或直接用 5ml 以上预冲式导管注射器）进行正压脉冲式封管，剩余 1~2ml 时边直推边后退分离注射器，使肝素帽或正压接头内充满 0.9% 氯化钠溶液。

（二）使用的注意事项

经 PICC 输血时，应加强巡视，防止导管与输血器脱开，血液外溢；输血及输液大分子、高黏稠药品后绝对不能用静滴或推注的方式冲管代替脉冲冲管加正压封管。另外，如果肝素帽内的血液未完全冲洗干净，应立即更换。

三、经 PICC 泵入液体

经 PICC 泵入液体是指对输液速度和时间有特殊要求的药物通过电子泵或便携式化疗泵经（图 2-51）由经外周置入中心静脉导管（PICC）输入人体内的过程。

（一）使用的步骤

1. 连接前，使用 10ml 以上注射器抽吸 0.9% 氯化钠溶液（或直接用 5ml 以上预冲式导管注射器）进行脉冲式冲管。

2. 确保导管顺畅后，将已配制好的药液、正确调节好输注数据的电子泵或便携式化疗泵，排气后接上 PICC，打开开关进行液体泵入。

3. 电子泵或便携式化疗泵停止输液时，用 10ml 以上注射器抽吸 0.9% 氯化钠溶液（或直接用 5ml 以上预冲式导管注射器）

进行正压脉冲式封管后，再连接其他输液管道。

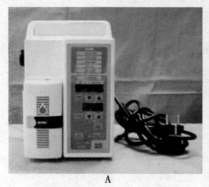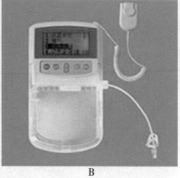

图 2-51 输液泵

A. 电子泵；B. 便携式化疗泵

（二）使用的注意事项

1. 应用 PICC，配合电子泵或便携式化疗泵输注化疗或其他药物时，应加强巡视，观察导管与泵是否脱开，防止药液外溢现象发生。

2. 注意化疗泵与 PICC 连接处及各处开关是否打开、连接好，泵是否固定好，以防牵拉导致 PICC 移位或 PICC 堵塞等影响泵正常运行。

3. 电子泵或便携式化疗泵输注化疗或其他药物时，连续输注12 小时应该用 10ml 以上注射器抽吸 0.9% 氯化钠溶液（或直接用5ml 以上预冲式导管注射器）予 PICC 正压冲管一次，防堵管。

四、经 PICC 采集血标本

经 PICC 采集血标本是指通过经外周置入中心静脉导管（PICC）采取人体内血液标本用以检查或进行血液培养。

（一）使用的步骤

1. 在 PICC 未输液或暂停输液时，使用 10ml 0.9% 氯化钠溶液脉冲式冲管，停留 20 秒后，回抽 5ml 血弃之（如需抽血做血培养，不必弃之）。

2. 用另一注射器（一般采用 20ml 注射器）抽取所需剂量血标本。

3. 抽血后用 20ml 0.9% 氯化钠溶液正压脉冲式封管，使血液全部进入血管，导管冲洗干净为止。

（二）使用的注意事项

如果肝素帽内的血液未完全冲洗干净，应立即更换。也有另外一种方法，采血前使用 50U/ml 的肝素液正压封管 6 小时以上，再使用 10ml 0.9% 氯化钠溶液脉冲式冲管，停留 20 秒后，回抽 1 ~ 2ml 血弃之，然后用另一注射器抽取血标本，抽血后也用 20ml 0.9% 氯化钠溶液正压脉冲式封管。相关报道显示，以上两种方法采血，采血结果差异无统计学意义，PICC 并发症发生率无差异。

第七节　PICC 相关并发症

学习目标

识记：

列举出 PICC 置管时和导管留置过程中的并发症。

理解：

1. PICC 置管时和导管留置过程中各种并发症的发生原因。

2. PICC 置管时和导管留置过程中各种并发症的预防措施。

运用：

1. 根据患者临床表现和辅助检查，判断患者发生了什么并发症。

2. 正确处理 PICC 置管时和导管留置过程中出现的各种并发症。

一、置管时的并发症

（一）误入动脉（arterial puncture）

PICC 置管时最常误入的动脉是肱动脉。肱动脉在臂部伴正中神经行于肱二头肌内侧沟，在肱动脉的内侧与外侧可见到有两条肱静脉伴行（图2-52）。肱动脉在肘窝位置表浅，能清楚地摸到搏动。贵要静脉多数起于手背尺侧缘，后沿前臂尺侧上行，在肘窝下方转向前面，接收肘正中静脉后，经肱二头肌内侧沟上行至臂中部，穿深筋膜汇入肱静脉。肘关节下盲穿时，置管静脉一般为浅静脉，动脉位置一般较浅静脉深，且动脉搏动感明显，一般不易误伤动脉。运用改良塞丁格技术在肘关节上穿刺时因肱动脉与肱静脉伴行，在盲穿肱静脉时容易误伤肱动脉；盲穿贵要静脉时，穿刺过深也可误伤肱静脉。B超引导下改良塞丁格技术选择浅静脉贵要静脉和头静脉穿刺时，没有动脉伴行，不易误伤动脉。选择深静脉肱静脉穿刺时由于肱动脉与肱静脉伴行，易误入肱动脉。

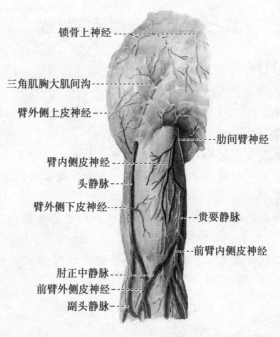

图2-52 臂部血管、神经

1. 临床表现

（1）进针时，血管较难突破，血液从针尾涌出或喷出，颜色鲜红。

（2）X 线显示导管尖端不在上腔静脉。

2. 发生原因

（1）患者肥胖、不合作。

（2）辨认血管失误，误将动脉当成静脉。

（3）过度探针。

（4）穿刺过深，误入动脉。

（5）B 超引导下选择穿刺部位离动脉较近，导针误刺入动脉。

3. 预防措施

（1）穿刺前正确评估患者，正确辨识血管，掌握超导下判断动静脉的指征，选择肱静脉置管时，应将 B 超探头沿肱静脉上下探查，选择肱静脉与肱动脉分开、距离稍远的部位进针。

（2）避免穿刺过深和过度探针。

（3）穿刺成功后及时回撤穿刺针。

4. 处理方法　立即拔除穿刺鞘，局部按压并加压包扎，密切观察有无血肿形成。重新更换穿刺部位。

（二）神经损伤（nerve injury and irritation）

PICC 置管时神经不能被目视，并且除了某些神经束，通过超声也不可见。超声检查时，神经组织与其他软组织相比，产生的声像图类似。在手臂进行 PICC 置管有可能损伤正中神经、尺神经和前臂内侧皮神经。PICC 置管神经损伤较为罕见。

正中神经在腋部由臂丛外侧束与内侧束共同形成，在臂部沿肱二头肌内侧下行至肘窝。在肘窝，正中神经居肱动脉内侧，向下经前臂浅群浅、深层肌之间至腕部。正中神经支配绝大部分前臂屈肌和鱼际肌的运动和手掌面皮肤的感觉。在肘窝上部进行贵要静脉、肱静脉穿刺时有损伤或刺激正中神经的危险。

尺神经发自内侧束，在肱二头肌内侧伴肱动脉下行，在臂中部转向后下，经肱骨内上髁后方的尺神经沟转至前臂内侧，沿尺动脉的内侧下行达腕部。支配除肱桡肌和正中神经支配以外的所有前臂屈肌及手部肌肉的运动，支配手掌面尺侧一个半手指及相应手掌皮肤和手背面二个半手指及相应手背皮肤的感觉。在肘上内侧穿刺时有损伤或刺激尺神经的可能。

前臂内侧皮神经起自臂丛内侧束，在腋动、静脉之间下行，继而沿肱二头肌内侧沟下行，居于肱动脉内侧，在臂中部贵要静脉穿深筋膜处，此神经分前、后两支。前支走在贵要静脉外侧，分布于前臂内侧皮肤。后支走在贵要静脉内侧，分布于前臂内后侧皮肤。穿刺贵要静脉时有损伤或刺激前臂内侧皮神经的危险（图 2-53）。

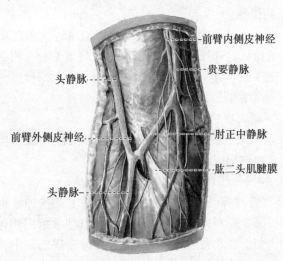

前臂内侧皮神经
贵要静脉
头静脉
前臂外侧皮神经
肘正中静脉
肱二头肌腱膜
头静脉

图 2-53　前臂内侧皮神经与贵要静脉

1. 临床表现　穿刺时患者突然出现触电般的疼痛或麻木感，手臂无力，症状可持续，甚至出现穿刺侧上肢感觉、运动障碍。

2. 发生原因

（1）穿刺点选择不当，穿刺时进针过深导致神经与穿刺针接触。

（2）穿刺针、导丝、扩张器/鞘和（或）导管通过神经束。

（3）置管期间由于手臂长时间的定位摆放可发生临时的神经刺激。

（4）导管留置于具有神经损伤症状和体征的部位。

3. 预防措施

（1）置管者掌握神经的解剖位置，识别神经刺激或损伤。

（2）避免穿刺过深，避免在静脉瓣处进针。

4. 处理方法

（1）立即拔除穿刺针或其他可能产生神经刺激或接触的材料。

（2）重新选择合适的穿刺部位，正确摆放患者体位，以合适的进针角度和深度进行穿刺。

（3）向患者解释情况和必要的干预措施，给予情感支持。

（4）观察、记录患者置管侧上肢感觉、运动情况，如出现感觉、运动异常，申请专科医师会诊、处理，遵医嘱使用减轻神经水肿和营养神经的药物，如 1~3 个月未恢复，可酌情手术探查。

（三）导管送入困难（difficult catheter advancement）

导管送入困难是指穿刺血管顺利，但导管送入过程中受阻，致使导管不能顺利送入，是置管过程中最常见的并发症。

1. 临床表现

（1）可能没有临床表现。

（2）无法送导管或导管皱起或蛇样弯曲；送导管有阻力；送管不顺畅，经调整仍无法送管至预测长度。

（3）置管过程中患者有不适表现。

（4）导丝不易撤回或即使撤回也发现有打折或弯曲。

（5）不能抽到回血，或不能冲洗导管。

（6）患者有疼痛、不适，冲洗导管时有发胀、发凉等。

2. 发生原因

（1）置管前长度测量有误。

（2）选择的血管与导管不匹配。

（3）患者体位不当或患者过度紧张。

（4）由于既往静脉置管、静脉手术或静脉损伤导致的瘢痕或管腔缩窄。

（5）静脉瓣阻挡。

（6）血管痉挛。

（7）静脉屈曲、静脉分支、解剖异常。

（8）穿刺鞘没有推进血管或与血管有角度或脱出血管。

（9）其他已经存在的胸腔内或血管内留置器材的影响。

3. 预防措施

（1）置管前先明确有关信息

1）胸腔内是否有肿瘤，已有的血管内留置器材。

2）使用器材的既往史，并发症发生的既往史。

3）手臂、肩膀、胸部的手术外伤史。

（2）协助患者摆好体位，并帮助患者保持舒适和放松。

（3）正确选择血管和导管型号，在满足治疗需要的前提下，尽量选择型号小的导管。

（4）在可能的情况下尽量选择贵要静脉穿刺。

（5）强调送导管时动作必须轻柔。

（6）置管后摄胸片可以确认导管是否推进到所需位置，并帮助减少相关并发症。

4. 处理方法

（1）如患者情绪紧张，暂停操作，与患者交谈，分散其注意力，缓解紧张情绪。

（2）调整穿刺鞘使之进入血管，并固定好使之不脱出血管。

（3）抽到回血确认导管在血管内后，边推注 0.9% 氯化钠溶液边送管。

（4）如送管、退管均感觉困难，考虑为血管痉挛，可轻轻按摩患者置管侧手臂，并给予热敷，必要时请示医师，给予地塞米松，缓解血管痉挛。

（5）如抽回血和推注溶液顺畅，考虑静脉瓣阻挡，可在腋窝处扎止血带，使静脉瓣开放后一边推注 0.9% 氯化钠溶液一边送管。

（6）经过调整，仍无法送管，应拔除导管，重新选择穿刺部位，避免反复调整造成血管内膜损伤。

（四）导管异位（catheter malposition）

PICC 导管尖端放置到上腔静脉的下 1/3 处比较理想和安全（图 2-54）。由于穿刺置管静脉的解剖学影响因素和临床置管长度测量的误差，要使 PICC 尖端放置到理想位置并不容易，导管尖端有可能异位。导管异位是指在置管过程中，导管进入各种异常位置，胸部 X 片显示导管尖端位置不在上腔静脉，导管进入了各种异常的位置（图 2-55），如腋静脉、对侧无名静脉及锁骨下静脉、同侧或对侧颈内静脉、奇静脉、左侧或右侧胸廓内静脉、心包横膈静脉等及右心房或右心室。PICC 导管经由头静脉穿刺最常发生的异位是腋静脉（Lum&Soski 研究报告），但选用贵要静脉进行置管时，颈内静脉是最常出现的异位位置。

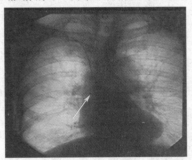

图 2-54　理想的导管尖端位置

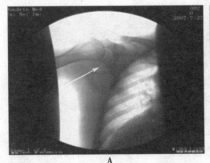

A

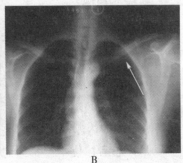

B

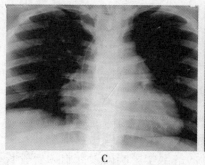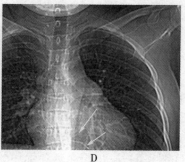

C　　　　　　　　　　　　　　　D

图 2-55　各种导管异位影像

A. 导管异位至腋静脉；B. 导管异位至对侧锁骨下静脉；

C. 导管进入右心房；D. 导管进入右心室

1. 临床表现

（1）可能没有临床表现。

（2）异位于腋静脉时送管时感到有阻力，导管弯曲打折，无法抽到回血。

（3）异位到锁骨下静脉时导管内可见回血，导管无法送到预测长度。

（4）异位到颈内静脉时送管可有反弹，冲洗导管时耳部可听到水流声，有冰凉的感觉。

（5）导管进入右心房或右心室可出现心悸、心律失常。

2. 发生原因

（1）测量误差。

（2）血管生理性变异、畸形。穿刺侧既往手术史和外伤史导致血管走行改变。锁骨下静脉置管史及放疗史可能造成血管内瘢痕形成。

（3）剧烈咳嗽，打喷嚏，儿童大声哭闹，胸腔内占位性病变等导致胸腔内压力增加。

（4）患者体位不当：当患者强迫体位、颈项强直、颈部纤维化、神志不清，佩戴气管套管等无法配合转头。

（5）患者过度紧张。

（6）在头静脉穿刺。

3. 预防措施

（1）准确测量所需导管长度。

（2）置管前对患者详细评估，了解静脉解剖和有无手术史、外伤史。

（3）避免屏气、剧烈咳嗽和打喷嚏，儿童大声哭闹者可遵医嘱使用镇静剂。

（4）注意偏头，防止导管进入颈内静脉，置管前告知并指导患者做向穿刺侧偏头的动作，对于过度消瘦和不能偏头的患者，请助手用示指沿锁骨上缘横向向下压迫同侧颈静脉与锁骨上缘交汇处。

（5）置管前向患者做好解释，避免过度紧张。

（6）尽量不要选择头静脉，选择头静脉穿刺时，手臂与躯干的角度 <30°。

（7）在 B 超引导下置管可初步排除颈内静脉、锁骨下静脉和腋静脉的异位。

（8）置管后带着导丝拍胸片定位。

4. 处理方法

（1）在模拟定位机或数字胃肠机的引导下调整。

（2）重新消毒铺巾，严格无菌操作。

（3）异位于颈内静脉者：如患者异常紧张，先让患者饮温开水，使其放松后取去枕平卧位，撤出导管 15cm，指导患者下颌紧贴胸骨转向穿刺侧肩部，以 10ml 的注射器边冲 0.9% 氯化钠溶液边送管，直到将导管送至预测长度。顽固异位者可将患者取坐位或半卧位（注意避免无菌区域的污染），将导管退出 15cm，以 20ml 的注射器用 0.9% 氯化钠溶液快速冲管，利用 0.9% 氯化钠溶液的重力作用纠正异位。

（4）异位腋静脉者：撤出导管 15~20cm，指导患者夹紧腋窝，然后短距离匀速送管。经调整无效则将整条导管拔出，重找血管穿刺置管。

（5）异位于锁骨下静脉者：模拟定位机或数字胃肠机下准确测量拔出长度，协助患者取半卧位，助手指导患者做深呼吸，用 0.9% 氯化钠溶液快速冲管，在患者呼气末吸气初期胸腔压力最小时送管。调整无效，则将导管保留于锁骨下静脉，按中长期导管使用时间保留，如有异常，及时拔管。

（6）经 X 线确认导管置入过深进入右心房或右心室，撤出部分导管使尖端位置正常。

（7）可以借助介入科医师的帮助将导管放置到正确位置。

（五）心律失常（cardiac arrhythmia）

1. 临床表现

（1）患者突然出现心慌、胸闷、气促，频发室性期前收缩。

（2）有些患者没有症状，在置管后常规进行 X 线检查定位时发现。

2. 发生原因　患者体位改变或体外测量误差导致导管插入过深，进入右心房或右心室，刺激上腔静脉丛和窦房结。

3. 预防措施

（1）准确测量长度，避免导管置入过深。

（2）注意询问患者有无胸闷、心慌等不适。

4. 处理方法　将导管部分退出，确保导管尖端位置在上腔静脉中下 1/3 处。

（六）穿刺部位血肿（hematoma）

1. 临床表现　穿刺点刺痛、麻木、肿胀，皮肤冷、有斑纹。

2. 发生原因

（1）患者凝血功能异常、使用抗凝药物。

（2）反复穿刺静脉致静脉壁破损。

（3）穿刺时误伤动脉。

3. 预防措施

（1）穿刺前了解患者实验室检查结果和用药史。

（2）采用正确的穿刺技术，避免反复穿刺同一血管和过度探针。

(3) 正确辨识动脉和静脉，避免穿刺过深损伤动脉。

4. 处理方法 局部给予加压包扎。必要时遵医嘱使用止血药物。行颈静脉穿刺者注意观察患者有无呼吸困难。

(七) 空气栓塞 (air embolus)

PICC 置管时空气栓塞并不常见，因为导管长度较长，内部管腔较小，在无呼吸压力变化的外周静脉置入，且置入点低于心脏水平。但在某些特殊情况下仍有可能发生。

1. 临床表现 进入右心室的空气量少可无反应，如空气量大，空气在右心室内阻塞肺动脉入口，使血液不能进入肺内，气体交换发生障碍，患者感到异常不适、咳嗽、面色苍白、胸骨后疼痛，随后出现呼吸困难和严重发绀，有濒死感，严重者，机体可因严重缺氧而死亡。

2. 发生原因 置管时患者低血容量可降低中心静脉压，深吸气可增加胸腔内负压，前端开口导管拔出导丝后未及时套上接头或三向瓣膜式导管瓣膜功能障碍时，空气可进入右心房，然后进入右心室。

3. 预防措施 在导管置入前治疗低血容量，指导患者在置管过程中避免深呼吸和剧烈咳嗽，拔出导丝后反折导管或将卡子卡住，及时套上接头。

4. 处理方法 如果患者没有其他的禁忌证，如颅内压增高或者呼吸系统疾病等，立即予患者左侧头低脚高位 (trendelenburg position)，使气体能浮向右心室尖部，避开肺动脉入口。立即通知医师，给予高流量氧气吸入，密切观察病情变化，并根据病情进行相应处理。

(八) 撤导丝困难

撤导丝困难是指导管置入体内后，撤出导丝时出现拔除困难。

1. 临床表现 导丝部分或完全撤不出，导管皱起或蛇样弯曲。

2. 发生原因

（1）送管不顺利而强行送管，致使导管扭曲变形。

（2）导管在血管夹角处。

（3）插管前未预先冲管。

3. 预防措施

（1）插管前预先冲管，起润滑作用。

（2）短距离匀速送管，遇到阻力不强行送管。

（3）拔导丝时保持穿刺时的体位。

4. 处理方法

（1）严禁强行撤除导丝，暂停几分钟，被动运动或热敷手臂后再撤导丝。

（2）将导管撤出少许，改变体位再撤导丝。

（3）无效可从导管内注入温热的 0.9% 氯化钠溶液后再将导丝轻轻撤出。

（4）通过以上处理仍不能将导丝撤除，则将导管连同导丝一起拔除。

二、置管后与导管相关的并发症

（一）静脉炎（phlebitis）

各种原因导致血管壁内膜受损继发的炎症反应。

1. 美国静脉输液协会（INS）5 级分级标准

0 级 无临床症状。

Ⅰ级 穿刺部位发红伴，有或无疼痛。

Ⅱ级 穿刺部位疼痛伴有发红，有或无水肿。

Ⅲ级 穿刺部位疼痛伴有发红，有或无水肿，静脉索状物形成，可触摸到条索状的静脉。

Ⅳ级 穿刺部位疼痛伴有发红有或无水肿，静脉索状物形成，可触及静脉的条索状物长度 >2.5cm，并有脓性渗出。

2. PICC 相关静脉炎分类 根据发生机制可分为机械性静脉炎、化学性静脉炎、细菌性静脉炎和血栓性静脉炎。

3. 机械性静脉炎　最常见，早期机械性静脉炎（ESMP）通常发生在置管后的 48~72 小时，7 天内多见。

（1）临床表现（图 2-56）

1）沿静脉走向的红、肿、热、痛。

2）有时可以表现为局限症状：局部的硬结。

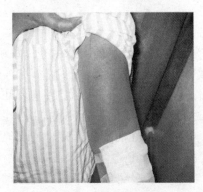

图 2-56　机械性静脉炎

（2）发生原因

1）置管过程中置管鞘、导丝、导管损伤血管内膜、静脉瓣。创伤穿刺、送管不顺暴力送管、导管尖端异位反复调整，损伤血管内膜。导管型号与血管的粗细不相适宜，导管的材料过硬，增加了静脉炎的发生概率。

2）在肘下、肘窝穿刺置管，肘关节屈伸可使导管与血管壁发生摩擦，造成血管损伤。

3）导管位移致使导管尖端未在上腔静脉，输注高浓度药物时，血管内皮细胞脱水，血管内皮暴露，且药物刺激血管内膜使血管收缩、变硬，引发静脉炎。

4）导管留置状态：导管固定不良，在更换敷料或延长管时引起导管移动，造成导管对血管内膜的摩擦。置管侧肢体过度活动或剧烈运动，导致肌肉挤压血管，血管与导管发生摩擦，导致血管内膜损伤。

5）患者因素：如紧张、焦虑、恐惧等负性情绪可致体内 5-羟色胺水平升高，致使血管收缩；年龄因素：老年人由于自身原因可出现静脉血流缓慢、静脉内压力增高、血管壁通透性增高，置管后血流更加缓慢，增加了静脉内膜的损伤，更容易发生静脉炎；性别因素：女性相对于男性血管管径窄，发生静脉炎的概率相对要高。

（3）预防措施

1）穿刺前介绍清楚置管目的、程序等，做好心理护理，降低患者心理应激反应的强烈程度。

2）穿刺中保持与患者的良好交流，使患者处于放松状态。

3）选择合适型号、材质的导管；优先选择贵要静脉；避免在肘窝处穿刺，尽量选择在肘上置管，建议改"盲穿"为 B 超引导下穿刺。

4）提高穿刺水平，避免创伤穿刺，送管动作轻柔，匀速送管。

5）妥善固定导管；肘下置管者置管后 24 小时尽量不屈肘，置管侧手臂避免过度活动。

6）置管后穿刺部位上方热敷或外贴增强型溃疡贴有一定的预防作用。

（4）处理方法

1）抬高患肢，促进静脉回流，缓解症状。

2）在肿胀部位给以湿热敷（使用暖水袋）每次 30 分钟，休息 30 分钟后再敷。

3）肿胀部位使用如意金黄散、青黛外敷消肿效果较好；还可选用其他药物，如硫酸镁、赛肤润、扶他林、喜疗妥等。

4）肿胀部位外贴增强型溃疡贴。

5）使用红外线治疗仪：在 15cm 的距离使用，第一天 5 秒，第二天 10 秒，第三天 15 秒，症状未完全缓解可重复，还可以预防性使用。

4. 细菌性静脉炎

（1）临床表现：穿刺点周围或上方出现硬结及穿刺静脉红、肿、热、痛、化脓，严重者可有发热，穿刺点脓液细菌培养可为阳性。

（2）发生原因

1）不正确洗手，不正确的皮肤消毒，未遵循无菌技术原则。

2）穿刺时导管被污染。

3）敷料护理不良（贴膜松动、污染、潮湿未及时更换）；贴膜质量不好。

4）接头污染。

5）溶液污染（溶液包装破损、过期等）。

6）患者免疫力低下、身体其他部位的感染等。

（3）预防措施

1）严格无菌技术操作，操作中使用最大化无菌屏障；置管或维护前充分洗手；穿刺部位消毒彻底。

2）使用透气性好的贴膜，及时更换，保持清洁、干燥。

3）仔细核对药物，确保药物质量。

4）使用结构简单、螺口连接的接头；正确地冲封管。

5）导管不用时及时拔除。

6）患者加强营养，提高机体抵抗力；及时控制身体其他部位的感染。

（4）处理方法

1）可常规按照机械性静脉炎处理，如症状较轻时，局部使用水胶体敷料，还可用 0.5% ~ 1% 活力碘湿敷和（或）庆大霉素及地塞米松湿敷穿刺点。

2）如有脓性分泌物应做细菌培养，遵医嘱使用抗生素；革兰阳性菌感染使用 0.5% ~ 1% 活力碘湿敷穿刺点，革兰阴性菌感染使用庆大霉素湿敷穿刺点；如感染不能控制应拔除导管。

5. 化学性静脉炎　PICC 引起的化学性静脉炎比较少见。

（1）临床表现：局部静脉肿胀、疼痛，触及条索状静脉或有硬结，周围皮肤充血、红肿，一般持续 1 ~ 2 周，而后肿胀消退，疼痛缓解，出现色素沉着，静脉呈树枝状或条索状改变，严重者静脉发生闭塞。

（2）发生原因

1）患者在 PICC 置入前曾在外周静脉输入化疗药物、刺激性药物、pH/渗透压超出正常范围及不合理稀释的药物。

2）导管尖端位置不在上腔静脉，输入刺激性药物、PH/渗透压超出正常范围及不合理的稀释的药物，输液微粒刺激等。

3）操作中使用有粉手套未冲洗干净。

4）置管和维护时，消毒液从穿刺点进入血管。

5）患者对 PICC 材质过敏。

（3）预防措施

1）尽量避免在外周静脉使用化疗药物、刺激性药物、PH/渗透压超出正常范围的药物；置管前充分评估血管，避免在有静脉炎的血管穿刺置管。

2）导管留置期间注意评估导管使用情况及导管尖端位置是否正常，如导管尖端位置不在上腔静脉又无法复位时，只能当作中期或短期导管保留，且要密切观察药物输注情况和导管尖端处局部情况。

3）合理稀释药物。

4）置管时和维护时选择无粉手套，如为有粉手套，应用 0.9% 氯化钠溶液冲洗干净后再操作。

5）使用精密过滤器，避免输液微粒刺激。

6）置管和维护时，消毒液要待干，使用乙醇消毒时应避开穿刺点。

（4）处理方法

1）如确诊为导管尖端位置不在上腔静脉及对导管材质过敏引起的化学性静脉炎，应立即拔管。

2）其余原因引起的化学性静脉炎按机械性静脉炎处理。

6. 血栓性静脉炎 静脉血管腔内急性非化脓性炎症同时伴有血栓形成。PICC 置管相关血栓性静脉炎为损伤后血栓性浅静脉炎或感染性血栓性浅静脉炎。

（1）临床表现

1）穿刺点上方浅静脉出现硬条索状肿痛，压痛明显，可伴红肿、灼热炎症反应，也可仅表现为穿刺点周围胀痛感，肩胛部及腋窝处不适感。

2）彩色 B 超检查显示上臂浅静脉内血栓形成。

（2）发生原因

1）置管时或导管留置期间静脉内膜的损伤。

2）导管留置期间发生穿刺点局部或隧道感染。

（3）预防措施：同机械性静脉炎和细菌性静脉炎。

（4）处理方法

1）抬高患肢，促进静脉回流，缓解症状。

2）红肿、灼热部位外涂莫匹罗星软膏、如意金黄散或青黛，还可选用其他药物，如硫酸镁、喜疗妥等。

3）同步进行抗凝治疗，参照本节"导管相关性血栓"。

（二）穿刺点渗血

1. 临床表现　穿刺点出现渗血（图 2-57）。

2. 发生原因

（1）PICC 置管操作中，盲穿时局部反复多次穿刺；穿刺针、置管鞘型号过大；运用改良塞丁格技术扩皮的创面较大较深。

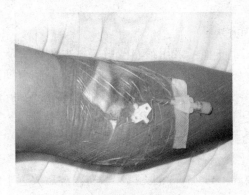

图 2-57　穿刺点渗血

（2）患者因素：营养不良、恶病质、严重贫血、糖尿病等影响伤口愈合；血小板减少；凝血功能异常；使用抗凝药物；穿刺侧侧卧位，致使静脉回流受阻，静脉压升高；置管侧手臂过度活动等。

（3）过于频繁的穿刺点换药，影响穿刺点愈合；维护时将穿刺点形成的血痂强行剥离。

3. 预防措施

（1）置管前了解患者血常规、出凝血时间、肝功能等常规检查结果，全面评估患者，排除置管禁忌证。

（2）置管前仔细评估血管，选择合适的穿刺针和导管；选择弹性好、走向直的血管穿刺；肘关节下盲穿时，建议从肘下 2 ~ 3cm 处进针，不建议直接刺入血管，建议从皮下走行 0.5 ~ 1cm 后再进入血管，以减少穿刺点渗血和便于固定导管。

（3）置管后 24 小时内密切观察穿刺点有无渗血。

（4）使用抗凝剂的患者，密切观察穿刺点渗血情况，可使用弹性绷带包扎。

（5）置管侧手臂避免提举重物；肘下置管患者，置管后 24 小时内尽量避免屈肘；避免在置管侧手臂测血压，翻身时避免置管侧手臂受压。

（6）严格按规范换药，不强行去除穿刺点血痂，让其自然脱落。

4. 处理方法

（1）压迫止血：采用纱布及敷料压迫止血法及弹力绷带加压止血法（图 2-58）。加压包扎止血法对导管留置期间突发渗血的止血效果不理想，且容易导致肢体肿胀，影响局部血液循环，应避免包扎过紧，并注意观察肢体末梢血运情况。

（2）药物止血

1）肾上腺素：取肾上腺素 1mg 加入 10ml 0.9% 氯化钠溶液中，将一块约 1cm×1cm 的无菌小纱布浸湿后放置于穿刺点渗血处，然后再放置一块同样大小的无菌干纱布于其上，最后贴上透

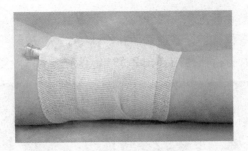

图 2-58　弹力绷带加压包扎穿刺部位

明贴膜。教育患者适当限制置管侧手臂活动，咳嗽、排便、呕吐及活动时用手指在贴膜外按压穿刺点，防止出血。

2）明胶海绵：将明胶海绵折叠成约 2cm×2cm 大小，放置于穿刺点，再贴上透明贴膜。

3）凝血酶类药物：据文献报道，在穿刺点局部给予凝血酶粉剂或针剂的棉球，加压包扎，出血停止后更换敷料，一般可在 1~2 天好转。

（三）导管堵塞

导管失去功能中超过 40% 的案例是由导管堵塞引发，导管堵塞（catheter occlusion）分为非血凝性堵塞和血凝性堵塞。

1. 非血凝性导管堵塞

（1）临床表现

1）导管堵塞症状与溶栓治疗无关或对溶栓治疗没有反应。

2）输液泵高压报警。

3）可以看到导管内有沉淀物。

4）在输入不相容药物后突然发生的堵塞或阻力增加。

5）缓慢加重的堵塞通常提示脂类物质沉积。

（2）发生原因

1）导管维护不当，药物沉积在管腔中。

2）药物配伍禁忌，药物之间不相溶，未经 0.9% 氯化钠溶液冲管就用肝素封管，使药液浑浊、沉淀。

3）脂类物质沉积。

4）导管位移，导管顶端贴到静脉壁。

5）导管打折或扭结（图 2-59）、盘绕。

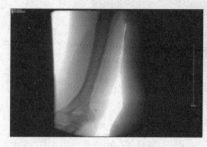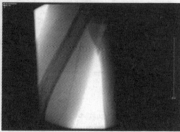

图 2-59　导管打折或扭结

（3）预防措施

1）确保脉冲冲管，正压封管。

2）严格遵守正确的冲管液、冲管容量及冲管频率的规定。

3）注意药物配伍禁忌。

4）输注脂肪乳剂应定时冲管。

5）及时评估导管功能，发现异常拍 X 片，确定有无导管位移和打折、扭结、盘绕。

6）定期复查胸片。

（4）处理方法

1）对于药物沉淀引起的导管堵塞一定要弄清楚导管堵塞的原因。在堵塞导管中滴注或灌注 0.1% 的盐酸用于溶解低 pH 药物沉淀和钙或磷酸盐沉淀，滴注或灌注 5% 碳酸氢钠用于溶解高 pH 药物沉淀和易溶于碱性溶液的沉积物。脂肪乳剂所致的堆积物可选用 70% 的乙醇溶液（可能会损坏某些聚氨基甲酸乙酯材质的导管，使用前需阅读并遵循厂家使用指导说明）或氢氧化钠。

2）如为导管打折，拍 X 线片，将导管拉直，并定位导管尖端位置是否在上腔静脉下 1/3 处。

3）导管位移处理，参照本节（四）导管位移。

2. 血凝性导管堵塞（图 2-60）

（1）临床表现

1）输注困难、无法冲管、无法抽到回血。

2）导管堵塞症状溶栓治疗有效。

3）导管内无沉淀物或可以看到血凝块。

（2）发生原因

1）导管尖端位置不在上腔静脉或导管发生位移，造成血液反流。

2）冲、封管手法不正确，或冲封管不及时，致使血液反流；经导管采血后未彻底冲洗导管和更换接头。

3）血液高凝状态。

4）胸腔内压力增加，导致导管返血堵塞。

5）静脉血管内膜损伤，静脉血栓形成。

6）纤维蛋白鞘形成，在导管头端形成蛋白鞘套，液体能够输注，但无法抽回血或液体无法进入血液循环而从穿刺点流出。

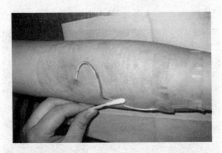

图 2-60　血凝性导管堵塞

（3）预防措施

1）导管尖端位置应保持正确。

2）充分、正确冲封管，经导管采血后彻底冲洗导管，及时更换接头。

3）严格遵守正确的冲管液、冲管容量及冲管频率的规定。

4）尽量减少可导致胸腔内压力增加的活动。

5）对血栓高危患者遵医嘱预防性应用抗凝药物。

（4）处理方法

1）导管不完全堵塞：切忌暴力冲管清除血凝块，以免导管损伤、破裂或造成血栓栓塞。应取下输液接头，用 10ml 注射器直接连接导管尾端，尽量反复回抽，将血凝块从导管中抽出。切忌将空气注入体内，并要注意防止将导管带出体外。

2）导管完全堵塞可采用 5000U/ml 尿激酶三通负压再通（图 2-61）：取 1 万 U 尿激酶 1 支加 0.9% 氯化钠溶液 2ml，用 10ml 注射器抽取 5000U/ml 尿激酶 2ml，取下输液接头，连接三通，将尿激酶溶液注射器连接到三通上，再取 10ml 空注射器连接到三通上，使导管与空注射器相通，回抽空注射器 5~6ml，使导管内产生负压，再使导管与尿激酶相通，利用负压将尿激酶注入导管内，保留 15~30 分钟再抽吸导管，如不通则反复进行。如能抽到回血，则抽吸 2~3ml 血液丢弃，再用 20ml 0.9% 氯化钠溶液以脉冲的方式冲洗导管。如果仍然不能溶解堵塞物，可行放射造影检查，以便排除导管位移、导管损伤、导管外的血管有堵塞（血栓形成）。

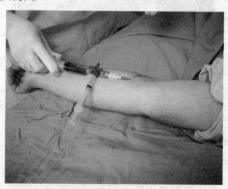

图 2-61　导管血凝性堵塞负压再通

3）单向通畅现象：即回抽血液通畅，但滴注速度很慢，导管冲洗时阻力很大。此现象多见于三向瓣膜导管。由于连接器的金属柄与导管相连接处的导管内径是导管最狭窄的部分，人工连接时上下接头的地方均可存在缝隙，反复回抽血液或输注血液制品及药物的沉积物容易聚集在此处，造成导管滴注速度很慢，导管冲洗时阻力很大。处理方法：在无菌操作下更换连接器。操作前向患者及家属说明情况。将连接器的金属柄与减压套筒预冲好备用，取下贴膜，消毒穿刺部位及全部外露导管与连接器前端。检查导管外露部分，如≥5cm，则将导管尾端朝上，无菌剪刀与导管呈90°，一次性剪掉导管尾端，安装新的减压套筒与连接器金属柄。注意导管与金属柄连接时要将导管推到底，并避免打折。安装好后连接注射器抽回血 1～2ml，更换注射器用 0.9% 氯化钠溶液冲洗导管后连接输液接头，连接输液器观察输液速度，了解导管通畅程度。如导管外露部分≤5cm，则将体内导管缓慢退出至外露部分达到 5cm，再按照上述方法修剪，连接输液接头后 X 线定位导管尖端位置是否还在上腔静脉。如导管尖端不在上腔静脉则按中长线导管保留，并加强观察。

（四）导管位移

导管位移（secondary or post-insertion catheter migration）（图 2-62）与异位不同，是指导管末端从最初的留置位置因各种原因移动到其他位置。文献报道，中心静脉导管放置后，导管末端最易移动到右心房、颈内静脉、锁骨下静脉、头臂静脉、腋静脉，甚至奇静脉。

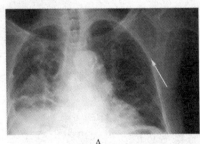 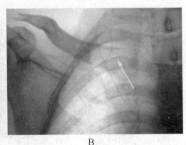

A   B

图 2-62　导管位移
A. 导管位移到腋静脉；B. 导管在锁骨下静脉位移

1. 临床表现

（1）导管功能发生改变：不能取血，导管堵塞。

（2）不能输注液体：静滴速度降低，输液泵报警。

（3）局部疼痛或身体同侧异常肿胀。

（4）导管体外部分变长。

（5）输液时疼痛。

（6）导管末端移动到右心房可导致心前区不适、心悸、胸闷等表现。

（7）导管末端移动到颈静脉耳部可听到流水声，还可能出现耳鸣、头晕、颈部肿胀不适、颈静脉红肿等，部分患者可无症状。

（8）部分患者还可出现感觉异常，胸部、背部疼痛，以及液体逆流入颅内静脉窦所致的神经系统反应。

（9）导管尖端侵蚀到血管外的区域可表现为心律失常、胸部疼痛、呼吸困难、低血压。

（10）部分患者可能无任何临床症状和体征。

2. 发生原因

（1）维护不当：如高压注射，暴力冲管，错误地将导管脱出体外。

（2）导管固定不良，使导管活动性增加。

（3）PICC 放置过浅，导管尖端未在理想位置。

（4）胸腔内压力增加，如咳嗽、打喷嚏、Valsalva 方式检查等，使导管折返或漂移移位。

（5）腹腔内压力增加，如呕吐、呃逆、用力排便等，使中心静脉压和血流发生改变，导致导管尖端位置发生变化。

（6）置管侧手臂和肩部剧烈活动。

（7）在 PICC 留置过程中患者疾病进展，出现纵隔占位或占位加重，使上腔静脉压力处于较高状态，多见于肺癌、胸腺瘤、淋巴瘤患者。

（8）导管尖端侵蚀到血管外的区域。

3. 预防措施

（1）置管前对患者病情充分评估，上腔静脉综合征患者禁忌置管。

（2）避免暴力冲管。

（3）正确固定导管，贴膜卷边时及时更换，三向瓣膜导管可使用思乐扣固定（图2-63）。

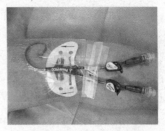

图 2-63 思乐扣固定导管

（4）注意观察导管外露刻度。

（5）尽量减少可能导致胸腔、腹腔内压力增加的因素。

4. 处理方法

（1）停止输液，通知医师。

（2）拍 X 片了解导管尖端位置。

（3）进入心房的导管应在心脏彩超或 X 线引导下慢慢向外拔出 2～3cm，定位正常后才能使用，建议在模拟定位机下测量出应拔出的长度后再进行调整，无须二次摄片。

（4）位移的导管通畅可以纠正而不用撤管，但取决于导管停留的位置和患者病情。使用"喷射"（Jet）的注射技术有助于提高纠正异位的成功率，大多数硅胶导管通过每秒 4～5ml 的速度注射 20ml 的 0.9% 氯化钠溶液即可解决位移的问题，使用这项技术前必须确认没有阻力及导管堵塞信号，但是这项技术不太适应于两腔或三腔导管和材料缺少弹性比较硬的导管，因为可能发生导管断裂，所有必须确认注射时没有阻力或导管堵塞信号。可以通过介入科医师复位导管以避免拔出导管。

（5）对于频繁咳嗽，反复发生颈静脉位移的患者反复进行复位是不可取的方法，建议拔管，以免发生颈静脉血栓。

（6）位移到锁骨下静脉的导管勿将体外部分向体内推送，当作中长线导管原位保留，并注意观察局部情况，警惕发生静脉炎或静脉血栓。

（7）当患者出现心肺功能不全或胸痛时，应警惕血管侵蚀甚至穿破血管，如经导管回抽血液顺畅且无阻力，表明导管位置正常。如回抽不通畅或受阻，应考虑导管尖端紧抵血管壁，应拍胸片确认导管尖端位置，建议拔除导管。若病情不允许拔管，可行血管造影，确认导管尖端位置是否在血管内，是否存在血管破损，再酌情处理。

（五）穿刺点渗液（infiltration/extravasation）（图 2-64）

1. 临床表现

（1）穿刺点有无色无味的透明液体或淡黄色液体渗出。

（2）导管尖端被纤维蛋白鞘包绕时导管推注顺畅，滴注速度减慢，抽回血困难，推注或滴注液体时有药液从穿刺点溢出。

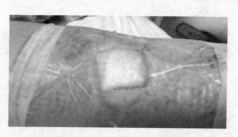

图 2-64　穿刺点渗出黄色液体

2. 发生原因

（1）穿刺时淋巴管受损。

（2）穿刺后局部炎症反应。

（3）患者血浆胶体渗透压降低，微血管通透性增高，穿刺点局部组织疏松。

（4）使用改良塞丁格技术置管扩皮切口过大。

（5）导管尖端被纤维蛋白鞘包绕，阻挡药液流入上腔静脉，药液流入阻力最低的穿刺点。

（6）导管的尖端被肿瘤或不明原因的静脉夹层压迫，也会阻挡药液流入上腔静脉，药液流入阻力最低的穿刺点。

3. 预防措施

（1）置管前仔细评估患者病情、穿刺点局部情况、血浆白蛋白水平。

（2）提高一次性穿刺成功率，在置管时发现送管有阻力无法通过时，不要暴力送管，应将导管辙出，另找血管穿刺置管，减少对组织的损伤。

（3）置入带扩张器的置管鞘前，扩皮不可过大、过深。

（4）用抽回血的方法及时评估导管功能。

4. 处理方法

（1）观察渗出液的颜色、性质和量，以及有无感染。渗液较少时，更换敷料后用弹力绷带适当加压包扎穿刺点，渗液一般在 1 周会停止。如仍有渗液，可以将弹力绷带包扎的范围往上扩大，指导患者多握拳，尽量少屈肘，直到渗液停止。

（2）考虑导管尖端被纤维蛋白鞘包绕者，使用尿激酶溶解纤维蛋白鞘。方法：停止输液，0.9% 氯化钠溶液冲管后，导管内注入 1:5000 的尿激酶溶液 0.5~1ml，1~2 小时后回抽，也可 24 小时后抽回血，如能抽到回血，输液速度加快表示纤维蛋白鞘已溶解，穿刺点渗液一般会停止。如抽不到回血可按上述方法再次处理。文献报道使用抗凝剂连续滴注更为有效；尿激酶 4400U/（h·kg）×18 小时；tPA（组织型血纤维溶酶原激活剂）5mg 加入 100ml 0.9% 氯化钠溶液中，以 40ml/h 的速度连续滴注。

（3）导管尖端位于锁骨下静脉，在癌症晚期肿瘤可能顶着导管尖端，这时可将导管撤出少许也可使导管通畅。

（六）导管损伤

导管损伤（damaged catheter）包括导管破损和断裂。导管断裂有两种情况：体外部分断裂和体内部分断裂。导管体外部分破损如未能及时发现处理，也可导致导管断裂。导管体外部分断裂如未能及时发现或正确处理，断裂的导管可随血液回流进入患者体内形成导管栓塞（图 2-65），体内部分断裂的导管直接进入体循环成为导管栓塞。

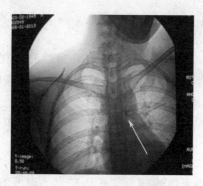

图 2-65　导管栓塞

1. 临床表现

（1）导管体外破损：冲管或输液时有液体从破损处渗漏。

（2）导管体内部分破损致液体渗漏可有局部疼痛或皮下肿胀。

（3）导管栓塞患者可无症状或可能产生严重的系统性的临床症状，如呼吸困难、心悸、心动过速、心律不齐、咳嗽或者胸部疼痛等。导管栓塞可导致严重并发症，但由于缺乏大量研究，真正的并发症发生率尚无定论。可能的并发症包括心肌穿孔或最终坏死、心肌梗死、心脏瓣膜穿孔、心律失常、心搏骤停。感染性并发症包括继发感染性心内膜炎、真菌性动脉瘤、肺部感染。

2. 发生原因

（1）冲管有阻力时仍暴力冲管，或使用 10ml 以下的注射器冲管。

（2）在非耐高压导管使用高压泵推注造影剂。

（3）利器损伤导管或患者躁动时人为损伤导管。

（4）置管侧手臂剧烈运动。

（5）导管固定方法不正确，使导管尾端与连接器成为直角或锐角，患者活动时导管打折，长此以往，打折处发生断裂。

（6）拔管受阻时强行拔管导致导管断裂。

3. 预防措施

（1）穿刺时避开利器；患者躁动时适当约束；导丝不应被再次插入到导管中。

（2）不要在导管处缝合和缠绕胶带。

（3）正确固定导管。

（4）置管侧手臂不做剧烈运动。

（5）使用大于 10ml 的注射器冲管，冲管时遇到阻力勿暴力冲管，避免在非耐高压导管上使用高压泵。

（6）每次冲、封管时注意观察导管体外部分有无渗漏，怀疑有体内部分渗漏时行造影检查确认。

（7）注意评估导管功能有无异常，如无法从导管内抽到回血。

（8）在拔管遇到阻力时切忌用力拔管，对患者进行心理疏导，解除紧张情绪，调整手臂位置或对静脉部位热敷 10~20 分钟后慢慢拔出导管。拔出后观察导管是否完整，以防导管断裂在血管内。如拔除导管时发现导管不完整，应进行胸部 X 线检查或者进行进一步评估。

4. 处理方法

（1）三向瓣膜式导管体外部分破损或断裂的修剪

1）导管体外部分破损：当导管破损的部位发生在体外，且破损位置离穿刺口至少 5cm 以上时可采用修复导管的方法。先安置患者平卧，置管侧上肢外展 90°。小心地拆除原有敷料，检查导管的破损部位，以确定剪断导管的位置。准备一个规格相同的备用接头，打开无菌换药包，用乙醇、络合碘消毒导管外露部分和穿刺点周围 20cm 的范围 3 遍。用无菌剪刀以直角剪断导管破损部分，去掉受损导管，安装连接器（图 2-66），确定减压套筒与金属柄锁牢，在连接器上接好注射器，抽回血确定导管通畅，用 20ml 0.9% 氯化钠溶液冲洗导管，连接输液接头后再次冲管，用透明贴膜及胶布妥善固定导管，拍片定位，导管尖端如在上腔静脉，则可继续使用，如导管尖端不在上腔静脉则作为中期或短期导管使用。

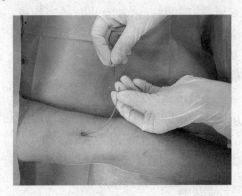

图 2-66 三向瓣膜式导管体外部分破损的修复

2）导管体外部分断裂：逆穿刺点方向小心揭开贴膜，隔着贴膜按压住体外导管残端，避免断裂的导管进入体内，按上述步骤修剪导管，并拍片定位。

（2）前端开口式导管体外部分发生破损或断裂时只能拔管。

（3）导管体内部分破损：拔除导管，为避免导管断裂，操作时与皮肤平行的方向慢慢拔出导管，并在床旁备止血带，做好导管可能断裂的准备。

（4）导管体内部分断裂

1）快速反应，加压固定导管，用手指按压导管远端的血管或立即于上臂腋部扎止血带，止血带捆扎要足够紧，以限制静脉血流，但不能限制动脉血流。

2）患者制动，每隔 5 分钟评估止血带远端的脉搏。

3）行影像学检查，确定导管位置，确定 PICC 断端位置，决定下一步处理措施。

4）如断端仍滞留在外周静脉内，可行静脉切开术取出体内留置段导管。

5）对于已位移至中心静脉甚至右心的导管断裂段，应立即在 X 线监视下介入法进行血管内异物抓捕术。术后卧床 24 小时，给予支持、止血、抗感染治疗，密切观察伤口出血情况。

（七）导管相关性血栓（catheter embolus）（图 2-67）

静脉血栓是 PICC 较常见的一种并发症，其发病率尚无确切统计，文献所报道的发病率差异很大，从 0.3% ~ 66% 不等。血栓形成的后果取决于血栓形成的原因、部位、速度、程度及代偿性侧支建立情况，严重者可威胁患者生命。

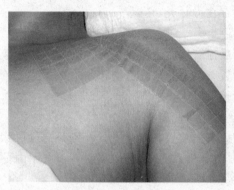

图 2-67 锁骨下静脉血栓

1. 临床表现

（1）绝大多数患者没有明显的临床症状和体征。

（2）置管侧手臂及肢体末梢、肩部、腋下、颈部及锁骨下区域肿胀、疼痛，局部皮肤温度升高、皮肤颜色改变。

（3）肢体末端、肩部、颈部或者胸壁上的外周静脉怒张。

（4）颈部或肢端运动困难。

（5）穿刺点延迟愈合或少量渗血。

2. 发生原因

（1）静脉内膜损伤

1）导管材质过硬、表面不光滑，型号过大，损伤静脉内膜。

2）置管时行静脉穿刺和送导丝和导管造成静脉内膜损伤，特别是多次穿刺，送管不顺利或暴力送导丝、导管。

3）置管后使用拐杖，挤压经过腋窝的血管，造成手臂内侧及腋窝处静脉内膜损伤。

4）肘下置管，肘关节活动导致导管进出体内并摩擦静脉内膜。

5）导管固定不良，导管在血管内移动，损伤静脉内膜。

6）导管尖端位置不正确，导管尖端紧贴血管壁，持续性对血管壁产生刺激。

7）患者存在静脉炎。

（2）血流缓慢

1）置管后血管内血流通路变窄，血流相对缓慢。

2）患者置管侧上肢缺乏运动导致血流缓慢。

3）患者长期卧床。

（3）患者血液呈高凝状态

1）肿瘤患者血液呈高凝状态，特别是恶性肿瘤患者处于进展期及有重要脏器转移，年龄 >60 岁者；服用内分泌治疗的药物如三苯氧胺。

2）严重创伤、严重感染、大手术等可使组织因子激活外源性凝血系统，造成高凝状态或血栓形成。

3）患者存在高凝状态的慢性疾病，如糖尿病、肠激惹综合征、终末期肾衰竭等。

4）患者存在凝血异常基因，如凝血基因 V 异常。

5）患者怀孕或口服避孕药。

3. 预防措施

（1）不建议预防性使用抗凝治疗，因为具有出血的风险。如评估患者存在血栓高危因素（如有血栓家族史、高龄且卧床、患有胰腺癌等）且无抗凝禁忌，在医师评估抗凝益处大于风险并征得患者和家属同意后，则遵医嘱进行预防性抗凝治疗。通常在置管前 1~2 小时给予低分子肝素钠 5000U 皮下注射，每日 1~2 次，直至拔管。阿司匹林不能抗凝，但可抑制血小板聚集，长期服用阿司匹林的患者不要停服。

（2）评估患者有血栓史，置管部位有放疗史及手术损伤血管可能，应避免置管；避免在偏瘫肢体置管。

（3）选择适宜的血管通道器材，置管时尽量避免损伤血管内膜；需要使用拐杖的患者建议在肘上头静脉置管。

（4）置管前与患者进行有效沟通，缓解紧张情绪，避免血管痉挛；对于血容量不足的患者应补足血容量，使血管处于充盈状态。

（5）置管过程中出现送导管困难、导管异位多次调整导管等情况，置管后可遵医嘱给予拜阿司匹林抑制血小板聚集。

（6）妥善固定导管。

（7）置管后指导患者进行握拳、旋转腕关节、屈肘（肘下置管者尽量少屈肘）及肩部运动（肩部避免角度过大的外展运动）；长期卧床及偏瘫患者应予被动运动，以加速血流。

（8）置管后在穿刺点上方沿血管走向热敷或喷涂赛肤润，促进局部血液循环。

（9）在输液及睡眠时避免压迫置管侧肢体，以防止血流缓慢。

（10）适量饮水或补充水分，避免血液浓缩。

（11）早期发现血栓征象：肢体肿胀、疼痛、静脉怒张等。

4. 处理方法

（1）经彩色多普勒或血管造影检查诊断为血栓后，立即通知医师；如导管没有堵塞，患者无抗凝治疗禁忌，导管还需要且导管前端没有漂浮的血栓，可以继续使用；如导管已没有作用，不要立即拔管，以免血栓脱落，在血栓形成后 2 周血栓机化后拔管比较安全。

（2）急性期抬高患肢超过心脏水平，保持患肢制动（可用三角巾固定患肢达到制动效果），避免按摩，防止血栓脱落；注意患肢保暖，每日测量患肢、健肢同一水平臂围，观察对比患肢消肿情况；并观察患肢皮肤颜色、温度、感觉及桡动脉搏动。对于累及腋静脉或更近端静脉的血栓患者急性期要卧床休息 1~2

周，避免一切使静脉压增高的因素。

（3）抗凝治疗：抗凝治疗是通过抗凝药物影响凝血因子与内外源性凝血系统的不同环节，阻碍血液凝固的过程。

1）急性期，血栓累及腋静脉或更近端静脉者，需要马上使用低分子肝素针、磺达肝素针、普通肝素等非口服抗凝药物治疗2周。使用低分子肝素、磺达肝素效果比普通肝素好。在停用非口服抗凝药物前3天开始口服华法林。华法林治疗期间应监测国际标准化比值（INR），根据 INR 调整剂量，使 INR 维持在2.0～3.0。

2）如没有拔除 PICC 导管，一直需要抗凝治疗，导管拔除后仍要坚持3个月的抗凝治疗。

3）抗凝治疗禁忌证：对肝素或低分子肝素过敏、先天性凝血因子缺乏者、严重的凝血机制障碍、活动性消化性溃疡、近期发生脑出血者、肺部疾病咯血者，严重肝、肾功能不全者或有出血倾向的器官损伤者、急性感染性心内膜炎（心脏瓣膜置换术所致的感染除外）。

（4）溶栓治疗：溶栓治疗是通过溶栓药物将纤溶酶原激活为纤溶酶，纤溶酶裂解纤维蛋白，溶解已形成的血栓。在溶栓治疗前要权衡利弊，在患者无溶栓禁忌，临床收益大于风险的情况下才采用。

1）溶栓治疗指征：症状严重，血栓累及锁骨下静脉和腋静脉，病程＜14天，一般情况良好，预期寿命＞1年，出血风险小。

2）溶栓治疗禁忌证：对溶栓药物过敏，凝血机制障碍、出血倾向，严重的颅内、胃肠道、泌尿道活动性出血，近期有脑血管意外史，近期接受过大手术，近期有严重的外伤，妊娠及哺乳期妇女，严重高血压，心脏内血栓，细菌性心内膜炎，严重肝肾功能损伤，活动性肺结核空洞，消化性溃疡。

3）溶栓药物分非特异性纤溶酶原激活剂和特异性纤溶酶原激活剂。非特异性纤溶酶原激活剂对纤维蛋白的降解无选择性，常导致全身性纤溶活性增高，出血风险大，常用的有链激酶和尿激酶。链激酶具有抗原性，可以产生过敏反应，使用前要做皮试，皮试阳性者禁用。尿激酶不具有抗原性，因此不出现过敏反应，较常用。特异性纤溶酶原激活剂临床最常用的为组织型纤溶酶原激活物 t-PA（rt-PA，阿替普酶），系通过基因工程技术制备，具有快速、简便、易操作、安全性高、无抗原性的特点，可选择性激活血栓中与纤维蛋白结合的纤溶酶原，对全身性纤溶活性影响较小，因此出血风险降低。

（5）上腔静脉滤器：除非有明显的肺栓塞风险（如漂浮血栓）和抗凝禁忌，对上肢导管相关性血栓不建议放置上腔静脉滤器。

（6）红肿部位可外涂多环酸黏多糖乳膏或莫匹罗星软膏，或使用硫酸镁湿热敷。

（7）行抗凝溶栓治疗时应密切监测凝血功能，严密观察患者有无头痛、视物模糊等颅内出血表现以及有无皮肤、黏膜、内脏出血表现。

（8）血栓累及腋静脉或更近端静脉者有发生肺栓塞风险，可能危及患者生命。护士要严密观察，如患者突然出现剧烈胸痛、呼吸困难、咳嗽、咯血、发绀，甚至休克，应考虑肺栓塞发生，需立即报告医师及时处理。

5. 血栓的结局

（1）血栓溶解、软化、机化或吸收。

（2）脱落成为栓子，可随血流进入右心房、右心室，进入肺动脉，产生肺栓塞。

（3）机化与再通：血栓机化是指新生肉芽组织逐渐替代的过程。较大的血栓不能完全被吸收时，都能从病变部位的血管壁生长出肉芽组织，导致血栓机化。血栓机化通常在血栓形成后24 小时开始，3～4 天即可附着在血管壁上，2 周内仍有脱落的可能，如彻底机化将不再脱落和发展。当血栓机化开始时，富有毛细血管的带有肌纤维母细胞和组织细胞的肉芽组织进入血栓中，并进行吞噬和溶解，使血栓阻塞的血管获得再通。但通常血流量少，不能有效地恢复血液流通。

（4）钙化：较大的血栓既不能溶解和软化，又不能彻底机化，最常见的转归是内部钙盐沉积，变成坚硬的硬化块。

（八）导管相关性感染

导管相关性感染（suspected catheter infection）（图 2-68）是指血管内置入导管，包括中心静脉导管有关的全身或局部感染的统称。

1. 分类与临床表现　按临床症状、感染部位将 PICC 导管相关性感染分为 4 种类型，分别为：

（1）导管细菌定植：置管部位无感染征象而导管尖端半定量培养发现细菌≥15CFU，或定量培养细菌≥1000CFU。

（2）局部感染：穿刺处 2cm 以内皮肤有红肿、压痛或脓性分泌物，无全身症状。

（3）隧道感染：覆盖导管表面组织和置管处 >2cm 的皮肤有红肿、压痛。

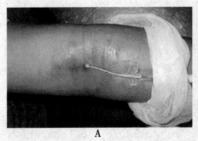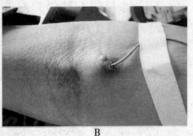

A　　　　　　　　　　　　　　B

图 2-68　导管相关性感染

A. 穿刺点感染；B. 隧道感染

（4）导管相关血流感染（CRBSI）：导管半定量和定量培养和外周静脉抽取血培养分离出相同的病原体，且患者有菌血症临床表现（冲洗导管后发生寒战或发热、肌肉酸痛、腹部疼痛、恶心、呕吐，突发意识不清、血压低、休克等），而患者没有其他明显的感染来源。C-反应蛋白水平在 2 周内升高超过 10mg/dl。血液感染患者如不能通过导管取得实验室证据，但导管拔除后全身感染症状显著改善。

2. 诊断标准 具有下述任意 1 项即可诊断导管为感染来源。

（1）有 1 次半定量导管培养阳性（每导管节段≥15CFU）或定量导管培养阳性（每导管节段≥1000CFU），同时外周静脉血培养也呈阳性，并与导管节段为同一微生物。

（2）从导管和外周静脉同时抽血做定量血培养，两者菌落计数比（导管血：外周血）≥5：1。

（3）从导管和外周静脉同时抽血做定性血培养，中心静脉导管血培养阳性出现时间比外周血培养阳性至少早 2 小时。

（4）外周血和导管出口部位脓液培养均为阳性，并为同一株微生物。

3. 确诊 CRBSI 的实验室检查

（1）导管培养（诊断 CRBSI 的金标准）：一般在导管可拔除的情况下或进行回顾性诊断时采用。

1）肉汤定性培养：无菌状态下剪取导管尖端，浸肉汤培养基中震荡或超声冲洗，过夜培养，数菌落。此方法敏感，但特异性很低。

2）推荐采用半定量或定量培养。半定量培养：检测导管外表面细菌；定量培养：检测导管外表面/腔内细菌。

（2）成对血培养：一般在病情稳定无严重感染征象或导管不可拔除的情况下应用。分别从 PICC 管腔和从周围静脉无菌取血，在血培养申请单和培养瓶上标记取血部位。血标本留取要求：

1）启动抗生素治疗前留取用于培养的血液标本。

2）经皮抽取血液标本，仔细对穿刺部位进行消毒，建议使用乙醇或碘酊或乙醇氯己定（＞0.5%），不建议使用聚维酮碘，消毒液要充分接触皮肤，干燥时间要足够，以减少血液培养的污染机会。

3）经导管抽取血液标本，对接口处进行消毒，建议用乙醇或碘酊或乙醇氯己定（＞0.5%），消毒液要充分干燥，以减少血液培养的污染机会。

4. 病原微生物种类 国外报道引起导管相关血流感染的病原体主要是凝固酶阴性葡萄球菌、金黄色葡萄球菌和念珠菌。在我国最常见者是金黄色葡萄球菌，其次为表皮葡萄球菌、鲍曼不动杆菌、阴沟肠杆菌、硝酸盐阴性杆菌、微球菌和真菌。

5. 发生原因

（1）消毒液污染。

（2）穿刺点污染。

（3）导管污染。

（4）导管接头污染。

（5）静脉输注的药物被污染。

（6）不正确冲、封管。

（7）置管过程中和维护时未严格执行无菌技术。

（8）纤维蛋白鞘形成或导管内血栓形成，成为良好的细菌生长的培养基。

（9）长期经 PICC 输入 TPN 或血液制品。

（10）患者抵抗力低下或免疫缺陷。

（11）患者身体其他部位的感染，如泌尿道感染逆行血行感染。

6. 预防措施

（1）对实施和护理导管的医务人员进行教育和培训。

（2）最大限度地做好无菌防护，严格遵守无菌技术操作原则和手卫生原则。

（3）正确选择穿刺点。

（4）保持导管尖端适宜的位置以降低血栓形成的危险。

（5）对血栓高危患者预防性应用抗凝剂。

（6）所有输液接头都应该为厄尔接口，并与 PICC、输液器匹配，如怀疑被污染，输液接头内有血液残留或系统完整性受损时，应立即更换。

（7）选用高水汽渗透性的透明敷贴，妥善固定导管，尽量减少对已留置导管的无谓触动。

（8）限制使用输注 TPN 的导管腔输注其他药物。

（9）必要时使用含预防感染设计或抗菌物质的导管。

（10）每天评估是否需要继续留置导管，如不需要则应立即拔除。

7. 处理方法

（1）导管的处理：临床拟诊导管相关感染时，应当考虑临床相关因素后再作出是否拔出或更换导管的决定，这些因素主要包括：导管的种类、感染的程度和性质、导管对于患者的意义、再次置管可能性及并发症以及更换导管和装置可能产生的额外费用等。

拔除导管的条件：①怀疑中心静脉导管导致的发热，同时合并严重疾病状态（低血压、低灌注状态和脏器功能不全等），或穿刺部位的脓肿时应当立即拔除导管；②当患者留置 PICC 导管出现念珠菌菌血症时应立即拔除导管；③金黄色葡萄球菌所致 CRBSI 应当拔除导管，并明确是否并发感染性心内膜炎；④真菌、铜绿假单胞菌、革兰阴性杆菌、分枝杆菌引起的 CRBSI，建议拔除导管；⑤伴有以下情况的 CRBSI 患者均应拔除导管：严重感染、化脓性血栓静脉炎、感染性心内膜炎，致病菌原体经敏感抗生素治疗 72 小时以上仍有血流感染。

不拔除导管的情况：①仅有发热的患者（如血流动力学稳定，无持续血行感染的证据、无导管局部或迁徙感染灶时）可不常规拔除导管，但应及时判断导管与感染表现的相关性，同时送检导管内与周围血两份标本进行培养；②患者有单个血液培养阳性，并且是血浆凝固酶阴性葡萄球菌，则需要在启动抗微生物治疗和拔除导管前再分别从被怀疑的导管和外周静脉抽取血液培养。

（2）抗生素治疗

1）经验性抗生素治疗：临床诊断导管相关感染的患者，应根据患者疾病严重程度和病原微生物的流行病学，选用可能覆盖病原微生物的抗生素药物。鉴于金黄色葡萄球菌是导管相关性感染最常见的病原体，且存在高耐药性，因此应将多肽类抗生素作为导管血流感染经验性治疗的首选药物。若考虑导管相关性感染的病原微生物是真菌时，应给予经验性抗真菌治疗。

2）目标抗生素应用及疗程：抗菌素治疗反应好，无免疫低下或心脏瓣膜病或血管内假体可进行短疗程治疗，一般2周内。金黄色葡萄球菌引起的导管相关感染，抗生素药物治疗至少2周。一旦诊断为念珠菌导管相关感染，应立即进行抗真菌治疗，疗程至临床症状消失和血培养最后一次阳性后2周。凝固酶阴性葡萄球菌致病力相对偏低，建议拔管后抗菌素治疗5~7天。肠球菌 CRBSI，一般拔管后敏感抗菌素治疗7~14天。多重耐药的 G^- 杆菌 CRBSI，最初2种不同抗 G^- 杆菌的抗菌素联合用药，降阶梯治疗至1种，疗程7~14天。CRBSI 并发感染性心内膜炎（4~6周）、骨髓炎（6~8周）、感染性血栓静脉炎一般4~6周。

（3）CRBSI 严重并发症的处理

1）感染性心内膜炎：治疗导管相关性感染性心内膜炎应当拔除导管。如患者满足以下条件，应进行胸心脏超声检查（TEE）：人工心脏瓣膜、起搏器或植入性除颤器。开始正确的抗生素治疗并拔除导管后持续性菌血症或真菌血症和（或）发热>3天，并查找感染转移灶。金黄色葡萄球菌 CRBSI 的任何患者，抗生素疗程不足4~6周。除非临床情况有其他提示，应当在发生菌血症或真菌血症后至少1周进行 TEE，对于高度怀疑感染性心内膜炎且最初 TEE 结果为阴性的患者，重复进行 TEE 检查。必要时需外科手术治疗。

2）感染性血栓静脉炎：持续存在菌血症或真菌血症的患者（即充分抗生素治疗3天后血培养仍为阳性）若无血管内感染的其他来源（如心内膜炎），应当怀疑化脓性血栓性静脉炎。诊断化脓性血栓性静脉炎需要血培养结果阳性，以及影像学检查发现血栓表现（如 CT、超声或其他方法）。对于化脓性血栓性静脉炎患者，手术切除受累静脉的适应证如下：浅表静脉化脓，感染播散到血管壁以外，使用正确抗生素进行保守治疗失败。这种情况下肝素治疗的作用尚不清楚。CRBSI 导致的化脓性血栓性静脉炎患者应当接受至少 3~4 周的抗生素治疗。

（九）穿刺点周围皮肤过敏

为典型的接触性迟发型超敏反应，属于Ⅳ型超敏应（图 2-69）。

1. 临床表现　红斑、丘疹、水肿、水泡，水泡破溃后呈现糜烂、渗液，有痒和烧灼感，重的有痛感、发热等全身症状。

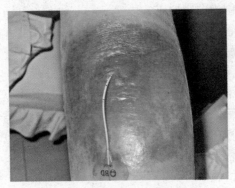

图 2-69　穿刺点周围皮肤过敏

2. 发生原因

（1）患者为过敏体质。

（2）贴膜透气性差。

3. 预防措施

（1）选用透气性好的贴膜。

（2）过敏体质者使用无致敏性的贴膜和胶布或使用纱布。

4. 处理方法

（1）确认为对 PICC 材质过敏者立即拔除导管。

（2）对贴膜过敏者改用纱布和无致敏性的胶布固定导管。

（3）局部外用炉甘石洗剂，外涂地塞米松软膏，注意避开穿刺点。

（4）遵医嘱口服或肌注抗过敏的药物。

（十）导管拔出困难

导管拔出困难（difficult catheter removal）虽不常发生，但并非是不常见问题，导管拔出时遇到阻力的发生率介于 7% ~ 12%。这种情况通常发生在贵要静脉或头静脉较细，血液循环较差的患者身上。注意：不要试图强行拔出导管。

1. 表现 在导管拔出的过程中遇到阻力。

2. 发生原因

（1）纤维蛋白鞘形成。

（2）血管痉挛或血管收缩。

（3）静脉炎。

（4）血栓形成。

（5）感染。

（6）导管位移。

（7）导管在血管内打结。

（8）导管末端内皮化。

3. 预防措施

（1）将导管尖端保持在适宜位置可以防止血栓形成的发生。

（2）拔管前向患者做好解释，避免紧张。

（3）避免沿血管走行加压。

（4）轻柔地、缓慢地、逐渐拔出导管。

4. 处理方法

（1）感觉有阻力时应停止拔管，进行热敷，可以建议患者适当饮用热开水，嘱患者开合手掌或旋转手臂以改善血液循环，20 ~ 30 分钟后再作尝试。

（2）尽量保持平静、耐心的心情。

（3）抚摸或适当按摩上肢，热敷，使血管松弛。

（4）可以考虑遵医嘱使用硝酸甘油贴剂敷于穿刺手臂。

（5）持续性的拔出阻力应考虑行放射检查，排除感染、血栓形成或导管打结。

（6）以上处理无效应申请介入科或血管外科医师处理。

（7）极个别的时候需要考虑手术取出。

（8）拔出后观察导管是否完整，以防导管断裂在血管内。

🧍 思考题

1. 患者男，67 岁。因胃癌术后化疗需要，右肘上贵要静脉留置 4F 的 PICC 导管，置管过程顺利，静脉输液正常。化疗 1 个周期后患者带管回家。患者回家 5 天后洗澡时不慎将贴膜弄湿，第 7 天在当地卫生院维护时发现穿刺点发红，并有脓性分泌物。局部给予红霉素软膏外涂，每日 2 次，皮肤发红区域逐渐扩大，局部皮温增高，1 周后，患者出现全身高热、寒战症状，测体温为 39.5℃。

（1）患者可能出现了什么问题？发生该问题的原因有哪些？

（2）如需确诊，该进行哪些相关检查？

（3）PICC 导管能否继续保留？

2. 患者女，65 岁。因肺癌化疗，左肘下贵要静脉留置 4F 的 PICC 导管，置管过程顺利，静脉输液正常。置管后第 5 天，穿刺点上方约 5cm 出现皮肤发红，能扪及 6cm×6cm 的硬结，有压痛，左上肢肿胀，左上臂臂围比穿刺前臂围增大 4cm，左颈部肿胀，静脉怒张。

（1）患者可能发生了什么问题？应如何确诊？如何治疗？

（2）PICC 导管能否继续保留？

附2-18　案例分析报告

一、导管异位

案例1

（一）病例资料

患者女，50 岁，卵巢癌。因卵巢癌综合治疗后复发，需进一步行化疗入院。入院后完善相关检查拟行化疗。遵医嘱予以患者行 PICC 置管，因患者上肢静脉血管条件差，穿刺困难，选择左颈外静脉穿刺，穿刺一次成功，送管顺利，送入导管15cm 时，导管送入不畅，行 X 线定位，发现导管前端误入对侧颈内静脉，后退出导管，重新送管，仍不能进入上腔静脉行径。

（二）原因分析

从左颈外静脉穿刺，导管进入上腔静脉要从左侧的锁骨下静脉跨过左右锁骨下静脉交界处进入上腔静脉，行径较长，容易引起异位。结合患者病情，患者腹水严重不能平卧，置管时取右侧卧位，导管异位与体位影响相关。

（三）预防措施

置管前评估患者有无血管畸形、瘢痕或狭窄，有无外伤史及血栓形成史；穿刺前采取平卧位；正确测量长度；送管时动作轻柔，遇阻力时勿强行送管；患者血管条件不好时可选择超导下PICC 穿刺。

（四）处理措施和患者预后

调整患者体位，摇高床头 30°。协助患者饮温水 200ml，主要是帮助其放松紧张情绪。将导管退到 10cm，一人在无菌操作下送管，一人在高于患者的位置将导管接抽有 0.9% 氯化钠溶液的注射器正压冲管，同时指导患者进行深呼吸，利用重力的作用将导管送入上腔静脉。

通过如此调整，导管最终送入上腔静脉。患者携带导管完成6 周期全身化疗。

案例 2

（一）病例资料

患者，女性。结肠癌术后行化疗，查右肘部静脉条件差，左肘部可见头静脉，予头静脉穿刺，穿刺顺利，送导管未受阻，X线定位示：导管位于腋静脉。

（二）原因分析

因头静脉前粗后细，且高低起伏，进入腋静脉处有较大的角度与血管分叉；头静脉静脉瓣较多，在腋静脉上方汇入腋静脉或锁骨下静脉，汇入锁骨下静脉前，多有一个静脉瓣，导管不易通过而返回腋静脉。头静脉在与锁骨下静脉入口连接处形成上弓形，因上弓角度问题，导管不能顺利进入上腔静脉，尖端抵触血管壁而折返进入腋静脉。

（三）预防措施

PICC 置管操作由取得 PICC 资格证书的有资质的护士操作；告知患者穿刺中的注意事项并取得配合；穿刺过程中若患者憋劲或咳嗽可暂停操作，等患者缓和后，从导管内正压冲 5ml 0.9%氯化钠溶液，再送管；PICC 穿刺应首选贵要静脉，因为贵要静脉管腔由下而上逐渐变粗，静脉瓣较少。

（四）处理措施和患者预后

协助患者摆好体位，将穿刺侧上肢摆放为与躯体呈 45°～90°。按 PICC 穿刺要求，戴无菌手套，建立无菌区，消毒，冲洗手套上的滑石粉。根据 X 线摄片所示，退出导管异位长度，一般约 12cm 左右，X 线透视显示导管末端平直于锁骨下静脉时，用0.9%氯化钠溶液纱布浸湿退出的导管，以增加导管的润滑度，减少送管的阻力，由助手接上准备好 20ml 装着 0.9%氯化钠溶液的注射器，在 0.9%氯化钠溶液快速冲入的同时，操作者将导管缓慢送入原测长度。再次 X 线透视显示导管末端到达上腔静脉下端，位于脊柱右侧第五六肋间隙。

患者置管成功。

二、导管堵塞

案例 1

（一）病例资料

患者，女性。宫颈癌术后化疗，遵医嘱行 PICC 置管，置管过程顺利，经 X 线确定导管位置正确，患者化疗顺利完成出院。患者遵医嘱行第术后第二次化疗再入院，护士为其行导管维护，表现为既不能输入液体，也不能抽到回血，确定为 PICC 导管堵塞。

（二）原因分析

导管堵塞在 PICC 并发症中发生率最高。导管堵塞的原因很多，如：冲管、封管方法不正确、不及时，致使药物沉积或血液反流，在导管形成血凝块或血栓；剧烈咳嗽、用力大便使上腔静脉压力过高或导管移位及接头松动、脱落等导致血液反流；导管打折；患者的血液呈高凝状态等。该患者化疗后回家呕吐、厌食，胃肠道反应较严重，曾在当地诊所经 PICC 导管输注葡萄糖、维生素、白蛋白。询问患者，得知在输注完白蛋白后未冲管。该案例导管堵塞的主要原因是输注白蛋白后未及时冲管。

（三）预防措施

选择合理的封管液和液体量，采用正确的冲管、封管方法和遵循正确的冲管、封管时机，是预防导管堵塞的关键。三向瓣膜式导管可使用 0.9% 氯化钠溶液封管，但患者若病情危重、心力衰竭、酸中毒及患有恶性肿瘤，使用肝素盐水比 0.9% 氯化钠溶液好。前端开口的导管使用肝素盐水比 0.9% 氯化钠溶液好，若患者血小板低、对肝素过敏或患有血友病应避免使用肝素盐水作为封管液。在输注高黏稠度大分子的药物如甘露醇、脂肪乳剂及血液制品后，要立即用 20ml 0.9% 氯化钠溶液将导管冲洗干净，若连续输注全合一的大营养袋，应每 4 小时冲管 1 次，冲洗干净后才能封管。

（四）处理措施和患者预后

首先检查导管是否打折，通过 X 线确认导管尖端位置，排除导管打折和移位因素。遵医嘱使用 5000U/ml 尿激酶溶液负压再通法，经过 48 小时的处理，该患者导管未能再通。拔除导管，并更换新的导管重新穿刺置管，完成后续治疗。

案例 2

（一）病例资料

患者男，65 岁。胃癌，术后行化疗，左上臂留置 PICC 管。2 次化疗后带管出院，第三周期化疗入院时行 PICC 维护发现导管堵塞。

（二）原因分析

患者，年龄 65 岁，凝血功能显示 D-二聚体体：2.36ug/ml。留置的 PICC 导管为前端开口式导管，在家休息期间患感冒，剧烈咳嗽，导致上腔静脉压力增高，引起血液反流、凝固，导致堵管。

（三）预防措施

导管的选择十分重要，研究表明，三向瓣膜导管的堵管率低于前端开口导管的堵管率。频繁剧烈咳嗽和使用拐杖患者建议选择三向瓣膜式导管。血液呈高凝状态患者，应指导其适量饮水，适度活动，置管侧肢体加强握拳运动，以促进静脉充盈和血液回流，睡眠时注意不要压迫穿刺处的血管。保持大便通畅，尽量避免因排便困难引起上腔静脉压力增高。前端开口的导管使用肝素盐水比 0.9% 氯化钠溶液好，可有效减少 F Ⅱ a、F Ⅹ a 等凝血因子在导管外壁及血管壁的吸附，减少导管堵塞的发生。

（四）处理措施和患者预后

遵医嘱使用 5000U/ml 尿激酶溶液负压再通法，经过 10 小时的处理，该患者导管再通。经治疗患者咳嗽好转，带管完成后续治疗。

三、穿刺点渗液

案例 1

（一）病例资料

患者女，53 岁。卵巢癌术后行第一次化疗，于右肘上在 B 超引导下行改良塞丁格 PICC 置管，患者顺利完成第一次化疗出院。出院后第 3 天（置管后第 5 天）患者回到科室，查 PICC 穿刺处渗出淡黄色透明液体，并从透明敷贴周边渗出。

（二）原因分析

PICC 穿刺部位渗液原因有很多，如：患者血浆白蛋白低，血浆外渗，周围组织水肿，组织液从穿刺点渗出；置管操作时，不同程度的血管内膜损伤，可以激活凝血系统，从而导致纤维蛋白鞘的形成，纤维蛋白在导管尖端形成鞘套，药液无法进入血液循环，包裹部分导管后导致输液时液体流向发生改变，输注的液体部分从穿刺点渗出，表现为输液时穿刺点渗出。采用 B 超引导改良塞丁格技术置管过程中常规用手术刀在穿刺点扩皮，若切口过大，导致 PICC 导管与周围组织存在间隙，可致使组织液从穿刺处渗出，如为老年或营养不良患者更加难以愈合，从而导致穿刺点持续渗液。其次是扩皮所致的淋巴管损伤，导致淋巴液渗出，渗出液呈微黄色或无色。该患者血浆蛋白正常，排除白蛋白低导致的渗液。从导管能抽到回血，用 20ml 0.9% 氯化钠溶液脉冲式冲管时，穿刺点无渗液，可以排除纤维蛋白鞘形成。该患者穿刺点渗液的原因可能是扩皮时导致的淋巴管损伤。

（三）预防措施

PICC 置管时注意操作细节，提高一次置管成功率。穿刺时与患者进行良好的沟通，缓解患者紧张情绪，以降低患者应激反应的程度，解除血管痉挛。常规 PICC 置管穿刺点多半在肘关节下。在这个部位的贵要静脉和肘正中静脉多半位于肘部的正中或稍偏内侧，而手内侧的浅淋巴结是沿贵要静脉上行注入位于肱骨内上髁上方的肘淋巴结，所以穿刺点多半可以避开淋巴管的分布位置。改良赛丁格 PICC 置管术穿刺点在肘关节上手臂的内侧，与淋巴管分布的位置很近甚至交叉重叠。因此，肘关节上置管损伤淋巴管的概率比肘关节下置管高很多。使用塞丁格技术穿刺过程中发现进针位置与血管有偏差，必须将针退至皮下，重新调整方向后再穿刺，不可在穿刺过程中扭动穿刺针，使其走 S 形路线。超声引导时选用合适的导针器规格。置入穿刺鞘前用手术刀沿着导丝方向平行扩皮，注意用力适度，使穿刺鞘能顺利进入皮肤即可，不可过大过深。送穿刺鞘手法正确，用大拇指、示指、中指将穿刺鞘稳妥固定在手中，沿着导丝方向平行送入，边旋转边用力向前推进，使其完全进入血管，不可使用暴力，以免穿刺鞘弯曲打折或变粗糙而损伤组织和血管。

（四）处理措施和患者预后

穿刺点用藻酸盐敷料覆盖，用弹力绷带适当加压包扎，每天换药，敷料浸湿及时更换。并注意观察渗出液的颜色、性质和量，以及有无感染，渗液一般在 1 周会停止。如仍有渗液，可以将弹力绷带包扎的范围往上扩大，指导患者多握拳，尽量少屈肘，直到渗液停止。2 周后导管穿刺点停止渗液。

案例 2

（一）病例资料

患者男，50 岁，肝癌。遵医嘱行 PICC 置管术，经右肘下贵要静脉盲穿置入。第二次化疗后 PICC 穿刺点明显渗液，渗出液为无色透明液体。

（二）原因分析

导管的尖端被肿瘤、肿大的淋巴结或不明原因的静脉夹层压迫，会阻挡药液流入上腔静脉，药液流入阻力最低的穿刺点。该患者胸部 CT 未发现导管的尖端被肿瘤、肿大的淋巴结或不明原因的静脉夹层压迫。用 20ml 0.9% 氯化钠溶液脉冲式冲管时，穿刺点无渗液，排除纤维蛋白鞘形成。患者为肝癌化疗患者，肝脏合成蛋白的功能下降，患者食欲减退，蛋白质摄入减少，导致血浆白蛋白降低。该患者血浆白蛋白仅为 27.5g/L，低蛋白血症造成血浆胶体渗透压降低，导致体液向血管外渗出，周围组织水肿，组织液从穿刺点渗出体外。

（三）预防措施

PICC 穿刺点渗液与患者自身疾病、穿刺方法和过程、导管维护、纤维蛋白鞘形成等有关。为减少 PICC 穿刺点渗液的发生，置管前应全面评估患者的病情，积极治疗原发病，如纠正低蛋白血症等；穿刺过程中合理选择静脉，掌握穿刺及送管技巧，尽可能做到穿刺置管一次成功；置管后规范化维护，出现 PICC 穿刺点渗液时切忌盲目拔管，应仔细分析原因，给予相应的处理。

（四）处理措施和患者预后

鼓励患者多进食优质蛋白，如牛奶、瘦肉、鱼等。遵医嘱输入血浆、人血白蛋白治疗。指导其抬高患肢，并多做握拳动作。穿刺点处用无菌纱布或藻酸盐敷料覆盖，用弹力绷带适当加压包扎，每天换药，敷料浸湿及时更换。1 周后患者低蛋白血症纠正，穿刺点渗液停止。

四、导管破损或断裂

案例 1

（一）病例资料

患者女，56 岁，短肠综合征。遵医嘱于右肘下正中静脉置入三向瓣膜式 PICC 导管行肠外营养，导管外露部分固定于上臂皮肤上。置管后 3 个月患者家属在家里维护，冲管时发现 PICC 体外部分连接器处破损。立即电话联系当地医院有 PICC 资质的护士上门处理。

（二）原因分析

导致 PICC 导管破损的因素有：非专业人员进行护理，导管固定方法不对，滴数变慢或推注有阻力时暴力冲管等。该患者在家输注肠外营养液，输注完毕冲管不充分，可致脂类沉积，导管可部分或完全堵塞，致使滴数变慢或推注有阻力，此时如暴力冲管，易导致导管破损。导管固定不正确，屈肘时导管连接器处打折，可使导管受损。

（三）预防措施

对于需长时间在家用药和维护的患者，出院前评估患者和家属，确保全面掌握相关知识，并告知离家最近的有 PICC 资质护士的联系方式，以便紧急情况下寻求帮助。尽量在肘上置管，将导管体外端向上固定，这样能减轻肢体活动时对导管的牵拉，并避免因屈肘引起的导管打折。固定导管时尾端呈 C 形，避免患者屈肘时导管与连接器连接处打折。

（四）处理措施和患者预后

该患者使用的是三向瓣膜式导管，破损部位在体外离穿刺点6cm 处，可采用修复导管的方法。当地医院有 PICC 资质的护士接到电话后及时上门，将导管修复好。

案例 2

（一）病例资料

患者女，51 岁，胃癌。遵医嘱于右肘上贵要静脉置入 PICC 导管。化疗后，患者带管回家。回家后连续 3 天曾和女儿打羽毛球，第三天晚上洗澡时发现 PICC 导管断了，体内部分不见了。患者惊恐不安，立即赶来我院。立即护送患者到放射科拍 X 线胸片显示：一团异物在右心房内，为断裂的 PICC 导管。

（二）原因分析

PICC 导管断裂的高危因素：导管本身的材质差；置管时操作不恰当；置管后置管侧肢体过度活动等。导管留置时间越长，断裂可能性越大。该患者化疗间隙期在家打羽毛球，置管侧肢体过度活动后外力牵拉导管，导致 PICC 导管断裂。

（三）预防措施

护士在操作前及置管后对患者及家属做好关于导管日常维护及注意事项等知识的宣教，尤其是对置管侧肢体日常活动的指导，嘱患者切勿进行剧烈运动，如打球、提重物、大幅度运动及游泳等。对依从性较差的患者，更应加强健康教育，并取得家属的配合，防止导管断裂的发生。

（四）处理措施和患者预后

患者 PICC 导管体内部分断裂，未诉胸闷、呼吸困难等不适。急诊血常规及凝血功能正常，心电图未提示功能性病变。介入科医师会诊后决定及时将体内断裂导管取出。常规准备，消毒铺巾，局麻后采用塞丁格技术穿刺右股静脉，插入 5F 血管鞘，引入猪尾导管，钩取 PICC 导管并旋转，将 PICC 导管缠绕在猪尾导管上，将导管拉出心腔至下腔静脉内，露出 PICC 导管的一个游离端，然后引入鹅颈套圈，自暴露的游离端套取 PICC 导管，解脱猪尾导管，将导管小心拉入血管鞘，最后全部拉出体外。

患者再次化疗时重新置入 PICC 导管，加强宣教后患者掌握带管注意事项，顺利带管完成治疗计划。

五、血 栓

案例 1

(一) 病例资料

患者男，46 岁。右大腿滑膜肉瘤肺转移。化疗日右肘下贵要静脉留置三向瓣膜 PICC 导管，臂围 27cm，血常规检查示血小板计数 386×10^9/L，置管时因导管异位对侧锁骨下静脉，调整 3 次后导管尖端位置正常。患者化疗期间胃肠道反应较重。置管后第 6 天发现患者右上肢肿胀，静脉怒张，测右臂围 29.5cm。遵医嘱予以彩色 B 超检查，示锁骨下静脉内可见范围约 12mm × 8mm 低回声光团，考虑血栓形成，导管前端无漂浮的血栓。

(二) 原因分析

1. 该患者患恶性肿瘤且出现肺转移，血小板增多，血液呈高凝状态。

2. 呕吐，进食量不足，血液浓缩。

3. 化疗期间卧床时间多，活动量减少，血流缓慢。

4. 导管异位，多次调整，可损伤颈静脉内膜。

(三) 预防措施

1. 置管前全面评估，这是防止静脉血栓形成的基础。评估患者的专科病史，有无血栓史、血管外伤史，血管是否粗直、充盈、有弹性，血常规、凝血常规指标是否正常。

2. 化疗期间，胃肠道反应重，进食不足的患者静脉补充水分和营养。

3. 置管前做好心理护理和健康教育，鼓励患者适当运动。

4. 避免反复调整导管。

5. 对于血小板增多患者，可遵医嘱给予拜阿司匹林口服，预防血小板聚集。

(四) 处理措施和患者预后

1. 患者卧床休息，患肢抬高，避免热敷、揉搓，以防血栓脱落。

2. 请血管外科医师会诊。因血栓位于锁骨下静脉，血管外科医师建议放置上腔静脉滤器，患者和家属拒绝。患者无抗凝、溶栓禁忌，且仍需化疗，未拔除导管，遵医嘱使用抗凝、溶栓药物，密切观察用药后的不良反应。

3. 肿胀处用25%硫酸镁湿敷或外涂赛肤润，每日3次，促进血液循环，消除肿胀。

4. 观察患者置管侧手臂皮肤温度、颜色，每日测臂围，定期复查血管彩超，观察静脉血栓的转归。

导管保留。1 周后患者手臂肿胀消退，未发生肺栓塞；4 周后复查血管彩超，锁骨下静脉内无低回声光团。患者带管完成后续化疗。

案例2

（一）病例资料

患者男，63 岁，肺癌化疗。于化疗前一日在右肘下贵要静脉留置前端开口 PICC 导管，穿刺 2 次成功。置管后第 5 天患者置管处上方出现红肿、疼痛，能扪及 2cm×3cm 硬结，测量臂围比置管前增加 2cm，彩色 B 超显示右贵要静脉静脉血栓形成。

（二）原因分析

1. 置管时 2 次静脉穿刺和送导管均可造成静脉内膜损伤。

2. 穿刺部位在肘关节下，肘关节活动时易导致导管进出体内摩擦静脉内膜。

3. 患者患肺癌且年龄为 63 岁，血液呈高凝状态。

4. 患者未按要求进行置管侧手臂功能锻炼。

（三）预防措施

1. 避免反复穿刺，送导管时动作轻柔。

2. 肘下置管患者置管后 24 小时内尽量不屈肘。

3. 置管后指导患者正确进行置管侧手臂功能锻炼。

（四）处理措施和患者预后

1. 安慰患者，抬高患肢，不揉搓患肢。

2. 患者无抗凝溶栓禁忌，遵医嘱使用抗凝、溶栓药物，并密切观察用药后有无不良反应。

3. 多磺酸黏多糖乳膏涂布红肿硬结处。

4. 观察患者置管侧手臂皮肤温度、颜色，每日测臂围，定期复查血管彩超，观察静脉血栓的转归。

导管保留 1 周后患者手臂肿胀消退，10 天后硬结消退；4 周后复查血管彩超，栓塞的右贵要静脉恢复血流。患者带管完成后续化疗。

六、静　脉　炎

案例 1

(一) 病例资料

患者女，43 岁，体型瘦小，左乳癌。化疗前一日从右肘下头静脉置入 PICC 管，置管当天护士嘱咐患者右上肢少做伸、屈肘动作，防止穿刺处出血。置管后第 3 天，患者穿刺处上方约 5cm 处出现红、肿、热、痛，局部硬结形成，测上臂围比置管前增加 1cm。

(二) 原因分析

该患者在置管后第 3 天出现的穿刺点上方沿静脉走向发红、肿胀、疼痛及局部硬结形成，为机械性静脉炎的典型表现。发生原因有：

1. 穿刺部位血管为头静脉，头静脉前粗后细，高低起伏，静脉瓣多，送导管均可造成静脉内膜损伤。

2. 在肘关节下置管，肘关节活动时易导致导管进出体内摩擦静脉内膜。

3. 右上肢为一般成人的主力手，上肢的活动度大，容易发生静脉炎。

4. 患者情绪紧张，血管收缩，送导管时与血管内膜摩擦力增加。

5. 女性、体型瘦弱，血管管腔相对较小，容易发生机械性静脉炎。

（三）预防措施

1. 置管前，做好心理指导，减轻患者紧张情绪。

2. 首选贵要静脉，置管时避免创伤穿刺，及时撤出穿刺鞘，送管动作轻柔。文献报道：经贵要、肘正中、头静脉置管者静脉炎发生率分别为 11.5%、21.2%、60%。

3. 尽量在肘上置管，并妥善固定导管体外部分，避免导管自由进出体内。

4. 置管后避免大幅度的活动，特别是肘关节活动，但要增加握拳、旋腕等活动。手臂适当活动及抬高上肢，置管后采用热敷等干预措施，促进上肢血液循环。

（四）处理措施和患者预后

1. 行右上肢血管 B 超，排除静脉血栓。

2. 患者发生机械性静脉炎后，耐心向患者及家属做好解释工作，有效减轻患者紧张情绪。

3. 抬高上肢，多磺酸黏多糖乳膏厚涂红肿硬结处，局部覆盖纱布，保鲜袋包裹湿热毛巾，局部热敷。多行握拳、屈腕动作，促进血液循环。

经以上积极处理，1 周后患者局部红肿热痛症状消失，患者携带导管完成 6 周期全身化疗。

案例 2

（一）病例资料

患儿男，9 岁，骨肉瘤。化疗前一日从左肘下贵要静脉穿刺留置三向瓣膜式 PICC 导管，导管尖端位置正常。化疗间歇期患者带管出院，因天气炎热，患者出汗多，贴膜松动，未及时更换贴膜。回家后第 4 天患者穿刺点皮肤发红、肿胀，并有脓性分泌物。患者第 5 天返回医院，无寒战、发热。

（二）原因分析

该患者在带管期间出现穿刺点发红、肿胀，并有脓性分泌物，为细菌性静脉炎的典型表现。发生原因为贴膜松动未及时更换。

（三）预防措施

出院前做好带管教育，贴膜松动、潮湿应及时更换。

（四）处理措施和患者预后

1. 耐心向患者及家属做好解释工作，减轻患者紧张情绪。

2. 揭除贴膜，先不使用消毒剂，取脓性分泌物做细菌培养。穿刺点外涂莫匹罗星软膏。如细菌培养为革兰阳性菌感染可使用 0.5%~1% 活力碘湿敷穿刺点，如为革兰阴性菌感染可使用庆大霉素湿敷穿刺点。

5 天后患者穿刺点局部红肿消退，无分泌物，患者携带导管完成后续治疗。

七、导管相关性感染

案例1

（一）病例资料

患者男，52 岁，恶性黑色素瘤综合治疗后肺转移，需行化疗。从右肘上贵要静脉留置 PICC 导管。患者经 PICC 已完成 2 个周期化疗，第 3 次来院化疗时，护士给予 PICC 换药、冲封管，穿刺处无异常。半小时后患者出现恶心、呕吐，血压下降，继之寒战，高热，T 39.8℃。急查血常规提示：白细胞 2.8×10^9，中性粒细胞 86%，患者无咳嗽、咳痰，无尿频、尿急等其他不适。怀疑导管相关性感染，从导管和外周静脉同时抽血做定量血培养，培养出克雷白肺炎杆菌，且导管血:外周血菌落计数比≥5:1。

（二）原因分析

该患者在冲洗导管后立即发生寒战、发热，患者全身没有其他明确的感染灶，正在使用血管内留置器材，从导管和外周静脉同时抽血做定量血培养，培养结果为革兰阴性菌，且导管血:外周血菌落计数比≥5:1，可以诊断为导管相关性血流感染。分析该患者发生导管相关性血流感染的原因有：由于县医院离家太远，维护是由在卫生院工作的亲戚执行，没有按出院时护士的嘱咐去找县医院经过培训的护士维护。没有接受 PICC 维护培训的护士操作时可能存在无菌操作不严格，洗手不充分，皮肤和输液接头消毒不切底现象。患者处于恶性肿瘤晚期，化疗后出现骨髓抑制，纳差，身体抵抗力下降。细菌从局部穿刺处移行，导致导管相关性血流感染。

（三）预防措施

1. 出院前告知患者化疗后复查血常规的重要性，血象下降时及时干预；鼓励患者进食，提高机体抵抗力。

2. 做好带管出院患者的健康教育，告知不正确维护可能出现的后果，提高病陪人的依从性。

3. 将乡镇卫生院纳入医院的 PICC 维护网络，由县级医院的护士培训乡镇卫生院的护士。

（四）处理措施和患者预后

遵医嘱通过 PICC 给予盐酸万古霉素 1g，静滴，Q12，每次输液后用抗生素液 2ml 正压封管。患者在使用抗生素第 3 天，未再出现寒战、发热。7 天后经导管抽血培养，抽血后 3 天血培养结果显示：无菌生长，遂停用抗生素。患者携带该 PICC 导管继续完成后续治疗。

案例 2

（一）病例资料

患者女，68 岁，文盲，乳腺癌。7 月 29 日行新辅助化疗。8 月 4 日从右手肘部置入 PICC，经 PICC 完成全身化疗等各项静脉输液治疗。8 月 12 日患者化疗结束，携带 PICC 管出院。8 月 16 日患者 PICC 局部穿刺处出现红肿疼痛。8 月 18 日患者诉头痛、畏寒、高热，穿刺处肿胀，患者自认为感冒。8 月 19 日，患者女儿回家，发现患者高热不退、意识模糊，立即送往当地医院救治。查看 PICC 局部红肿、硬结、疼痛，穿刺处有脓液渗出。当地医院拔出 PICC 管，从穿刺处抽出脓液 50ml。医疗诊断：脓毒败血症、急性肾衰竭、电解质紊乱、休克，予以抗感染等对症支持治疗。

（二）原因分析

该患者 PICC 穿刺点局部红肿、疼痛、化脓等感染感染症状明显，症状进展迅速，出现头痛、畏寒、高热、意识模糊等全身症状，考虑导管相关性血流感染。因该患者导管相关性血流感染发生在 PICC 植入 1 周以后，分析主要原因：管内细菌移行和生长是发生导管相关性血流感染的主要原因。患者的年龄为 65 岁，全身化疗后白细胞值往往在 7～14 天降到最低，患者免疫力下降，细菌从局部穿刺处移行，导致导管相关性血流感染。

（三）预防措施

1. 加强患者的出院宣教，对于文化程度低的患者，需采用通俗易懂的宣教方法进行有针对性的健康宣教，如示范法、图文并茂的宣传手册等。

2. 对于老年患者，因理解能力、记忆能力下降，建议向家属等进行宣教，强调携带 PICC 管的风险，患者出院后需要家属全程关注。

3. 建立 PICC 出院患者的随访机制，落实随访制度，及时了解患者出院后携带的导管情况。

（四）处理措施和患者预后

该患者导管拔出后经当地医院积极对症处理后痊愈。第二次化疗时留置植入式输液港，完成后续治疗。

第八节　PICC 患者教育

◥学习目标

识记：

PICC 置管后患者自我观察的要点、日常生活的注意事项。

理解：

1. 向患者讲解 PICC 置管的必要性。

2. 能正确说出特殊患者携带 PICC 导管的护理重点。

运用：

1. 指导患者进行置管操作中的配合。
2. 指导携带 PICC 导管出院患者的家庭护理。

一、健康教育概述

健康教育是指通过有计划、有组织、有系统的社会和教育活动，促使人们自愿地改变不良的健康行为和影响健康行为的相关因素，消除或减轻影响健康的危险因素，预防疾病，促进健康和提高生活质量。

健康教育的核心问题是促使个体或群体改变不健康的行为和生活方式，尤其是组织行为的改变。健康教育作为卫生工作的先导和基础，成本低、收益大是其经济价值和社会价值所在。目前，世界卫生组织已把健康教育与健康促进列为当前预防和控制疾病的三大措施之一，列为 21 世纪前 20 年全世界减轻疾病负担的重要策略。2012 年 5 月，原卫生部刘谦副部长在全国健康教育与健康促进工作座谈会上明确指出：健康教育是提高人民健康素养的优先策略，是国民教育体系的重要内容，是社会主义文化建设的组成部分。

护理健康教育（health education in nursing）是护理与健康教育学相结合的一门综合性应用学科，它以患者、家属及社会人群为研究对象，利用护理学与健康教育学的基本理论和方法，通过对患者、家属及社会人群有目的、有计划、有评价的教育活动，帮助他们提高促进健康、恢复健康、预防疾病、减轻痛苦的能力，以达到健康行为的建立和健康水平提高的目的。护理健康教育是健康教育大系统中的一个分支，是由护士进行的，针对患者、家属及社会人群所开展的具有护理专业特色的健康教育活动。1986 年，美国公共卫生教育组织提出了一个包括 5 个步骤的健康教育模式（health education model）：①确定患者的健康需求；②建立健康教育目标；③选择适当的教育方法；④执行教育计划；⑤评价教育效果。

（一）国内外健康教育的发展

随着科学的进步，社会的发展，健康教育领域已有巨大进展，健康教育的理论和实践均获得蓬勃发展，并逐步形成了较完整的科学体系。

1. 我国健康教育的发展　我国古代的政治家和医学家，不仅非常重视疾病的预防和养生保健，而且还提出了许多有关健康教育的思想和论述。20 世纪 20 年代后，随着西方医学知识的传入，健康教育学科理论开始引进我国。1934 年，陈志潜编译的《健康教育原理》一书，是我国最早的健康教育专著；50 年代后期至 70 年代，整个健康教育事业处于低潮时期。1978 年以来，健康教育得到了迅速的恢复和发展，健康教育的基本工作模式也发生了深刻的变化，由过去单一的大众宣传逐步走向传播与教育并重，其工作目标也以疾病为中心的卫生知识传播转变为行为危险因素的干预，目标人群从疾病易感人群向社区人群、社会全人群转变。1986 年，中国健康教育研究所及中国健康教育协会成立。部分院校设置了健康教育专业，现已培训出一批具有硕士、本科、大专、中专学历的健康教育专业人才。一批健康教育学术刊物和著作相继诞生，如 1985 年正式创刊的《中国健康教育》杂志，1988 年贾伟廉主编了新中国第一部高等医学院校健康教育专业教材《健康教育学》。至 2003 年，全国已有健康教育机构 3233 所；部分高等医学院校培养具有高学历的健康教育人才；全国爱卫会、原卫生部制订了中国健康教育 2000 年工作目标和 2010 年远景规划。2006 年 12 月，在北京成立了中国健康促进基金会，进一步推动和发展中国健康教育和健康促进事业，为全面提高国民健康水平提供了社会环境。我国医院健康教育的发展经历了一个由卫生宣传到健康教育、健康促进逐步发展的过程。20 世纪 50 年代，一般多为简单的卫生知识宣传，到 70 年代开始针对患者的需求开展门诊、候诊教育活动。到 80 年代，医院健康教育逐步走上规范化轨道。进入 90 年代后，医院健康教育全面发展。在空间上，已逐步由院内向院外发展；在对象上，由单纯对患者逐步向社区人群扩大；在内容上，由单纯知识传播，向心理健康和行为干预方面转化；在认识上，由将健康教育视为一种宣传手段，逐步向健康促进发展，医院健康教育成为社会健康促进的重要内容。

2. 国外健康教育的发展　健康教育与健康促进作为保护和促进人类健康的手段，同样受到世界各国的普遍重视。国外健康教育的发展是不平衡的，发达国家起步较早，发展中国家起步较晚。发达国家的起步虽较早，但真正被重视还是 20 世纪 70 年代以后。1971 年，美国设立了健康教育总统委员会，并在联邦卫生福利部建立了健康教育局，成立了全国健康教育指导中心；英国于 1972 年成立了全国健康教育委员会；德国于 1976 年成立了健康教育协会。近年来，西太平洋地区的健康教育进展较快，如新加坡把健康教育计划纳入全国卫生规划；中国香港的"遥距健康网络"提供一系列以个人为中心，以家庭为单位的一站式健康服务；其他如澳大利亚、韩国、菲律宾、马来西亚等国在制定本国卫生政策等方面都注意增加健康教育的投入。1997 年 7 月，在印度尼西亚首都召开了第四届健康促进国际大会，以"新时期的新角色：将健康促进带进 21 世纪"为主题，指出 21 世纪健康促进的 6 项重点工作内容。综观国际健康教育与健康促进的发展，越来越多的国家和国际组织认识到健康教育与健康促进在保护和促进人类健康中的重要作用，并采取强有力的行为，推进健康教育与健康。世界健康教育的发展大致可以分为以下 3 个阶段：

（1）医学阶段：20 世纪 70 年代前，以疾病为中心的医学年代和生物医学模式，强调以疾病为中心，忽视了社会公正与平等，忽视了非卫生部门的作用，忽视了群众对他们自己健康的作用和社区的作用。

（2）行为阶段：20 世纪 70 年代后，开始引入行为（或生活方式）的手段。随着生活水平的提高，疾病谱已发生根本性改变，生物学的手段在预防疾病、提高生活质量方面已不能起到更好的作用，提出了不良生活方式即行为危险因素的观点。

（3）社会、环境阶段：20 世纪 80 年代后，强调以群体为基础，以健康为中心，以人类发展为目标。医师的服务对象要从个体患者扩展到所有社区的健康人群和无症状的患者，从解除人体结构和功能的疾患，扩展到预防、保健、治疗、康复的全程服务。健康的责任不单是卫生部门承担的义务，而是必须依靠政府的领导、多部门的参与、资源的合理配置、采用适宜技术以及保护人类赖以生存的生态环境等措施来实现。

（二）健康教育的意义

1. 健康教育是实施初级卫生保健任务的关键　世界卫生组织在《阿拉木图宣言》中指出，健康教育是所有卫生问题、预防方法及控制措施中最为重要的，是能否实现初级卫生保健任务的关键。

2. 健康教育是三级预防的重要内容。

3. 健康教育是护理事业发展的必然趋势　现代科学的飞速发展带动了护理学科的极大进步。近年来，我国护理学领域正在实现 3 个重要突破：一是护理观念的创新，即由以疾病为中心的护理向以患者为中心的护理发展；二是护理模式的转变，即由传统的功能制护理模式转变为以患者为中心的整体护理模式；三是护理健康教育与健康促进的产生，即将护理工作与健康教育与健康促进紧密结合，形成完整的护理健康教育与健康促进体系，为整体护理的深化提供了基础。

4. 健康教育是一项投入少、产出高、效益大的保健措施。

5. 健康教育是提高社会人群自我保健意识的重要渠道　自我保健是指人们为维护和增进健康，为预防、发现和治疗疾病，自己采取的健康行为以及作出的与健康有关的决定。健康教育提高人们的自我保健意识和能力，增强其自觉性和主动性，达到躯体上的自我保护、心理上的自我调节、行为生活方式上的自我控制、人际关系上的自我调整，提高人口健康素质。

6. 健康教育本身也是一种治疗方法　通过对患者及其家属

进行有关疾病的保健知识的教育，可以提高自我保健和自我护理的能力；通过提供心理教育和心理咨询，可以消除不良心理反应、树立战胜疾病的信心，从而能很好地配合治疗，取得较好的治疗效果。

（三）健康教育的方法

1. 语言教育方法 又称口头教育方法，即通过语言的交流与沟通，讲解及宣传护理健康教育知识的方法，如讲授法、谈话法、咨询法、座谈法等。语言教育方法的特点是简便易行，一般不受客观条件的限制，不需要特殊的设备，随时随地都可进行，具有较大灵活性。

2. 文字教育方法 指通过一定的文字传播媒介和学习者的阅读能力来达到护理健康教育目标的一种方法，如读书指导法、作业法、标语法、传单法、墙报法等。它的特点是不受时间和空间条件限制，既可针对大众进行广泛宣传，又可针对个体进行个别宣传，而且学习者可以对宣传内容进行反复学习，花费上也比较经济。

3. 形象教育方法 指利用形象艺术创作健康教育宣传材料，并通过人的视觉的直观作用进行护理健康教育的方法，如美术摄影法、标准模型法等。形象教育方法要求制作者有较高的绘画、摄影、制作等技能，否则，粗糙的形象会影响护理健康教育的效果。

4. 实践教育方法 指通过指导学习者的实践操作，达到掌握一定的健康护理技能，并用于自我或家庭护理的一种教育方法，例如，指导糖尿病患者掌握血糖自测法，指导高血压患者掌握自测血压法等。

5. 电化教育方法 指用现代化的声、光设备，向学习者传送教育信息的教育方法，如广播录音法、幻灯投影法、电影电视法等。电化教育的特点是将形象、文字、语言、艺术、音乐等有机地结合在一起，形式新颖，形象逼真，为学习者所喜闻乐见。但是，运用电化教育方法，需要具备一定的物质设备与专业技术人员条件。

6. 综合教育方法 指将口头、文字、形象、电化、实践等多种健康教育方法适当配合、综合应用的一种健康教育方法，例如，举办健康教育展览或知识竞赛等。综合方法具有广泛的宣传性，适合大型的宣传活动。信息传播方法多种多样，正确选择教育方法，是达到健康教育目标，提高教育效果的重要保证。

（四）健康教育的效果评价

效果评价是针对健康教育项目活动的作用和效果进行评估。根据干预变化的时效性，可分为近期、中期和远期效果评价。

1. 近期和中期效果评价 又称效应评价，它是规划评价的重要内容。

（1）近期效果评价主要是对知识、信念态度的变化进行评估。

（2）中期效果评价主要是指目标人群的行为改变的评估。主要内容：①影响健康行为改变的因素的评价；②评估有关健康行为改变的程度。

健康教育的最终效果是建立在知识、信念转变基础上的行为改变，而有些行为的改变往往要经过相当长的时间才能表现出来，因此效应评价的设计应着眼于长远的评价，才能使评价结果更具科学性、更有说服力。

2. 远期效果评价 也称结局评价，它是对健康教育项目计划实施后产生的远期效应进行评价。主要内容包括：

（1）效果：即计划对目标人群健康状况的影响，如疾病发病率的变化、营养状况改善的变化等。

（2）效益：指计划改变人群健康状况所带来的远期社会效益和经济效益，如生活质量的改变、环境的改善等。

3. 效果评价的方法 通常采用对照的方法对干预实施前后的某些指标进行对比。

（1）在干预组或社区中重复横断面调查（有对照组更好），提供基线资料与随访资料，以评估在某特定时期内项目目标改变情况。

（2）在靶人群中建立哨点监测发病情况，干预前后作比较（有对照组更好）。

（五）健康教育的发展趋势

21 世纪是信息化、全球化的时代，互联网的应用和世界经济一体化使公共卫生国际化成为可能。人类所赖以生存的环境更加复杂多变，人们对卫生保健服务的需求越来越高，形式更加多样。我国的公共卫生建设面临严峻的挑战，作为公共卫生体系的重要组成部分，我国的健康教育工作也面临诸多挑战。

1. 健康教育的发展越来越重视科学和证据，要求对健康教育工作和项目进行科学的设计和评价。健康教育的效果具有滞后性，这就要求在开展健康教育工作或项目时要进行科学的设计，注重科学和证据，及时进行评价，提供具有说服力的评价指标。

2. 互联网的普及和新媒体的兴起能够使健康教育信息资源发挥最大效益，同时也使传统的健康教育方式、模式面临严峻的挑战。在互联网日益普及和新媒体兴起的今天，网络给全球经济和社会带来了重大的变革，同时也对健康教育工作的方式、形式产生了重大的影响，能够使有限的健康教育资源发挥最大的效益。同时，由于网络健康教育具有对象不明确、针对性差等缺点，导致传统的健康教育模式难以适应信息时代，给健康教育事业的发展带来了严峻的挑战。

3. 健康教育工作的内容将逐渐由知识的普及转变为行为的矫正，进一步加大了开展健康教育评价的难度和紧迫性。健康教育的核心问题是促使个体或群体改变不健康的行为和生活方式。但是，改变行为和生活方式是艰巨、复杂的过程，对健康的影响也最为显著。我国当前的健康教育工作内容仍处于知识普及的阶段，随着学科建设的发展和工作要求的提高，今后的工作内容必然会逐步向行为矫正的方向发展，这对健康教育评价的要求更为急迫，同时也进一步加大了相关工作的难度。

二、PICC 置管相关健康教育

PICC 导管临床上留置时间最长可达 1 年时间，留置时间的长短取决于置管后的院内护理和院外管理，患者和家属积极的配合非常关键，所以对 PICC 置管患者和家属的健康教育显得尤为重要。

（一）置管前健康教育

PICC 操作置管前对患者进行健康教育有助于建立良好的护患关系，取得患者的信任，使患者更乐于接受 PICC，提高置管的依从性。有研究通过对 100 例 PICC 置管患者进行健康教育的需求调查显示，患者在置管前对健康教育的需求主要有以下几方面：①对身体有无影响；②置管的优缺点；③置管时有无疼痛。医务人员根据患者的需求有针对性进行健康教育，可以提高健康教育的有效性。

1. 入院时健康教育

（1）评估：护士主动及早给予评估，及早置入 PICC，更能充分显示 PICC 的优越性。评估内容：患者年龄、文化程度；入院诊断；治疗方案、输液药物的类型；疗程，预计住院天数；患者既往病史及相关因素。还包括穿刺静脉状况：评估静脉是否接触过化疗药物、发生过静脉炎、既往有无留置过 PICC 等，选择柔软、粗直，皮肤完整有弹性、充盈、易触及、易固定、无或少静脉瓣的静脉。

（2）计划：采用 PICC 宣传手册、展板挂图、个别交流指导、集体讲座、带管患者现身说法等方法，使患者了解 PICC 是一种先进的静脉输液工具及在治疗过程中的意义，指导患者及早置管（图 2-70）。

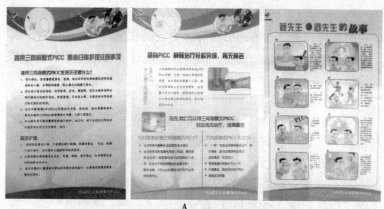

A

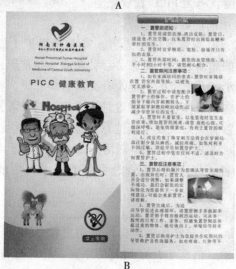

B

图 2-70 宣传方式

A. 展板挂图；B. 宣传手册

（3）实施

1）向患者讲解为何要置 PICC 管，药物对血管损伤的原因，以及损坏血管的后果。

2）如何保护静脉血管及保护的最佳时间。

3）参观没有置管、做了多次化疗的患者血管情况，向患者展示因外周浅静脉输液而引起静脉炎或局部组织坏死的图片。

4）PICC 的概念、目的、优点、适应证、可能发生的并发症及价格。

5）目前国内外 PICC 应用情况。

6）向患者讲解置管操作的基本原理和方法，利用观看挂图、宣传栏、DVD 等直观的方式帮助患者理解和接受 PICC 的相关知识，了解 PICC 的益处，使患者和家属消除顾虑。

（4）效果评价：评价患者通过入院教育后对 PICC 的认识、了解及接受程度，有无 PICC 置管意向。

2. 置管实施前的健康教育

（1）评估：有置管意向的患者，穿刺小组护士做全面的评估，包括患者的病情、意识状态、心肺功能、血常规、出凝血时间、局部皮肤组织及血管的情况及有无置管禁忌证，患者的经济状况、心理反应、合作程度。对置管顾虑重重的患者暂不列为置管对象，以免置管失败或发生其他意外时引发护理纠纷。

（2）计划：采用阅读 PICC 知情同意书、带管患者现身说法等方法，使患者了解 PICC 置管过程中的感受与可能出现的并发症。

（3）实施

1）介绍所选择导管的性能，详细向患者介绍 PICC 的优点，包括：操作简单，创伤小，穿刺成功率高，导管材料质地柔软，长期留置不会损伤血管内膜；留置期间不需再忍受反复扎针的痛苦，可最大限度地保护血管，避免静脉炎和药物外渗的发生。告知患者留置期间不影响其日常活动，使患者消除顾虑，乐于接受，增强信心，配合操作。

2）向患者及家属阅读置管知情同意书，详细讲解置管的优点，可能出现的并发症，置管大概需要的费用，特别是要把可能出现的并发症及并发症的处理以合适的方式讲解清楚，避免护患纠纷发生的同时，也能避免使患者害怕而拒绝置管。

3）为提高穿刺成功率，置管前应恰当地向患者及家属介绍操作过程，邀请带管患者介绍穿刺时及带管的感受，消除或减轻患者的紧张情绪，取得合作。

4）医师开出置管医嘱，患者及家属充分知情同意后签署置管知情同意书。

5）为了减少导管感染，延长留置时间，除操作时严格执行无菌技术操作外，穿刺前一定做好穿刺部位皮肤清洁，减少外源性感染侵入，置管前将患者的手臂用肥皂液清洗干净，更换清洁内衣。

6）告知患者行 X 线透视及拍胸片的重要性：置管后行 X 线透视可排除有无导管异位及明确导管尖端位置。

（4）效果评价：评价患者是否充分理解置管知情同意书中的内容并自愿签署置管知情同意书。

（二）置管中健康教育

置管中的健康教育可消除患者紧张、焦虑的情绪，患者清楚了解整个操作的过程，能更好地配合置管操作，保证操作的顺利进行。

（1）评估：评估患者心理状况，穿刺过程需要配合动作的接受能力。

（2）计划：通过动作示范、助手协助，观看视频、展板挂图的方法指导患者在 PICC 置管过程如何配合操作。

（3）实施：置管中向患者宣教的内容包括：

1）全身准备情况：指导患者穿宽松的衣服、衣袖不能过紧，可协助患者更换患者服。

2）血管及穿刺部位的选择：选择最佳穿刺血管及合适的穿刺部位，血管及穿刺部位的选择与日后并发症密切相关，如关节部位穿刺置管因手臂活动易导致导管断裂、感染等，头静脉置管静脉炎发生几率更高。

3）患者家属的配合：建立最大无菌屏障，保证无菌操作，是减少导管相关性感染的重要措施之一。告知家属在置管室等候，避免人群的交叉感染。

4）体位：指导患者平卧于床的一侧，保留穿刺侧足够的操作空间，上臂外展与躯干呈 90°，建立无菌区后肢体不可随意活动。

5）需要配合的动作：详细介绍需配合的事项，穿刺时嘱患者握拳；当导管尖端到达肩部即送入导管约 20cm 时，指导患者头转向穿刺侧手臂，下颌靠近肩部，使导管顺利进入上腔静脉，而避免向上进入颈内静脉；送管过程中嘱患者深呼吸配合送管，通过增加回心血量，使导管随加大血流送入上腔静脉，同时减轻胸廓上缘过厚的皮下脂肪对锁骨下静脉压迫，利于送管。

6）心理状况：患者心情紧张、害怕以及疼痛和心理上的压力可刺激迷走神经，可引起血管痉挛和静脉收缩，因此，了解患者的心理动态，给予相应心理疏导，使其始终处于放松状态，有利于操作的顺利完成。送管时指导患者放松技巧，如深呼吸等，助手多与患者交谈，分散注意力，肯定患者的配合效果。语言柔和轻松自信，使患者感受到操作的顺利和成功，消除其紧张情绪，避免情绪过度紧张，引起血管收缩，影响送管。

（4）效果评价：评价患者 PICC 置管操作中的各项配合要领掌握程度。

（三）置管后健康教育

置管后对患者进行健康教育，使患者掌握日常护理及居家护理要点，对延长 PICC 使用寿命、有效减少并发症的发生是非常重要的。置管后的健康教育的需求有以下几方面：置管后如何携带导管；带管出院后的护理；携带导管日常生活注意事项；携带导管对身体有无影响。

置管后的健康教育：

（1）评估：评估患者置管后的心理反应、健康教育的接受能力、遵医行为依从性、出院后维护有无困难、PICC 带管注意事项掌握程度等。

（2）计划：置管后由专科护士向患者讲解有关带管的注意

事项和维护知识，避免使用不易理解的专业术语，对有阅读能力的患者发放宣传画册，并针对小册子进行讲解，采用 PICC 宣传手册、展板挂图、个别交流指导、集体讲座、操作示范、观看光碟、小讲课及练习等方法，指导患者置管后的观察与护理要点及带管出院的注意事项，通过提问和复述的方式来测试患者掌握维护导管相关知识程度，并由置管护士解答疑问，以提高学习效率，由已经留置 PICC 导管无并发症的患者进行日常维护的经验讲解，以增强其信心。使患者安全、舒适携带导管，保证治疗顺利完成。

（3）实施

1）住院期间健康教育：置管后教会患者自我观察，如患者出现以下情况，须立即告知护士。置管后出现心慌、气促、胸闷，可能导管进入心房，引起心律失常；置管侧上肢出现水肿、胀痛，可能为弹力绷带加压包扎过紧引起；发生了穿刺处出现红、肿、热、痛，穿刺处可能发生了感染或静脉炎；穿刺处渗血、置管侧面颈部不适、输液不通畅及输液时听见"嗖嗖"声，应立即对症处理。

2）日常生活注意事项：患者携带导管期间可以从事一般性日常工作、家务劳动、体育锻炼，但需要避免使用置管侧手臂提过重的物体，不做引体向上、托举哑铃等持重锻炼，防止导管在体内移位。PICC 置管术后 24 小时需更换敷料，保持局部清洁干燥，不要擅自撕下贴膜。贴膜有卷曲、松动，贴膜下有汗液时及时请护士遵照标准程序更换。输液、睡眠时避免长时间压迫置管侧肢体；穿宽松或大号的棉质衣服，轻脱轻穿，避免碰拉导管。洗澡前用保鲜膜包裹穿刺处上下 10cm，至少包裹 3 层，并避免游泳等会浸泡到无菌区的活动。利用握力球做握拳动作（图 2-71）及抬高上肢，促进置管侧上肢血液循环，肘关节下置管患者少做屈肘动作，减少导管对血管壁的摩擦。CT 检查显影剂严禁从 PICC 管输入（耐高压导管除外），避免在置管侧肢体测血压。

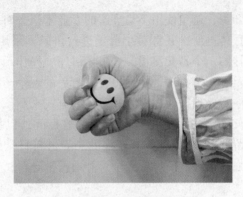

图 2-71　握力球握拳动作

3）带管出院健康教育：一些需定时住院接受治疗的患者可携带导管出院，出院前患者及家属在护士的指导下学习家庭护理的常识。学习内容有：正确更换贴膜；正确冲洗导管及院外出现问题的处理。携带 PICC 患者治疗间歇期至少每 7 天对导管进行冲管、更换贴膜、更换输液接头等维护。如果出现以下情况及时联系置管科室或到就近医院寻求帮助：伤口、手臂出现红、肿、热、痛、活动障碍；穿刺口处有渗液、分泌物、化脓等；敷料出现污染、潮湿、翘起、脱落等；导管出现漏水、脱出、折断等；输液时听见"嗖嗖"声，注射时疼痛、输液不畅、缓慢等；有寒战、高热等等。

出院患者发放 PICC 出院宣教单，出院宣教单详细记录导管型号、置管日期、穿刺人及科室联系方式、导管置入位置、置入长度、外露长度、臂围大小、PICC 日常生活指导、维护及注意事项。同时进行出院电话随访及延续护理，让患者留置的导管能得到护理人员全程专业的护理和指导。出院后专科护士每周电话了解患者导管维护的社区医院知识水平，患者日常活动、穿刺点局部皮肤状况、导管刻度、有无破损移位，患者体温、手臂围等，判断患者维护情况，对患者提出的问题给予解答，提供专科咨询服务。协助患者及其家属进行自护活动，提高患者的自我照顾能力。

护士必须在出院前评估患者对家庭护理要点及注意事项的掌握情况，确认患者已经掌握要领并要求患者签字后方可带管出院。出院后若不能回置管医院进行维护、治疗时，护士应协助患者联系当地正规医院指定的专业护士进行维护、治疗。

（4）效果评价：评价患者置管后的观察与护理要点及带管出院的注意事项掌握程度，是否按要求及时维护，有无并发症发生。

三、特殊患者的健康教育

1. 儿童患者　患儿年龄小，依从性差，保护导管意识差，不懂珍惜管道，本性又好动，好玩。甚至玩弄导管外露部分，撕固定导管的胶布和敷贴。应指导患儿及家属做好相关配合工作，特别是加强家属的健康教育。

（1）嘱咐携管儿童患者不要玩弄导管的体外部分，以免损伤导管或把导管拉出体外。可加用弹力网套套住 PICC 的敷贴位置，以防挪动。

（2）嘱咐携管儿童患者保持局部清洁干燥，不要擅自撕下贴膜，洗澡时要注意观察敷贴有无松脱，如出现敷贴松脱要及时到医院进行处理。

（3）患儿应穿袖子宽松的衣服，穿脱衣服要多加小心，穿衣服先穿置管侧肢体，脱衣服时置管侧肢体应在最后脱。

（4）对于不合作的小孩，换敷贴时要双人合作。

（5）教会家长如何查看 PICC 的相关观察内容，包括：导管内有无回血、敷料有无松动、导管的刻度等，有异常时要告知护士进行处理。

（6）指导患者置管侧肢体勿负重，特别是玩耍时置管上肢避免持续剧烈运动。

2. 老年患者　患者自理能力、理解能力相对不足，而且老年患者常常合并症较多，在 PICC 置管与携带导管期间，需要特别注意以下几方面。

（1）高龄老年患者，自理能力差，应对能力弱，接受能力慢，对 PICC 置管认知、维护知识更是欠缺，护士可采用简单提问、示教等方法，强化患者对 PICC 注意事项的掌握，例如告知患者穿脱衣物时注意检查导管是否固定牢靠。同时对老年患者其家属及陪伴的宣教至关重要。通过取得患者和家属的配合，以保证 PICC 导管的安全。

（2）定期举办讲座、印发通俗易懂的健康宣教手册（包括一系列相关常识、PICC 管更换程序、家庭日常生活注意事项等）及门诊科室联系电话，以便发生意外时能够获得相应的医疗指导。

（3）对意识不清、躁动的患者更要加强导管的固定，使用弹力绷带加固保护，加强巡视观察，并向患者家属做好相关注意事项的宣教，取得配合。

3. 拄拐患者

（1）置管前充分评估血管，尽量选取健侧上肢置管；如必须选择拄拐侧上肢，建议选择头静脉置管，避免拄拐时对腋下血管的影响。

（2）置管后嘱咐患者置管侧肢体尽量少用力拄拐，避免对腋下血管反复摩擦，从而增加对 PICC 与血管的摩擦刺激，加重血管内膜损伤，引起静脉炎、血栓等并发症。

（3）患者携带导管期间注意观察 PICC 回血情况，有回血应及时冲管，使用前做好导管功能评估，如抽回血来判断导管尖端位置，定期胸片检查等，及早发现导管断裂等并发症，及时处理。

4. 心血管疾病患者

（1）置入长度不可过深，避免 PICC 管进入右心房引发不适。

（2）告知患者出现心慌、心悸、胸闷等不适时及时联系护理人员或医院。

（3）告知患者导管外露具体长度，并教会患者观察外露长度，长度有变化时及时联系护理人员。

5. 糖尿病患者

（1）告知患者由于血糖较高，皮肤抵抗力下降，穿刺部位细菌的种植，容易出现皮肤感染，因此更要加强 PICC 导管穿刺点皮肤的观察及护理，嘱咐患者及时按要求换药，必要时增加换药次数。同时血糖的监测也至关重要。

（2）把可能发生的各种并发症要向患者讲清。对置入的 PICC 导管应严密观察及精心护理，尽量将各种并发症杜绝在萌芽状态。

（3）首先要控制饮食，检测血糖、尿糖，全面了解胰岛素及其他降糖药物的使用情况，做好饮食指导，做到少量多餐与严格控制糖类食物，合理应用降糖药物，将血糖控制在理想水平。

（4）保持 PICC 贴膜部分及穿刺处清洁、干燥，如遇贴膜松动、潮湿、出汗较多时请及时更换贴膜。

（5）保持室内空气新鲜，定时通风换气，减少陪护及探视人员，以减少空气中病原微生物的数量，避免二重感染。

6. 高敏体质患者　肿瘤患者接受放化疗后，皮肤敏感性增加，更容易发生过敏样改变，部分 PICC 术后患者，由于过敏体质而先后出现过敏反应，给患者带来不适或痛苦。

（1）置管前告知患者 PICC 导管采用高级医用硅胶材料，长期留置于血管内对人体而言仍是异物，可能引起局部甚至全身性的过敏反应。固定导管的敷料、消毒剂也有可能引起过敏反应。

（2）教会患者观察穿刺局部有无渗漏、穿刺点有无出现局部皮肤过敏，或伴有皮肤瘙痒，出现皮疹、分泌物等症状，增强患者的自护能力。出现以上症状应立即告知护理人员以便给予相应处理。

（3）发生皮肤过敏时要增加换药的次数，每天或隔天换一次。可在局部用地塞米松软膏外涂。

（4）无纺纱布透气性好，皮肤过敏时可用无菌纱布代替敷料，但固定不牢固，可在纱布外用干净的袜套或弹力绷带固定，但不可过紧。也可选用水胶体敷料，皮肤过敏痊愈后再用贴膜。

发散资料

《渥太华宣言》

1986 年第一次健康促进国际大会在加拿大召开时，《渥太华宣言》指出："健康促进是指促进人们提高、维护和改善他们自身健康的过程，是协调人类与他们的环境之间的战略，规定个人与社会对健康各自所负的责任。"这表达了健康促进的范围更为广泛，涉及整个人群的健康，而不仅限于造成疾病的某些特定危险因素。健康促进的概念表明：健康教育在健康促进中起了主导作用，主要体现是健康教育在促进个体行为改变中起重要作用，没有健康教育就没有健康促进。

来源：赵淑英.健康教育与健康促进学［M］.北京：世纪图书出版公司，2005.

思考题

患者女，69 岁。因肺癌术后入院化疗，既往有糖尿病病史，今日 9 点在无菌操作下行经外周插入中心静脉导管穿刺术，11 点发现置管侧上肢出现水肿、胀痛。

（1）此患者可能出现了什么问题？如何处理？

（2）护士如何对该患者进行 PICC 置管后的指导？

附 2-19 PICC 知情同意书

经外周穿刺中心静脉置管（PICC）知情同意书

姓名： 病案号： 登记号： 性别：

年龄： 科 别： 病 区： 床号：

诊断：＿＿＿＿＿＿＿＿＿＿＿＿＿＿＿＿＿＿＿＿＿＿＿＿＿

尊敬的患者（家属）：

由于您的病情、治疗需要及血管情况需行外周中心静脉置管，计划经外周静脉穿刺置入中心静脉，置管中和术后可能发生如静脉炎等并发症，希望能得到您及家属的理解与配合。

您的管床医师是：＿＿＿＿＿＿，责任护士是：＿＿＿＿＿＿。

1. 置管可能带来的好处

（1）为外周静脉穿刺输液困难的患者建立输液通道。

（2）减少因反复穿刺给静脉穿刺输液患者带来的痛苦与血管损伤，能有效地保护外周静脉。

（3）减少因输入刺激性药物（如化疗）、高渗性或黏稠性液体（如脂肪乳、甘露醇）导致的化学性静脉炎及药物外渗导致的组织损伤和组织坏死的风险。

2. 置管过程中可能的风险

（1）穿刺失败或不能耐受置入性的器械，导致置管失败。

（2）导管异位。

（3）穿刺点出血或血肿。

（4）个体差异不同，血管变异，可能会出现送管受阻导致导管置入不到位。

（5）空气栓塞。

（6）导管栓塞。

（7）拔导丝困难。

3. 置管后可能的问题

（1）穿刺点出血或血肿。

（2）静脉炎。

（3）穿刺点感染及导管相关性感染。

（4）导管相关性血栓。

（5）穿刺点渗液。

（6）导管堵塞。

（7）导管脱出和移位。

（8）皮肤过敏。

（9）拔管困难。

（10）导管断裂。

（11）发生其他难以预料的，危及患者生命或致残的意外情况。

4. 替代方案　中心静脉置管（CVC）；植入式输液港（Port）。

5. 成功几率　只要患者正确配合，护理人员正确维护，留置时间国际标准推荐为 1 年。

6. 不置管可能的不良后果

□静脉炎　□药物外渗导致的组织损伤和组织坏死

□反复穿刺静脉带来的痛苦与血管损伤　□静脉输液治疗不能顺利完成

请您签字确认：

我已阅读并理解知情同意书的信息，我自愿选择以下方案：

□同意置管　　□不同意置管

患者签名：_____　签名日期：_____年____月____日____时____分

患者法定代理人签名：_____与患者关系：_____

签名日期：_____年____月____日____时____分

护士签名：_____工号：_____签名日期：____年____月____日____时____分

附2-20　PICC 出院宣教单

经外周穿刺中心静脉置管（PICC）出院宣教单

姓名：_____病案号：_____登记号：_____

性别：_____年龄：_____

科别：_____病区：_____床号：_____

经外周穿刺中心静脉置管（PICC）是长期输液患者理想的静脉通路选择，具有安全、易维护、并发症少的特点。需定期住院接受治疗的患者出院时携带导管回家。建议出院后在本院 PICC 门诊进行导管护理，或到就近正规医院接受 PICC 培训的护士完成维护。

一、导管资料

置管日期_____主管医师_____穿刺护士_____

导管类型_____导管型号_____

置入长度_____cm　外露长度____cm　穿刺所选静脉____

_____

导管的尖端位置_____导管前臂围_____cm　胸片检查：有____无____

二、带管期间的注意事项

1. PICC 导管为医用硅胶导管，非常柔软，故置管的一侧手臂可从事一般的日常工作、家务劳动及部分体育锻炼，但需避免过重的物品，不做引体向上、托举哑铃等持重锻炼。携带导管可以淋浴，但应避免盆浴、泡浴。淋浴前用塑料保鲜膜在置管前处缠绕三圈，上下边缘用胶布贴紧，淋浴后检查贴膜下有无进水，如有，请及时更换。

2. 置管一侧手臂避免测血压及静脉穿刺。

3. 如出现以下症状及体征，请打电话到医院，电话_____。

穿刺点红肿、化脓、置管侧手臂麻木、疼痛烧伤感；穿刺点出血、按压无效、置管手臂水肿，臂围增加超过2cm；冲管有阻力，不通畅，穿刺点渗液等。

4. 假如导管断裂或破损，在导管断裂处上方或靠近穿刺点将导管反折，并用胶布固定，打电话给医院并到医院进一步处理。

5. 导管的维护 不输液的情况下每周冲管一次，需输液者则输液前后需冲管。

(1) 冲管：该操作可防止血液反流到导管堵塞。冲管所需液体：用 0.9% 氯化钠溶液冲管，用稀释肝素液封管，冲管必须用脉冲方式，并做正压封管，以免造成导管破裂；加强导管局部观察，如导管内有血液，请立即到医院冲管，以免造成导管堵塞。

(2) 敷贴：敷贴必须保持清洁干燥，使穿刺点及导管完全置于敷贴的无菌保护，通常每周更换一次敷贴，换药过程严格无菌，如敷贴松脱、卷曲后潮湿时立即更换；换药时应严格观察并记录刻度，自上而下拆除原有贴膜，避免牵动导管；如因为对透明贴膜过敏等原因，应对症处理。

三、其他护理注意事项

1. 可以使用此导管进行常规的微量泵输液或输液泵给药，但不应用于高压注射泵推注造影剂（紫色的耐高压导管除外）。

2. 禁止将胶带直接贴于导管上。严禁将导管外露部分再次置于体内。

我已接受了上述内容的宣教，一些问题亦得到了解决，我愿意对上述内容负责。

患者/家属签名：_____

患者家属的宣教是通过：□课堂教育 □一对一形式 □演示 □影像电视

患者/家属的反映：□理解 □需进一步理解工作 □演示合格 □建议去正规医院进行导管维护

宣教护士：_____ 工号：_____ 宣教日期：_____

第三章

小儿血管通道的置入及管理

本章导语

　　小儿静脉输液是临床给药的重要途径之一，同时也是抢救危重患儿的一个重要手段，是儿科护理工作中一项不可缺少的基本操作，静脉输液安全直接影响到医疗质量，关系到护患关系。合理选择静脉穿刺工具，根据小儿的年龄和病情来选择血管，进行程序化的操作，不但可以减少穿刺次数，减轻患者痛苦，减少穿刺并发症的发生，使患者享受安全医疗，而且可以保护护理人员的安全，减轻劳动的强度，提高工作效率。

第一节　小儿血管解剖与血流生理特点

学习目标

　　识记：

　　小儿主要静脉解剖特点及位置。

　　理解：

　　小儿血流生理特点。

　　运用：

　　1. 掌握小儿静脉解剖位置，提高穿刺成功率。

　　2. 正确判断小儿中心静脉置入部位与导管尖端位置，确保输液安全。

一、小儿四肢静脉的解剖特点

小儿四肢静脉血管细而短，管壁薄，不充盈，容易滑动而不易固定。正确掌握小儿血管的解剖位置和血流的生理特点从而方便临床输液中的应用。

（一）小儿上肢静脉

上肢的主要静脉为指背静脉、手背静脉、头静脉、贵要静脉、肘正中静脉、腋静脉（图3-1）。

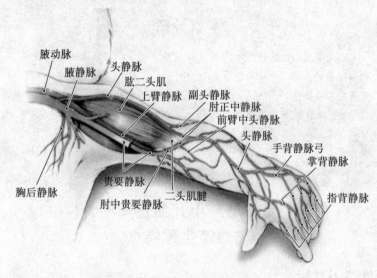

图3-1　上肢静脉

1. 头静脉(cephalic vein)　起自手背静脉网的桡侧，沿前臂桡侧、前面上行至肘窝，在肘窝位于肘正中静脉桡侧，再沿肱二头肌外侧沟上行，经三角胸大肌间沟，穿深筋膜注入腋静脉或锁骨下静脉。头静脉收集手、前臂桡侧浅层结构的静脉血。头静脉在肘窝处通过肘正中静脉与贵要静脉相交通。此静脉前粗后细，管径小，有6~8个静脉瓣，且高低起伏，在臂部上升段有狭窄，在锁骨下呈90°角进入腋静脉，且与腋静脉汇合处还有瓣膜，易反折进入腋静脉/颈静脉。

2. 贵要静脉(basilic vein)　起于手背静脉网的尺侧，上行逐渐转至前臂的掌侧面，在肘窝处接受肘正中静脉与头静脉相交通，贵要静脉本干则沿肱二头肌内侧缘继续上行，最后注入腋静脉，通过锁骨下静脉、无名静脉到达上腔静脉。此静脉直、粗，静脉瓣较少。是临床上 PICC 置管的首选。

3. 肘正中静脉(elbow middle vein)　在肘窝下起自头静脉斜向内上方注入贵要静脉，此静脉粗、直，但个体差异大。静脉瓣较多，是临床上 PICC 插管的次选，理想情况下，肘正中静脉加入贵要静脉，形成最直接的途径，静脉采血和静脉注射多选该血管。

4. 腋静脉(axillary vein)　腋静脉管径大，1 个静脉瓣，直接连接锁骨下静脉，易于到达上腔静脉，邻近腋动脉，神经位于动静脉之间，穿刺可发生较多出血，固定、术后护理均较困难。

(二) 小儿下肢静脉

下肢静脉主要为足背静脉、大隐静脉、小隐静脉（图 3-2）。

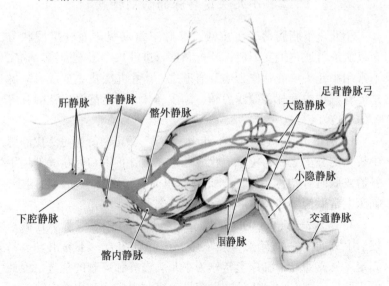

图 3-2　下肢静脉

1. 大隐静脉(great saphenous vein) 是管径最大、管壁最厚的浅静脉，起于足背静脉弓内侧端，经内踝前方，沿小腿内侧缘伴隐神经上行，经股骨内侧髁后方约2cm处，进入大腿内侧部，与股内侧皮神经伴行，逐渐向前上，在耻骨结节外下方穿隐静脉裂孔，汇入股静脉，其汇入点称为隐股点。大隐静脉有许多属支汇入，大隐静脉还借许多穿静脉与下肢深静脉交通。穿静脉的静脉瓣开向深静脉，只允许浅静脉的血液流入深静脉。大隐静脉有9~10对瓣膜，可防止血液逆流。近侧端有两对静脉瓣，若关闭不全可导致静脉曲张。

2. 小隐静脉(small saphenous vein) 起于足背静脉弓的外侧份，经外踝后方上升至小腿后面，在小腿中、下1/3常有穿通支与深静脉沟通。收集足外侧部和小腿后部浅层结构的静脉血，注入腘静脉，小隐静脉有7~8对静脉瓣，它与大隐静脉之间除有许多交通支外，还有交通支与深静脉相通。

二、小儿头皮静脉的解剖特点

小儿皮下脂肪薄，头皮浅，静脉丰富易见，血管呈网状分布，血液可通过侧支回流，顺行和逆行进针均不影响回流。临床上常用小儿头皮静脉作为输液通道之一。小儿头皮主要浅表静脉主要有额正中静脉、颞浅静脉、额浅静脉、耳后静脉、枕静脉等(图3-3)。

1. 额正中静脉(frontal median vein) 额正中静脉是头皮静脉中较大的分支之一，位于冠状缝处，在额骨正中和冠状缝处用手触摸皮肤时有"沟痕"感。此静脉粗而直，不易滑动，易固定，临床上常做为小儿头皮静脉穿刺的首选。

2. 颞浅静脉(the temporal superficid vein) 颞浅静脉在颧弓根后上方向上触摸有"沟痕"感。该静脉粗直，不易滑动、易固定、暴露明显，临床上常作为小儿头皮静脉穿刺的优选。但此处皮肤较松弛，而且正处在颞窝处，穿刺时应注意绷紧皮肤。

3. 眶上静脉(supraorbital vein) 眶上静脉在额结节的表面向

内眦方向，用手纵向触摸有"沟痕"感。此静脉细而直。

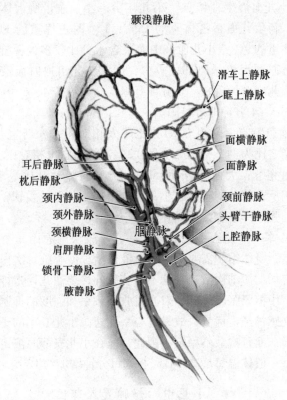

图3-3　头皮静脉图

4. 耳后静脉(hfter ear vein)　耳后静脉在耳郭后方用手触摸有"沟痕"感，它与同名动脉伴行，耳后静脉较粗，略弯曲，易滑动，不易掌握深浅度，不易固定。

5. 枕静脉(occipital vein)　枕静脉位于头枕部，血管较粗直。

三、小儿血流生理特点

小儿由于新陈代谢旺盛，相对于成人来说，无论是血量所占体重的比例，还是动静脉内径之比及心率都有其特殊性。

1. 小儿血液生理特点 小儿年龄越小，血量所占体重的比例越大，新生儿血量占体重的 15%，1 岁时占体重的 11%，14 岁时占体重的 9%；小儿血液中血浆含水分比较多，含凝血物质纤维蛋白原和无机盐类都比较少，因此小儿出血时血液凝固较慢。新生儿出血约需 8~10 分钟凝固，幼儿约需 4~6 分钟凝固，成人仅需 3~4 分钟即可凝固。

2. 血管特点 小儿的动脉比成人相对粗，如新生儿的动、静脉内径之比为 1:1，而成人为 1:2；冠状动脉也相对比成人粗，心肌供血充分；大血管方面，10~12 岁前肺动脉比主动脉粗，之后则相反；幼儿的年龄越小，血管壁越薄，也越柔软，但由于管壁上的弹性纤维少，所以弹性较小。

3. 心率 小儿心率较成人快，心率较快的原因是小儿新陈代谢旺盛，身体组织需要更多的血液供给，但心脏每次搏出量有限，只有增加搏动次数来补偿不足。另外，婴幼儿迷走神经未发育完善，中枢紧张度较低，对心脏收缩频率和强度的抑制作用较弱，而交感神经占优势，故易有心率加速。小儿心率的正常值随年龄而异，而且次数不稳定，因此，应在小儿安静时测定心率才为准确。一般体温每增高 1℃，心率每分钟增加约 15 次。

四、小儿中心静脉置入部位与导管尖端位置

小儿四肢血管相对成人来说细小、隐匿，尤其是刚刚出生的新生儿更为明显，同时由于刚刚出生的新生儿脐带尚未脱落，颞浅静脉显而易见，所以在中心静脉置入部位的选择时较成人有着明显的不同，但导管尖端位置与成人区别不大。

（一）目的

1. 正确掌握中心静脉置入部位，提高穿刺成功率，减少患儿痛苦。

2. 正确确定导管位置，保证输液安全。

（二）中心静脉置入部位

1. PICC 常用穿刺静脉为贵要静脉、头静脉、肘正中静脉，首选贵要静脉，但一些穿刺困难又由于各种原因必须要置管的患儿也可选择经颞浅静脉置入。上肢静脉穿刺点位置选择在肘下两横指处进针。如果进针位置偏低，血管相对较细，易引起回流受阻或导管与血管发生摩擦而引起一系列并发症；如果进针位置过高，易损伤淋巴系统或神经系统。但近来也有报道。肘关节以上穿刺能避免肘关节活动时对导管的牵扯，更利于导管保留和维护。

2. 下肢静脉也可置入　下肢静脉置入部位视患儿大隐静脉显露充盈情况，依次选择右下肢踝关节内侧大隐静脉、膝关节内侧大隐静脉、左下肢踝关节内侧大隐静脉、膝关节内侧大隐静脉，但由于下肢静脉血管瓣膜多，不易送管和容易出现下肢循环障碍故少用。

3. 脐静脉置入部位　用剪刀或手术刀切断过长的脐带，保留 1cm 的残端。

（三）置入长度的测量

1. 上肢穿刺测量方法　患儿取平卧位，穿刺侧手臂外展与身体呈 90°，用皮尺测量体表长度，从肘横线下 2 横指处预穿刺静脉为穿刺点，从预穿刺点沿静脉走向到右胸锁关节再折向下 0.5～1cm。

2. 下肢穿刺测量方法　患儿术侧下肢与躯干呈一直线。用皮尺测量体表长度，从预穿刺点沿静脉走向到腹股沟再向上到横膈（体表位置在脐部）与剑突的中点。

3. 颞浅静脉穿刺测量法　患儿取平卧位，用皮尺测量体表长度，从预穿刺点沿大致的静脉走向经耳到颈部，转向右胸锁关节，再反折向下 0.5～1cm。

4. 脐静脉置入长度　插管长度 =（千克体重×3＋9）÷2＋1，或脐带根部到肩峰的长度加脐带断端的长度。

（四）导管位置的判断方法

导管置入完成并固定好后带患儿照 X 片确定导管位置。

（五）正确的导管位置

1. 上肢静脉导管尖端应在上腔静脉的中下 1/3，即邻近上腔静脉与右心房的连接处为佳。临床上导管前端 X 片显影常在 T4 ~ T6（图 3-4）。

2. 下肢静脉导管尖端位置应位于膈肌以上的下腔静脉开口心房腔静脉交界处，临床上导管前端 X 线片显影常在 T8 ~ T10。

3. 脐静脉插入的最佳位置是导管通过静脉导管到达下腔静脉内。

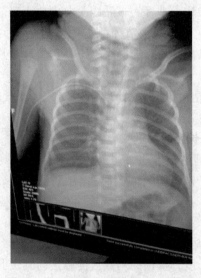

图 3-4　小儿中心静脉导管尖端位置

思考题

1. 小儿主要头皮静脉有哪些解剖生理特点？

2. 小儿中心静脉置管常用静脉及导管前端位置如何判断？

3. 患儿刘某，10 天，新生儿肺炎收住院。医嘱予以抗生素抗感染治疗，行患儿评估时发现患儿头皮有 5cm×5cm 大小的血肿。请问护士为患儿进行静脉穿刺时有哪些注意事项？

4. 不同年龄阶段静脉通路选择的原则是什么？

5. 如何判断静脉血管？

第二节　小儿血管通道的选择与建立

▌学习目标

识记：

小儿血管通道选择的原则。

理解：

小儿静脉穿刺的技巧。

应用：

1. 掌握不同年龄阶段小儿血管通道选择的原则，选择适宜的静脉通道。

2. 为小儿正确置入各类血管通道。

3. 掌握小儿 PICC 置入方法。

一、不同年龄阶段小儿静脉选择的原则

不同年龄阶段选择血管穿刺时，需要根据患者具体情况而定，如盲目进行穿刺将适得其反，影响患者的治疗效果。

（一）目的

1. 根据病情及年龄选择合适的静脉通道。

2. 使患儿舒适。

（二）不同年龄阶段小儿静脉选择的原则

1. 小儿从出生至 3 岁　这一时期，头部皮下脂肪少，头皮静脉极为丰富，分支甚多，互相沟通交错，血液可通过侧支循环回流，且易于固定，方便小儿肢体活动。因此，在这个时期小儿宜选用头皮静脉周围浅静脉。常选额上静脉、耳后静脉等。

2. 3 岁以上的小儿 头皮皮下脂肪增厚，头发厚密，血管不清晰，适合手背静脉穿刺。

二、小儿静脉穿刺手法介绍

小儿静脉穿刺是儿科护理中最重要的基本功，丰富的经验、精湛的技术可提高小儿静脉穿刺的成功率。

（一）目的

1. 正确判断动静脉。

2. 掌握小儿静脉穿刺的手法。

3. 使患儿舒适。

（二）动脉与静脉区别要点

1. 静脉 静脉血管为蓝色，触之有弹性，可凹陷，没有硬的感觉，血管推注药物后皮肤不发白，抽回血为暗红即为静脉。

2. 动脉 动脉血管颜色浅红，触之有搏动感，感觉血管稍硬，触之不凹陷。穿刺后回血逆流不进，血液鲜红，用抽有0.9% 氯化钠溶液的针管推动血管发白，即为动脉。

（三）小儿静脉穿刺手法介绍

1. 对暴露较好的静脉穿刺时，左手拇指、示指分开绷紧皮肤，压住静脉上下端使其固定，血管充盈，右手持针柄，针头斜面向上，针梗与皮肤呈 15°～30°左右，由静脉上方或侧方刺入，再沿静脉走向潜行刺入静脉，见回血后再将针头平行推进少许，松压脉带。

2. 对于看不清楚的静脉，按以下方法穿刺

（1）摸：用指尖沿静脉走向探摸，体会静脉的走向、深浅度、粗细、滑动度，然后行穿刺。

（2）敲：适合于看不清楚的小儿头皮静脉，根据解剖部位，如颞浅静脉、耳后静脉，用一手手指按住静脉的一端，用另一手示指或中指沿静脉走向敲击，会感觉到一种充盈感及波动感，选择好进针点，再行穿刺。

（3）凹：如静脉隐匿或出现脱水，可按解剖部位用示指触摸，绷紧皮肤或头皮，局部出现线形凹沟，即为静脉所在处，该静脉一般较粗，只要掌握穿刺要领，小儿静脉穿刺成功率较高。

3. 特殊患者的静脉穿刺手法

（1）肥胖患儿静脉暴露不明显，但弹性较好，根据静脉解剖位置，用示指触摸静脉有沟痕感，沿静脉方向以 30°～40°角缓慢探索进针，有突破感即可见回血。

（2）腹泻脱水、循环衰竭的患儿可轻轻拍打、按摩或热敷方法使静脉明显后缓慢进针，当有落空感后仍不见回血时可稍等片刻或挤压滴管等常可见回血。

（3）高度水肿患儿可在静脉处用左手拇指压迫局部组织，使组织水分被挤到静脉两侧，可使静脉暴露，立即消毒，进行穿刺可获成功。

（4）营养不良的患儿皮下脂肪少，静脉细小明显，但易滑动、脆性大，可用左手拇指和示指在静脉穿刺段上、下端绷紧皮肤以防滑动，采用旁穿刺法回血后再进少许即可。

三、小儿头皮钢针的置入

静脉输液是儿科常见的治疗方法。小儿从出生到 3 岁这段时期，头部皮下脂肪少，静脉清晰表浅，呈网状分布，血液可通过侧支循环，头部皮下静脉输液是儿科常见的输液方法。

（一）目的

1. 应用小儿头皮针建立短期临时静脉通道。

2. 利用临时静脉通道完成单次静脉治疗。

（二）置入要点

1. 选择良好的静脉　熟悉小儿头皮静脉的分布、走向，有目的地寻找血管（图3-5）。

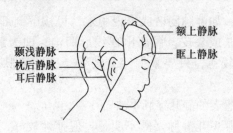

图 3-5 小儿头皮静脉

2. 准确判断动静脉 静脉相对较固定，呈浅蓝色，无搏动，壁薄易压瘪，触之可形成一条"沟"；动脉呈浅红色，易活动，轻触有跳动感。

3. 选择合适头皮针 根据血管大小选择适宜型号头皮针（图 3-6）。

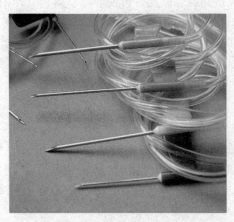

图 3-6 各种型号的头皮针

4. 选择合适进针部位 静脉走向最明显处后移 0.3~0.5cm，既能充分保护静脉，又能在进针失败后进行有效补救。

5. 选择合适进针角度 根据血管深浅做有效判断，对细小浅静脉或血管充盈不良者角度相对宜小，约 10°~15°；血管较深者则角度相对稍大，约 30°。

6. 妥善固定技巧　将第一根胶布固定于针柄上，第二根将带有无菌小纱布的胶布横贴于针眼处，第三根将头皮胶管弯成 S 形用胶布环绕头部一圈对贴固定，第四根将头皮针胶管根部用胶布固定于耳郭上。

（三）用物准备

治疗盘内盛药液、皮肤消毒剂、无菌纱布、压脉带、纱轮、持物筒、小枕、一次性注射器、一次性手套、输液胶贴、备用头皮针、输液器 1 副、剪刀、弯盘 2 个、棉签、笔、输液卡、手表、剃须刀，必要时备约束带。

（四）操作步骤

1. 洗手，戴口罩，查对医嘱。

2. 患儿评估与准备　告知目前用药情况，检查注射部位及肢体活动情况，了解心理状况，介绍疾病知识，询问是否解大小便。

3. 配药　检查药液、输液器，按医嘱配药，无误后配药人签名，请另一护士核对签名。

4. 检查输液器，关闭输液管调速器开关，将输液管、通气管针头同时插入瓶塞内。

5. 用物带至床旁，对患儿进行身份识别，解释，将输液瓶挂于输液架上，固定通气管。

6. 排气　排气时输液管内无气泡，药液外滴不超过 3 滴。

7. 备好胶布，选血管，必要时用剃须刀剃尽穿刺部位周围毛发，戴手套。

8. 将患儿头枕软垫放于床沿，使患儿横卧于床中央，必要时约束患儿。如两人操作，一人固定头部，另一人穿刺。

9. 消毒　用络合碘棉签消毒 2 遍，乙醇棉签消毒 1 遍，消毒面积≥5cm，待干。

10. 穿刺　穿刺者立于患儿头端，一手紧绷血管两端皮肤，另一手持头皮针柄，在距静脉最清晰点向后移 0.3cm 处将针头沿静脉向心方向刺入皮肤，沿静脉走向徐徐刺入，见回血后滴液少许。必要时可用注射器连接头皮针穿刺。

11. 固定　如无异常，用胶布固定。

12. 撤除软垫，脱手套，洗手，取下口罩。

13. 调滴速，询问并观察输液后反应，查对并记录。

14. 助患儿卧于舒适的卧位，交代注意事项，整理用物，洗手。

15. 结合病情进行健康教育。

附3-1　小儿头皮钢针置入操作

【目的】

1. 应用小儿头皮针建立短期临时静脉通道。

2. 利用临时静脉通道完成单次静脉治疗。

【操作前准备】

1. 评估患者并解释

（1）评估：详细检查穿刺点周围皮肤有无压痛、肿胀、血肿、感染、浆液脓肿等，同时了解预行穿刺侧肢体活动情况。

（2）解释：操作前向患儿及家属解释进行头皮钢针置入的目的、方法及注意事项，获得患者的配合。

2. 患者准备

（1）了解小儿头皮钢针置入的目的、方法、注意事项及配合要点。

（2）排空大小便，取平卧位，头枕软垫卧于床沿。

3. 护士准备　衣帽整洁，修剪指甲，洗手，戴口罩。

4. 用物准备　治疗盘内盛药液、皮肤消毒剂、无菌纱布、压脉带、纱轮、持物筒、小枕、一次性注射器、一次性手套、输液胶贴、备用头皮针、输液器1副、剪刀、弯盘2个、棉签、笔、输液卡、手表，剃须刀，必要时备约束带。

【操作步骤】

小儿头皮钢针置入操作

步骤	要点与说明
1. 用物带至床旁，查对患儿。	
2. 备好胶布，选血管，必要时用剃须刀剃尽穿刺周围毛发，戴手套。	
3. 将患儿头枕软垫放于床沿，使患儿横卧于床中央，必要时约束患儿。如两人操作，一人固定头部，另一人穿刺。	
4. 消毒：用络合碘棉签消毒 2 遍，酒精棉签消毒 1 遍。	● 消毒面积≥5cm。待干。
5. 穿刺：穿刺者立于患儿头端，一手紧绷血管两端皮肤，另一手持头皮针柄，在距静脉最清晰点向后移 0.3cm 处将针头沿静脉向心方向刺入皮肤，沿静脉走向徐徐刺入，见回血后滴液少许。	● 必要时可用注射器连接头皮针穿刺。
6. 固定：固定前观察有无异常，若无异常，用胶布固定。	
7. 撤除软垫，脱手套，洗手，取下口罩。	
8. 调滴速：询问并观察输液后反应，查对并记录。	● 根据患儿年龄和病情调节合适滴速。
9. 助患者卧于舒适的卧位，交代注意事项，整理用物，洗手。	
10. 结合病情进行健康教育。	

四、小儿外周静脉留置针的置入

小儿外周静脉留置针又称套管针，作为头皮针的换代产品，具有减少血管穿刺次数，减少血管刺激性，减少液体外渗，不易脱出血管，减少患儿对输液的心理压力等特点，在临床已广泛使用。

（一）目的

1. 应用小儿外周静脉留置针建立留置静脉通道。

2. 利用留置静脉通道完成短疗程静脉治疗，减少多次穿刺给小儿带来的痛苦，减少护士工作量。

（二）置入要点

1. 选择安全、留置时间较长、并发静脉炎和渗出率较小的导管材料类型，导管材质首选聚氨酯和聚亚氨酯材质的导管。

2. 选择适宜置管位置，有计划地选择外周静脉（图3-7）。小儿自制能力差，选择血管走向直、粗大、充盈、弹性好，避开关节和静脉瓣，且易于固定的部位进行置管。置管位置还会影响导管相关性感染和静脉炎的危险度。有研究表明，下肢静脉穿刺比上肢静脉穿刺造成感染的危险度高，手部血管比腕部和上臂血管静脉炎发生率低，股静脉置管有较高的细菌定植率应避免选用。小儿四肢静脉首选手足背静脉。

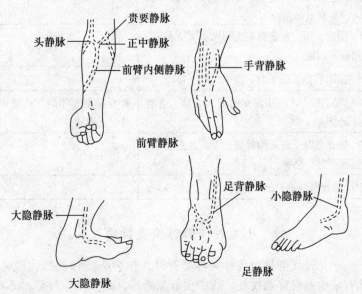

图3-7 四肢静脉

3. 选择合适的导管 在满足治疗方案的前提下选择管径最细、长度最短、管腔最少的导管（图3-8）。

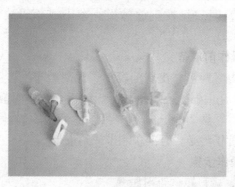

图3-8 留置针

4. 提高护士心理素质和专业技能，有效正确进行留置针置入。有研究表明，护士拥有好的心理素质和高的专业技能在成功置管中起着关键作用。

5. 导管妥善固定 使用透明或半透明聚亚氨酯敷料进行置管位置覆盖，使用安全有效的方法做有效固定（图3-9）。

6. 正确封管 正确封管是延长小儿留置针留置时间

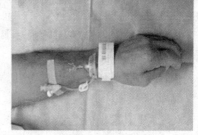

图3-9 留置针固定

的重要环节，根据小儿年龄特点和疾病性质选择合适的封管液进行正压封管。一般封管液为0.9%氯化钠溶液和0~10u/ml肝素钠稀释液3~5ml，新生儿和有血液系统疾病小儿一般采用0.9%氯化钠溶液封管。

7. 定期更换导管 定期更换导管时预防静脉炎最有效的方法，研究表明，外周导管置入时间72小时后发生血栓性静脉炎和导管细菌定植率会增加，而72~96小时静脉炎发生率却没有明显变化，故短期外周短导管应在 72～96 小时更换一次，而小儿留置针 INS 2011 版输液指南提出可留置到静脉输液治疗结束，但一旦发生静脉炎、感染或导管故障，应立即更换。

（三）操作前准备

治疗盘内盛药液、皮肤消毒剂、无菌纱布、压脉带、纱轮、持物筒、5ml 注射器 1 支、小枕、无菌手套、透明敷贴、输液器 1 副、剪刀、弯盘 2 个、棉签、笔、输液卡、静脉留置针、手表，根据患者年龄必要时准备绷带或约束带。

（四）操作步骤

1. 洗手，戴口罩，查对医嘱。

2. 患儿评估与准备 告知目前用药情况，检查注射部位及肢体活动情况，了解心理状况，介绍疾病知识，询问是否解大小便。

3. 配药 检查药液、输液器，按医嘱配药，无误后配药人签名，请另一护士核对签名。

4. 检查输液器，关闭输液管调速器开关，将输液管、通气管针头同时插入瓶塞内。

5. 用物带至床旁，查对患儿，解释，将输液瓶挂于输液架上，固定通气管。

6. 打开留置针外包装，打开透明敷贴外包装，写上操作者姓名、留置日期和时间。

7. 戴手套，放手垫，选血管，在穿刺部位上方 10cm 处扎压脉带。

8. 消毒 用络合碘棉签消毒 2 遍，乙醇棉签消毒 1 遍，消毒面积≥8cm^2。待干。

9. 取下输液管排气，将头皮针刺入导管针肝素帽内再排气。

10. 穿刺 嘱患者握拳，进针，见回血后降低角度将针推进少许，右手固定，左手拔出针芯 0.5～1cm，将外导管全部送入静脉，嘱患者松拳，松压脉带，开调节器，拔出针芯。

11. 用透明敷贴妥善固定。

12. 撤除压脉带、手垫。脱手套，取下口罩。

13. 调滴速。询问并观察输液后反应。

14. 查对，记录。

15. 助患儿卧于舒适的卧位，根据病情适当约束，向患儿及家属交代注意事项。

16. 结合病情进行健康教育。

17. 整理床单位及用物，洗手。

附3-2 小儿外周静脉留置针置入操作

【目的】

应用小儿外周静脉留置针建立可短时间留置的静脉通道。

【操作前准备】

1. 评估患儿并解释

（1）评估：详细检查穿刺点周围皮肤有无压痛、肿胀、血肿、感染、渗液脓肿等，同时了解预行穿刺侧肢体活动情况。

（2）解释：操作前向患儿及家属解释进行小儿外周静脉留置针建立的目的、方法及注意事项，获得患者的配合。

2. 患者准备

（1）了解小儿外周静脉留置针建立的目的、方法、注意事项及配合要点。

（2）排空大小便，取合适体位。

3. 护士准备 衣帽整洁，修剪指甲，洗手，戴口罩。

4. 用物准备 治疗盘内盛药液、皮肤消毒剂、无菌纱布、压脉带、纱轮、持物筒、5ml 注射器 1 支、小枕、无菌手套、透明敷贴、输液器 1 副、剪刀、弯盘 2 个、棉签、笔、输液卡、静脉留置针、手表，根据患者年龄必要时准备绷带或约束带。

【操作步骤】

小儿外周静脉留置针置入操作步骤

步骤	要点与说明
1. 洗手，戴口罩，查对医嘱	
2. 患者评估与准备	● 告知目前用药情况，检查注射部位及肢体活动情况，了解心理状况，介绍疾病知识，询问是否解大小便
3. 配药	● 检查药液、输液器，按医嘱配药，无误后配药人签名，请另一护士核对签名
4. 检查输液器，关闭输液管调速器开关，将输液管、通气管针头同时插入瓶塞内	
5. 用物带至床旁，查对患儿，解释，将输液瓶挂于输液架上，固定通气管	
6. 打开留置针外包装，打开透明敷贴外包装，写上操作者姓名、留置日期和时间	
7. 戴手套，放手垫，选血管，在穿刺部位上方10cm处扎压脉带	
8. 消毒	● 用络合碘棉签消毒2遍，乙醇棉签消毒1遍，消毒面积≥8cm。待干
9. 取下输液管排气，将头皮针刺入导管针肝素帽内再排气	
10. 穿刺	● 嘱患者握拳，进针，见回血后降低角度将针推进少许，右手固定，左手拔出针芯0.5~1cm，将外导管全部送入静脉，嘱患者松拳，松压脉带，开调节器，拔出针芯

步骤	要点与说明
11. 用透明敷贴妥善固定	
12. 撤除压脉带、手垫，脱手套，取下口罩	
13. 调滴速，询问并观察输液后反应	● 根据患儿年龄和病情调节合适滴速
14. 查对，记录	
15. 助患者卧于舒适的卧位，交代注意事项	
16. 结合病情进行健康教育	
17. 整理床单位及用物，洗手	

五、小儿 PICC 的置入

外周中心静脉导管（PICC）是经由外周静脉穿刺插管，导管尖端定位于腔静脉的中心静脉导管，为长期输液的患儿提供安全可靠的静脉通路。PICC 置管不仅减少了反复穿刺带给患儿的痛苦，同时减轻了护士的工作量，肿瘤患儿在腐蚀性及刺激性药物如化疗药物、甘露醇等应用的过程中，能有效避免药物的外渗，降低药物对外周静脉的破坏和对局部组织的刺激。

（一）目的

1. 应用小儿 PICC 的置入建立长期静脉通路。

2. 利用 PICC 的置管完成多疗程静脉治疗，减少长期频繁穿刺给小儿带来的痛苦。

3. 减少刺激性药物对血管的刺激，减少药物外渗对机体的损害。

（二）置入要点

1. 选择心理素质好，经专业培训具有资质的护士进行置管。

2. 选择合适血管和穿刺部位 上肢 PICC 常规选择肘窝部位，适于放置 PICC 的静脉为头静脉、贵要静脉、肘正中静脉，首选贵要静脉。穿刺部位可分为肘上、肘中和肘下。研究显示，肘上穿刺能避免肘关节活动时对导管的牵扯，更利于导管保留和维护。下肢静脉选用股静脉和大隐静脉置管在国内文献中也有提及，常用于新生儿、早产儿、极低体重儿。国外研究发现经下肢进行 PICC 置管是安全有效的，考虑到小儿股静脉置管易被尿便污染，故优先选择大隐静脉进行穿刺，大隐静脉位置表浅、粗且清晰，穿刺、固定和护理相对容易，输入药物不受限，合并症少，可长期保留。

3. 选择合适的导管和型号　可选择目前临床运用最新的三向瓣膜式 PICC（图 3-10），减少并发症，防止输入气体和血液反流。根据小儿年龄或血管直径大小选择适宜的导管型号，常用的为 3Fr（一般 7 岁以下选用）、4Fr（一般 7 岁以上选用），新生儿宜选用 1.9Fr，或以导管大小不超过血管直径的 1/2 为宜。

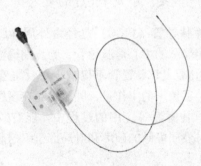

图 3-10　三向瓣膜式 PICC

4. 选用对小儿局部损伤最小、成功率最高的置入方法。现最新研究表明塞丁格技术行 PICC 置管术成功率高达 90% 以上，对血管及穿刺皮肤处损伤最小。

5. 严格无菌技术操作，选择正确体位，有效进行穿刺部位消毒。使患儿臂与身体呈 90° 角，患儿的手臂与躯干保持同一平面（必要时请助手协助摆好体位）。以穿刺点为中心，螺旋式擦拭消毒皮肤。消毒范围：穿刺点上下各 ≥20 厘米，左右到臂缘，先用 3 次 75% 乙醇消毒，然后 3 次络合碘消毒，消毒时顺时针和逆时针方向交互使用。

6. 穿刺时的辅助设备 现PICC穿刺时最常用的辅助设备为超声。研究表明，超声引导下行PICC穿刺提高了穿刺成功率，也节约了时间和费用，但在儿科的应用成效尚未见相关文献报道。

7. 应用有效方式减轻或解除穿刺时疼痛 穿刺前使用利多卡因乳膏外涂。

8. 正确测量导管置入长度，将导管尖端放在预期位置（图3-11）。体外测量方法上肢为自穿刺点至右胸锁关节，然后向下至第三肋间，置管完成后在X线下确认导管尖端的位置，尖端应在上腔静脉的下1/3到上腔静脉与右心房的连接处。下肢穿刺测量方法：患儿术侧下肢与躯干呈一直线，用皮尺测量体表长度，从预穿刺点沿静脉走向到腹股沟再向上到横膈（体表位置在脐部）与剑突的中点。

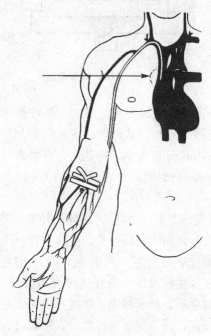

图3-11 PICC尖端置入位置

9. 将导管妥善固定　在靠近穿刺点约 1cm 处扣好白色固定护翼，导管出皮肤处盘绕一小小的"S"弯，使用无菌胶布横向固定白色固定护翼，另一条无菌胶布横向固定连接器翼形部分，固定以 10cm×12cm 透明贴膜，令贴膜的下缘贴覆到连接器翼形部分的一半，蝶型交叉固定连接器（图 3-12）。

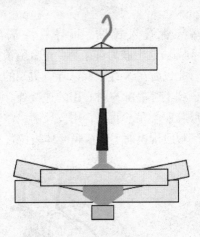

图 3-12　PICC 导管固定

10. 选择合适封管液，使用正确的方法进行冲、封管。定期使用 0.9% 氯化钠溶液脉冲式冲管，现常用的封管液为 0.9% 氯化钠溶液和 0～10u/ml 肝素钠稀释盐水，有血液系统疾病时选用 0.9% 氯化钠溶液进行封管，封管时使用 10ml 以上注射器行脉冲加正压式封管。

11. 做好置管后维护　维护时选择材质好，透气佳的敷料，定期更换敷料和肝素帽或止压接头，更换敷料必须严格无菌操作技术，透明贴膜应在导管置入后第一个 24 小时更换，以后每 7 天更换一次或在发现贴膜被污染（或可疑污染）、潮湿、脱落或危及导管时随时更换。肝素帽或正压接头每 7 天更换一次，或肝素帽可能发生损坏、污染或每次经由肝素帽取过血后、不管什么原因取下肝素帽后立即更换。

（三）小儿上肢 PICC 置入操作前准备

PICC 穿刺包 1 个，10ml 注射器 2 支，无针输液接头 1 个，无菌（无粉）手套 2 副，0.9% 氯化钠溶液 100ml 或 0～10u/ml 肝素盐水 100ml，10cm×12cm 无菌透明敷贴 1 个，胶布纱布若干，止血带，弹力绷带，消毒剂（75% 乙醇、络合碘），根据年龄及血管情况选择合适导管型号。

（四）小儿上肢 PICC 置入操作流程

1. 洗手，戴口罩，查对医嘱。

2. 选择静脉　首选贵要静脉。

3. 患者平卧，术侧手臂外展 90°，向患者解释操作目的及配合事项。

4. 测量穿刺点经右胸锁关节至第 3 肋间的距离，双侧上臂臂围，方法同成人（见第二章第三节 PICC 置管技术）。

5. 建立无菌区　打开 PICC 穿刺包，戴无菌手套。

6. 助手协助将第一块治疗巾垫在手臂下，将止血带放好。

7. 消毒　75% 乙醇纱布或纱球以顺时针、逆时针、顺时针的方式消毒皮肤 3 遍，消毒范围以穿刺点为中心，上下直径 ≥20cm，两侧至臂缘；75% 乙醇待干后，络合碘消毒 3 遍。

8. 穿无菌衣，更换无菌手套。

9. 铺孔巾及治疗巾。

10. 预冲导管　用注射器抽取 0.9% 氯化钠溶液预冲导管，润滑亲水性导丝。1.9Fr 导管用 10U/ml 肝素盐水预冲导管。若为前端修剪式导管，按预计导管长度进行修剪：剥开导管的保护套至预计的部位，撤出导丝至比预计长度短 1cm 处，在预计刻度剪切导管。

11. 扎止血带　让助手在上臂扎止血带，使止血带末端远离无菌区，嘱患儿握拳，保证静脉充盈。

12. 去掉穿刺针保护套，松动针芯。

13. 实施穿刺　绷紧皮肤，以 15°～30° 角实施穿刺。见到回血后降低穿刺角度，再进针 0.5 ~ 1cm，使套管尖端进入静脉，固定穿刺针，将套管鞘送入静脉。

14. 从导入鞘内取出穿刺针　助手协助松开止血带，嘱患儿松拳，左手示指按压导入鞘前端静脉，拇指固定针柄，右手撤出针芯，将钢针放入锐器收集盒。

15. 置入导管　用右手将导管匀速送入静脉；送管时轻抬左手示指，停顿时左手示指压紧导入鞘前端静脉；置入导管 20 ~ 30cm 时，嘱患儿头部偏向术侧手臂下颌向下压，导管进入预测长度后，头恢复原位。

16. 退出导入鞘　置入导管至预计长度后，即可退出导入鞘；按压导入鞘上端静脉，退出导入鞘使其远离穿刺部位。

17. 劈开或撤离导入鞘　可撕裂式导入鞘劈开导入鞘并从导管上往下剥；在撤离导入鞘时注意保持导管的位置。

18. 继续置入导管　均匀缓慢地将剩余导管置入静脉至所需长度。

19. 抽回血，再次确认穿刺成功。

20. 移去导引钢丝　左手固定导管，右手撤出导丝；移去导丝时，要轻柔缓慢。

21. 正压封管，导管末端连接无针输液接头。

22. 清理穿刺点　移去孔巾，清洁穿刺点周围皮肤，切记不要用75% 乙醇刺激穿刺点。

23. 固定导管，覆盖无菌敷料　将体外导管以 S 或 L 形放置，小纱布覆盖后，用无菌胶贴固定，覆盖 10cm × 12cm 无菌透明敷料，将导管全部覆盖在透明敷料下。

24. 确定导管位置　拍 X 线片确定导管尖端位置并记录检查结果。

25. PICC 穿刺后的记录　记录置入导管的长度及胸 X 线片显示的导管位置，导管的型号及规格和批号，所穿刺的静脉名称及臂围，穿刺过程描述（是否顺利、患者有无不适的主诉等）。

26. 向患儿及家属交代置管后的注意事项。

（1）置管后注意合适固定，保持大便通畅，勿用力大便，避免导管脱出。

（2）带管期避免剧烈运动，可进行适量功能锻炼，避免肌肉萎缩。

（3）保持穿刺局部清洁干燥，穿刺处敷料容易被大小便污染，如若被污染或敷料松动脱落则需立即进行置管后维护，避免感染。

（4）按要求进行置管后规范化维护。

附 3-3　小儿上肢 PICC 置入操作

【目的】

通过小儿上肢 PICC 的置入建立长期静脉通路。

【操作前准备】

1. 评估患儿并解释

（1）评估：详细检查穿刺点周围皮肤有无压痛、肿胀、血肿、感染、渗液脓肿等，测量臂围，同时了解预行穿刺侧肢体活动情况。

（2）解释：操作前向患儿及家属解释进行小儿 PICC 置入的目的、方法及注意事项，获得患者的配合。

2. 患儿及家属准备

（1）讲解小儿 PICC 置入的目的、方法、注意事项及配合要点。

（2）排空大小便，取合适体位。

3. 护士准备　衣帽整洁，修剪指甲，洗手，戴口罩。

4. 用物准备　PICC 穿刺包 1 个，10ml 注射器 2 支，无针输液接头 1 个，无菌（无粉）手套 2 副，0.9% 氯化钠溶液100ml 或 0~10u/ml 肝素盐水 100ml，10cm×12cm 无菌透明敷贴 1 个，胶布纱布若干，止血带，弹力绷带，消毒剂（75% 乙醇/络合碘），根据年龄及血管情况选择合适导管型号。

【操作步骤】

小儿上肢 PICC 置入操作步骤

步骤	要点与说明
1. 洗手，戴口罩，查对医嘱	
2. 选择静脉	● 首选贵要静脉
3. 患者平卧，摆好体位，向患者及家属解释操作目的及配合事项	● 术侧手臂外展 90°
4. 体外测量预置入长度和双侧上臂臂围	
5. 建立无菌区（必要时请助手协助摆好体位）	● 打开 PICC 穿刺包，戴无菌手套
6. 助手协助将第一块治疗巾垫在手臂下，将止血带放好	
7. 消毒　75% 乙醇纱球以顺时针、逆时针、顺时针的方式消毒皮肤 3 遍，75% 乙醇待干后，络合碘消毒 3 遍	● 消毒范围以穿刺点为中心，上下直径 20cm，两侧至臂缘
8. 穿无菌衣，更换无菌手套	
9. 铺孔巾及治疗巾	
10. 预冲导管　用注射器抽取 0.9% 氯化钠溶液预冲导管，润滑亲水性导丝	● 1.9Fr 导管用 10U/ml 肝素盐水预冲导管。若为前端修剪式导管，按预计导管长度进行修剪，剥开导管的保护套至预计的部位，撤出导丝至比预计长度短 1cm 处，在预计刻度剪切导管
11. 扎止血带　让助手在上臂扎止血带，使止血带末端远离无菌区，嘱患者握拳，保证静脉充盈	
12. 去掉穿刺针保护套，松动针芯	

步骤	要点与说明
13. 实施穿刺　绷紧皮肤，以 15°~30°角实施穿刺；见到回血后降低穿刺角度，再进针 0.5~1cm，使套管尖端进入静脉；固定钢针，将套管鞘送入静脉	
14. 从导入鞘内取出穿刺针　助手协助松开止血带，嘱患者松拳；左手示指按压导入鞘前端静脉，拇指固定针柄，右手撤出针芯；将钢针放入锐器收集盒	
15. 置入导管　用右手将导管匀速送入静脉；送管时轻抬左手示指，停顿时左手示指压紧导入鞘前端静脉	● 置入导管 20~30cm 时，嘱患者头部偏向术侧手臂下颌向下压，导管进入预测长度后，头恢复原位
16. 退出导入鞘　置入导管至预计长度后，即可退出导入鞘；按压导入鞘上端静脉，退出导入鞘使其远离穿刺部位	
17. 劈开或撤离导入鞘　在撤离导入鞘时注意保持导管的位置	● 可撕裂式导入鞘劈开导入鞘并从导管上往下剥
18. 继续置入导管　均匀缓慢地将剩余导管置入静脉至所需长度	
19. 抽回血，再次确认穿刺成功	
20. 移去导引钢丝　左手固定导管，右手撤出导丝；移去导丝时，要轻柔缓慢	
21. 封管　导管末端连接无针输液接头，脉冲正压封管。	
22. 清理穿刺点　移去孔巾；清洁穿刺点周围皮肤	● 切记不要用 75% 乙醇刺激穿刺点
23. 固定导管，覆盖无菌敷料　将体外导管以 S 或 L 形放置，小纱布覆盖后，用无菌胶贴固定；将导管全部覆盖在透明敷料下	● 覆盖 10cm × 12cm 无菌透明敷料

步骤	要点与说明
24. 确定导管位置	● 拍 X 线片确定导管尖端位置并记录检查结果
25. PICC 穿刺后的记录，向患者及家属交代置管后的注意事项	● 记录置入导管的长度及胸 X 线片显示的导管位置；导管的型号及规格和批号；所穿刺的静脉名称及臂围；穿刺过程描述是否顺利，患者有无不适的主述等

（五）小儿下肢 PICC 置入操作准备

PICC 穿刺包 1 个，10ml 注射器 2 支，无针输液接头 1 个，无菌（无粉）手套 2 副，0.9% 氯化钠溶液 100ml 或肝素盐水 100ml（10U/ml 肝素盐水，新生儿 5U/ml 肝素盐水），10cm×12cm 无菌透明敷贴 1 个，胶布纱布若干，止血带，弹力绷带，消毒剂（75% 乙醇、络合碘），根据年龄及血管情况选择合适导管型号。

（六）小儿下肢 PICC 置入操作流程

1. 洗手，戴口罩，核对医嘱。

2. 选择静脉　多选择膝关节内侧大隐静脉或踝关节内侧大隐静脉进行穿刺。

3. 向患儿及家属解释操作目的及配合事项，取平卧位，使患儿术侧下肢与躯干呈一直线。必要时由助手协助摆好体位。

4. 用皮尺测量体表长度，从穿刺点量至脐，再由脐量至脐与剑突连线的中点即为置管长度。测量术侧大腿围。

5. 建立无菌区　打开 PICC 穿刺包，戴无菌手套。

6. 助手协助将第一块治疗巾垫在术侧肢体下，将止血带放好。

7. 消毒　75% 乙醇纱布或纱球以顺时针、逆时针、顺时针的方式消毒皮肤 3 遍，消毒范围以穿刺点为中心，上下直径≥20cm，两侧至腿缘；75%乙醇待干后，络合碘消毒3遍。

8. 穿无菌衣，更换无菌手套。

9. 铺孔巾及治疗巾。

10. 预冲导管　用注射器抽取0.9%氯化钠溶液预冲导管，润滑亲水性导丝。1.9Fr导管用5U/ml肝素盐水预冲导管。若为前端修剪式导管，按预计导管长度进行修剪，剥开导管的保护套至预计的部位，撤出导丝至比预计长度短1cm处，在预计刻度剪切导管。

11. 扎止血带　在穿刺点上方10~15cm处扎止血带，使止血带末端远离无菌区。

12. 去掉穿刺针保护套，松动针芯。

13. 实施穿刺　绷紧皮肤，以15°~30°角实施穿刺。见到回血后降低穿刺角度，再进针0.5~1cm，使套管尖端进入静脉，固定钢针，将套管鞘送入静脉。

14. 从导入鞘内取出穿刺针　助手协助松开止血带，左手示指按压导入鞘前端静脉，拇指固定针柄，右手撤出针芯，将钢针放入锐器收集盒。

15. 置入导管　用右手将导管匀速送入静脉；送管时轻抬左手示指，停顿时左手示指压紧导入鞘前端静脉，置管时送管遇阻力，采用暂停送管和边推0.9%氯化钠溶液边送管的方法，可较顺利将导管送入。如仍受阻应查找原因勿强力推进。

16. 退出导入鞘　置入导管至预计长度后，即可退出导入鞘；按压导入鞘上端静脉，退出导入鞘使其远离穿刺部位。

17. 劈开或撤离导入鞘　劈开导入鞘并从导管上往下剥，在撤离导入鞘时注意保持导管的位置。

18. 继续置入导管　均匀缓慢地将剩余导管置入静脉至所需长度。

19. 抽回血，再次确认穿刺成功。

20. 移去导引钢丝　左手固定导管，右手撤出导丝；移去导丝时，要轻柔缓慢；将导丝放入锐器收集盒内。

21. 导管末端连接无针输液接头，脉冲正压封管。

22. 清理穿刺点　移去孔巾，清洁穿刺点周围皮肤，切记不要用 75% 乙醇刺激穿刺点。

23. 固定导管，覆盖无菌敷料 将体外导管以 S 或 L 形放置，小纱布覆盖后，用无菌胶贴固定，覆盖 10cm×12cm 无菌透明敷料，将导管全部覆盖在透明敷料下。

24. 确定导管位置 拍 X 线片确定导管尖端位置位于第 9～11 胸椎下腔静脉并记录检查结果。

25. PICC 穿刺后的记录 记录置入导管的长度及胸 X 线片显示的导管位置，导管的型号及规格和批号，所穿刺的静脉名称，穿刺过程描述（是否顺利、患者有无不适的主述等）。

26. 向患儿及家属交代置管后的注意事项。

附3-4 小儿下肢 PICC 置入操作

【目的】

通过小儿下肢 PICC 的置入建立长期静脉通路。

【操作前准备】

1. 评估患儿并解释

（1）评估：详细检查穿刺点周围皮肤有无压痛、肿胀、血肿、感染、渗液胀肿等，测量术侧大腿围，同时了解预行穿刺侧肢体活动情况。

（2）解释：操作前向患儿及家属解释进行小儿 PICC 的目的、方法及注意事项，获得患者的配合。

2. 患者准备

（1）了解小儿 PICC 的目的、方法、注意事项及配合要点。

（2）排空大小便，取合适体位。

3. 护士准备 衣帽整洁，修剪指甲，洗手，戴口罩。

4. 用物准备 PICC 穿刺包 1 个，10ml 注射器 2 支，无针输液接头 1 个，无菌（无粉）手套 2 副，0.9% 氯化钠溶液 100ml 或肝素盐水 100ml（10U/ml 肝素盐水，新生儿 5U/ml 肝素盐水），10cm×12cm 无菌透明敷贴 1 个，胶布纱布若干，止血带，弹力绷带，消毒剂（75% 乙醇、碘酊、络合碘），根据年龄及血管情况选择合适导管型号。

【操作步骤】

小儿下肢 PICC 置入操作步骤

步骤	要点与说明
1. 洗手，戴口罩，查对医嘱	
2. 选择静脉	● 多选择膝关节内侧大隐静脉或踝关节内侧大隐静脉进行穿刺
3. 患者平卧，使患儿术侧下肢与躯干呈一直线。使血管充分暴露，肢体处于伸直状态，必要时由助手协助摆好体位，向患者解释操作目的及配合事项	
4. 体外测量预置入长度　从穿刺点量至脐，再由脐量至脐与剑突连线的中点即为置管长度	
5. 建立无菌区　打开 PICC 穿刺包，戴无菌手套	
6. 助手协助将第一块治疗巾垫在术侧肢体下，将止血带放好	
7. 消毒　75% 乙醇纱布或纱球以顺时针、逆时针、顺时针的方式消毒皮肤 3 遍，75% 乙醇待干后，络合碘消毒 3 遍	● 消毒范围以穿刺点为中心，上下直径≥20cm，两侧至腿缘
8. 穿无菌衣，更换无菌手套	
9. 铺孔巾及治疗巾	
10. 预冲导管　用注射器抽取 0.9% 氯化钠溶液预冲导管，润滑亲水性导丝	● 1.9Fr 导管用 10U/ml 肝素盐水预冲导管。若为前端修剪式导管，按预计导管长度进行修剪，剥开导管的保护套至预计的部位，撤出导丝至比预计长度短 1cm 处，在预计刻度剪切导管

步骤	要点与说明
11. 扎止血带　在穿刺点上方 10~15cm 处扎止血带，使止血带末端远离无菌区	
12. 去掉穿刺针保护套，松动针芯	
13. 实施穿刺　绷紧皮肤，以 15°~30°角实施穿刺；见到回血后降低穿刺角度，再进针 0.5~1cm，使套管尖端进入静脉；固定钢针，将套管送入静脉	
14. 从导入鞘内取出穿刺针　助手协助松开止血带。左手示指按压导入鞘前端静脉，拇指固定针柄，右手撤出针芯。将钢针放入锐器收集盒	
15. 置入导管　用右手将导管匀速送入静脉。送管时轻抬左手示指，停顿时左手示指压紧导入鞘前端静脉	● 置管时送管遇阻力，采用暂停送管和边推 0.9% 氯化钠溶液边送管的方法将导管送入，仍受阻应查找原因勿强力推进
16. 退出导入鞘　置入导管至预计长度后，即可退出导入鞘。按压导入鞘上端静脉，退出导入鞘使其远离穿刺部位	
17. 劈开或撤离导入鞘	● 劈开导入鞘并从导管上往下剥。在撤离导入鞘时注意保持导管的位置
18. 继续置入导管　均匀缓慢地将剩余导管置入静脉至所需长度	
19. 抽回血，再次确认穿刺成功	
20. 移去导引钢丝　左手固定导管，右手撤出导丝；移去导丝时，要轻柔缓慢	
21. 导管末端连接无针输液接头，脉冲正压封管	
22. 清理穿刺点　移去孔巾，清洁穿刺点周围皮肤	● 切记不要用 75% 乙醇刺激穿刺点

续表

步骤	要点与说明
23. 固定导管，覆盖无菌敷料 将体外导管以 S 或 L 形放置，小纱布覆盖后，用无菌胶贴固定。覆盖 10cm×12cm 无菌透明敷料，将导管全部覆盖在透明敷料下	
24. 确定导管位置	● 拍 X 线片确定导管尖端位置位于第 9～11 胸椎下腔静脉并记录检查结果
25. PICC 穿刺后的记录，记录置入导管的长度及胸 X 线片显示的导管位置，导管的型号及规格和批号，所穿刺的静脉名称，穿刺过程描述（是否顺利、患者有无不适的主述等），向患儿及家属交代置管后的注意事项	

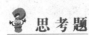 **思考题**

1. 患儿，小明，4 岁，确诊白血病 1 个月。医嘱予以全身化疗，护士拟行建立静脉通路，请问对该患儿选择何种输液方式最好？行患者评估时发现患者右手手背出现条索状红肿硬结，请问护士需注意评估患儿有何禁忌证？

2. 静脉通路选择的原则是什么？

3. 小儿行头皮静脉置入时主要选择哪几条静脉？

4. 下肢行 PICC 置入体外测量预置入长度的方法是什么？

第三节　小儿血管通道的维护

学习目标

识记：

小儿各类血管通路维护的原则。

理解：

小儿各类血管通道固定的方法。

应用：

1. 掌握小儿各类血管通道维护的方法。

2. 掌握小儿 PICC 维护的方法。

一、小儿各类血管通道维护的原则

小儿血管通路建立后，医护人员应正确实施各类血管通路的维护及对患儿家长知识的健康宣教，以预防导管相关并发症的发生，延长导管的使用时间。

（一）目的

1. 根据通路类型选择正确的维护方法。

2. 延长血管通路的使用时间。

（二）小儿血管通道维护的原则

1. 输液过程中要注意观察保护穿刺部位

（1）头部输液患儿，可将其放在床上，偏向未穿刺一方侧卧，或让其父母将穿刺部位放在外方抱其输注。

（2）四肢输液婴幼儿需由一位家长制动所穿刺肢体。

（3）哭闹较重患儿需全身制动直至其输液完毕。

2. 输液过程中认真观察置管周围的皮肤，特别是穿刺肢体予制动的患者，加强肢体血液循环情况的观察，注意有无肿胀、皮肤发白、肢体发凉等缺血症状，发现异常及时处理。

3. 血管通路维护过程中严格执行无菌操作。

4. 中心静脉导管要求有资质的专科护士进行维护。

5. 对血管内导管应严格按照规定定期冲管，以促进和保持血管通路的通畅，防止不相容药物、液体的混合；冲管液的最小量应为导管和附加容积的 2 倍。

（三）小儿 PICC 的维护要求

1. 每班观察并记录皮肤穿刺点处导管标记是否移动，并监测肢体的周长包括双侧上/下臂（腿）中围，观察有无红肿、热、条索状等静脉炎表现。

2. 输液接头每周更换；使用络合碘充分消毒，待干后连接输液管，确保各连接部位的无菌和密闭。

3. 置管术后 24 小时内更换敷贴，并观察局部出血情况，以后无菌透明敷贴应每周更换 1~2 次，纱布敷料每 2 天更换一次，敷料贴发生松动、污染等完整性受损时随时更换。更换贴膜时，护士应当严格无菌操作技术。换药时沿导管方向由下向上揭去透明敷料，防止将导管带出。

4. 留置导管期间，严格遵守无菌操作原则。输注脂肪乳剂、化疗药物及中药制剂时宜使用精密过滤输液器；更换及连接药液时铺无菌盘并戴无菌手套。

5. 确保输液系统各开关连接紧密，防止受压、弯曲，保持通畅。

6. 1.9F PICC 导管内径小不能用抽血或输血，不回抽血液。

7. 严禁使用小于 10ml 注射器，如遇导管阻塞勿暴力冲管，否则可以导致导管破裂。

8. 可以使用 PICC 导管进行常规加压输液或输液泵给药，但不能用于高压注射泵推注造影剂等。

9. 密切观察患儿状况，出现不明原因的发热、穿刺点红肿等疑似导管相关性感染时及时报告医生对症处理，遵医嘱酌情拔管。

10. 导管移位及时摄片定位。

二、小儿各类血管通道固定的方法

小儿因好动及爱哭闹的特点，静脉穿刺成功后，如果固定不稳妥，易导致脱出，影响输液的顺利进行，因此固定是一个非常重要的环节。

(一) 目的

1. 固定好小儿各类血管通道，保护导管的完整性和保证输液效果。

2. 预防导管移位和脱出，避免因固定不到位反复静脉穿刺对小儿造成的痛苦。

3. 静脉通路固定合适，不影响正常的血液循环和药物治疗，不妨碍穿刺局部情况的观察。

（二）小儿各类血管通道固定的方法

1. 小儿头皮静脉固定方法　静脉穿刺成功后，不可下压针柄，应用左手拇指指甲垫住针柄，右手迅速固定。将第一根胶布固定于针柄上，第二根将带有无菌小纱布的胶布横贴于针眼处，第三根将头皮胶管弯成 S 形用胶布环绕头部一圈对贴固定，第四根将头皮针胶管根部用胶布固定于耳郭上。

2. 小儿手背静脉固定方法　将夹板自手心处插入袖中，固定针头后将除拇指外另外 4 指固定于夹板上，在手臂端用绷带固定。

3. 小儿留置针固定方法　使用透明或半透明聚亚氨酯敷料进行置管位置覆盖，以穿刺点为中心，无张力黏贴，并记录好留置时间及留置人的姓名。

4. PICC 的固定　在靠近穿刺点约 1cm 处扣好白色固定护翼，导管出皮肤处盘绕一小小的"S"弯，使用无菌胶布横向固定白色固定护翼，另一条无菌胶布横向固定连接器翼形部分，固定用贴膜，令贴膜的下缘贴覆到连接器翼形部分的一半，蝶形交叉固定连接器。

三、小儿常见血管通道相关并发症的预防与护理

血管通路相关并发症会严重影响血管通路的使用寿命，特别是长期留置导管的广泛使用，导管相关的并发症发生率更高。因此，及时有效地预防和护理血管通路相关并发症是提高通路使用寿命和改善患者生存质量的重要措施。

（一）静脉炎

1. 原因　在进行静脉穿刺时，未严格遵守无菌操作技术、血管通路留置时间过长、输入对血管壁刺激性强的药物等。

2. 症状 沿静脉走向出现条索状红线，局部组织发红、肿胀、灼热、疼痛，可伴有畏寒、发热等全身症状。

3. 预防措施 严格遵守无菌技术操作原则，严防输液微粒进入血管。穿刺部位严格消毒，保持针头无菌；正确选择输液工具；对需长期静脉输液者有计划地更换输液部位。避免同一部位反复穿刺；输入对血管壁刺激性强的药物时，尽量选用大血管；药物充分稀释并严格控制其输注的浓度和速度；严格掌握药物配伍禁忌，联合用药时每瓶药液中不宜超过 2～3 种药物；使用外周静脉留置针期间，加强对穿刺部位的观察和护理。

4. 处理措施 停止患肢静脉输液并抬高患肢，制动；根据情况进行局部处理：①局部热敷；②50% 硫酸镁溶液进行湿热敷；③中药如意金黄散外敷；④云南白药外敷；⑤合并全身感染，遵医嘱应用抗菌药物治疗。

（二）空气栓塞

1. 原因 在静脉输液的过程中进入了空气。

2. 症状 患儿突然出现呼吸困难，严重发绀伴濒死感；听诊心前区有持续、响亮的"水泡声"样杂音，重者因严重缺氧而立即死亡。

3. 预防措施 输液前仔细检查输液器的质量及连接是否紧密，有无松动；穿刺前排尽输液管及针头内空气；输液过程中加强巡视并及时更换或添加药液，输液完成后及时拔针；加压输液时，专人守护。

4. 处理措施 发生空气栓塞时，立即置患儿于左侧卧位和头低足高位，以利于气体浮向右心室尖部，避免阻塞肺动脉入口；立即给予高流量氧气吸入，提高患儿的血氧浓度，纠正缺氧状态；同时严密观察患儿病情变化，如有异常及时对症处理。

（三）导管阻塞

1. 原因 静脉输液过程中输液管道打折、输液管道回血等导致导管阻塞。

2. 症状 静脉滴注不畅或不滴，有时可见导管内凝固的血块。

3. 预防措施 穿刺前连接好输液装置，避免导管折叠；输液过程中加强巡视，防止因输液压力过小或输液管路弯曲、反折导致滴注不畅及血液回流时间过长而凝固在输液管内导致堵塞；如遇局部肌肉痉挛的患儿，避免在此部位输液；全身抽搐发作的患儿静脉输液时应及时控制抽搐。

4. 处理措施 外周静脉导管或针头阻塞时，重新选择静脉进行穿刺；中心静脉导管阻塞时，可予再通处理（具体方法见第二章第七节置管后的导管相关并发症中导管阻塞的处理）。

（四）注射部位皮肤损伤

1. 原因 患儿皮肤娇嫩敏感，如在操作过程中不注意动作轻柔易引起患儿皮肤损伤。

2. 症状 胶贴周围发红、起小水泡；部分患儿皮肤外观无异常改变，但在输液结束揭去胶布时可见表皮撕脱。

3. 预防措施 使用一次性输液胶贴；水肿及皮肤敏感者，穿刺成功后，针尖处压一无菌棉球，再改用消毒后的弹力自粘绷带固定，松紧以针头不左右移动为宜；输液结束揭去胶布时，动作缓慢、轻柔，一手揭胶布，一手按住与胶贴粘贴的皮肤慢慢分离，防止表皮撕脱。

4. 处理措施

（1）水泡小于 5mm 时，保留水泡，用 0.9% 氯化钠溶液将皮肤清洗干净，无菌纱布擦干后覆盖水胶体敷料，每 3~4 天更换敷料 1 次。

（2）水泡大于 5mm 时，络合碘消毒皮肤后用无菌针头抽出水泡内液体，用无菌干纱布擦干后覆盖水胶体敷料，每 3~4 天更换敷料 1 次。

（3）表皮撕脱时，用 0.9% 氯化钠溶液清洗创面，并以水胶体敷料覆盖并封闭创面，每 3~4 天更换敷料 1 次。

（五）药液外渗性损伤

1. 原因 在静脉输液过程中，针头滑出血管外引起药液的外渗损伤。

2. 症状 注射部位出现局部肿胀、疼痛，皮肤温度低。

3. 预防措施 选择合适的血管，避免注射药物外渗；熟练掌握静脉注射技术，避免因穿刺失败而造成药液外渗。

4. 处理措施 注射时，注意观察有无药物外渗。如发生药液外渗，立即终止注射，拔针后局部按压。另选血管重新穿刺；因外渗造成局部疼痛、肿胀者，应根据注射药物的性质不同分别进行处理：①血管收缩药外渗，可采用肾上腺素拮抗剂酚妥拉明 5～10mg 溶于 20ml 0.9% 氯化钠溶液中局部浸润，以扩张血管；②高渗药物外渗，可用 0.25% 普鲁卡因 5～20ml 溶解透明质酸酶 50～250U，注射于渗液局部周围；③阳离子溶液外渗，可用 0.25% 普鲁卡因 5～10ml 局部浸润注射，可减少药物刺激，减轻疼痛；④药物外渗超过 24 小时未恢复，局部皮肤由苍白转为暗红，禁止热敷；⑤如上述处理无效，组织发生坏死，则由外科处理，预防感染。

附3-5 小儿 PICC 维护操作

【目的】

1. 减少 PICC 置管各种相关并发症的发生。

2. 延长 PICC 导管的使用时间。

【操作前准备】

1. 评估患儿并解释

（1）评估：详细检查 PICC 置管周围皮肤有无压痛、肿胀、血肿、感染等，同时了解 PICC 置入侧的肢体活动情况。

（2）解释：操作前向患者及家属解释 PICC 维护操作的目的、方法及注意事项，获得患者及家属的理解和配合。

2. 患者准备

（1）了解 PICC 维护操作的目的、方法、注意事项及配合要点。

（2）排空大小便，取合适体位。

3. 护士准备　衣帽整洁，修剪指甲，洗手，戴口罩。

4. 用物准备　无菌巾、10ml 注射器 2 支、无针输液接头 1 个、无菌手套 2 副、10cm×12cm 无菌透明敷贴 1 个、胶布纱布若干、75% 乙醇、络合碘、棉签、0.9% 氯化钠溶液 100ml 及 0～10U/ml 肝素盐水 100ml、笔、软尺。

【操作步骤】

小儿 PICC 维护操作步骤

步骤	要点与说明
1. 洗手，戴口罩	
2. 患者平卧，摆好体位，年长患儿解释操作目的及配合事项；年幼患儿向其家属做好相关宣教	
3. 观察患者穿刺点局部情况、置入导管位置、刻度、贴膜更换时间，测量双臂上臂围并与置管前对照	
4. 戴无菌手套、铺无菌巾，建立无菌区	● 尽量扩大无菌面
5. 冲、封管遵循 SASH 原则　给药前后或使用两种不同药物之间宜用 0.9% 氯化钠溶液脉冲式冲洗导管；连续输注脂肪乳或其他黏稠液体每 8 小时用 0.9% 氯化钠溶液脉冲式冲洗导管；输液完毕，先用 0.9% 氯化钠溶液冲管后，再封管，封管时使用 0～10U/ml 肝素盐水脉冲式正压封管，封管液量应 2 倍于导管＋附加装置容积	● 使用 10ml 以上的注射器冲、封管

续表

步骤	要点与说明
6. 更换敷料时，助手从导管远心端向近心端除去无菌透明敷料，操作者以穿刺点为中心消毒，先用乙醇清洁，再用络合碘消毒 3 遍，待干后用 10cm×12cm 无菌透明敷贴	● 消毒面积大于敷料面积 ● 无菌透明敷料无张力黏贴固定
7. 输液接头每周更换 1 次，如输注血液或胃肠外营养液，需 24 小时更换 1 次	
8. 记录穿刺部位情况及更换敷料的日期、时间、置管深度和操作者姓名	
9. 向患者及家属交代注意事项	

 思考题

　　患儿，日龄 8 天，PICC 置管 15 天，长期输注静脉营养治疗。在置管的第 5 天 PICC 发生堵管，使用肝素钠冲管再通后继续输液，请问护士在以后的输液过程中如何做好 PICC 导管的维护？

第四章

其他血管通道技术

本章导语

血管通道是指通过输液穿刺工具，建立一条使药物、血液等进入人体血液循环的出入通道。血管通道器材包括外周静脉器材（钢针、传统套管针、中线导管等）和中心静脉器材（经外周穿刺的中心静脉导管、急性期使用 CVC、隧道形 CVC、完全植入型输液港等）。作为静脉输液护理人员，应熟悉各类血管通道器材，根据治疗需要为患者选择最合适的血管通道器材并且规范操作、合理使用，使患者建立安全通畅的血管通道，顺利完成静脉治疗任务，降低静脉输液相关并发症发生。

第一节　外周静脉留置针使用及维护

◥ **学习目标**

识记：

1. 外周静脉留置针的种类、置入方法及操作重点步骤。

2. 外周静脉留置针常见的并发症预防及处理。

理解：

1. 外周静脉留置针的选择原则。

2. 外周静脉留置针冲封管的要求。

运用：

1. 据治疗需要正确选择外周静脉留置针的型号选择。

2. 外周静脉留置针规范置入及维护。

随着高科技医用器材的发展，外周静脉穿刺工具也有了飞速进步。1950 年，Gautier 与 Maasa 发明了留置针，与头皮针穿刺比较，有效解决了液体外渗及静脉损伤，标志着穿刺工具的革命。外周静脉留置针（peripheral indwelling needle in vein，PIV），又称"套管针"，针芯的外套可在患者的血管内留置数天，穿刺时将外套管和针芯一起刺入血管，当套管送入血管后抽出针芯，仅将柔软的外套管留在血管内。20 世纪 80 年代开始在我国广泛应用，实现了浅静脉内留置输液，有效维持血管通路，减少反复穿刺患者血管，减少护理人员静脉穿刺工作负荷等。

根据构造及目的不同，留置针分为不同的种类。

根据构造不同分为：①开放式留置针（图 4-1A）：于 20 世纪 80 年代末引入我国，广泛应用于手术室。穿刺后注意将血管按压好并迅速拔出针芯连接输液装置，否则容易出现血液外溢。②密闭式留置针（图 4-1B）：是集套管、延长管、肝素帽于一体的整体密闭式系统。这种密闭式的一体化设计能有效减少血液外溢造成的污染。

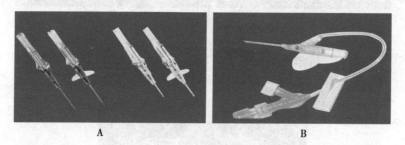

图 4-1 不同种类的留置针（按构造分类）

A. 开放式留置针；B. 密闭式留置针

根据不同功能分为：①安全型留置针（图 4-2A）：具有自动激活的保护装置，留置针内有自动启动的保护夹，当针芯从套管中退出时能自动锁闭针尖，瞬间即自动被保护夹锁闭，可避免发生针刺伤。②防反流留置针（图 4-2B）：将留置针的单片夹改为单手夹，避免了普通型留置针单片夹在夹管时挤压延长管，松手时延长管恢复原形而产生负压，使血液回流堵塞导管。留置针的接口由肝素帽改为无针正压接头，既有效防止血液反流堵管，又避免了输液使用针头连接引起针刺伤的危险；正压无针连接式留置针在连接时无任何破坏性操作，不产生任何碎屑，减少了输液微粒的产生，提高了输液安全。③减轻血管损伤留置针（图4-2C）：直行留置针可单手完成穿刺到送管的全过程，另一手可持续绷紧皮肤，减少换手送管对血管的损伤，提高穿刺成功率，尤其适用于儿科患者。

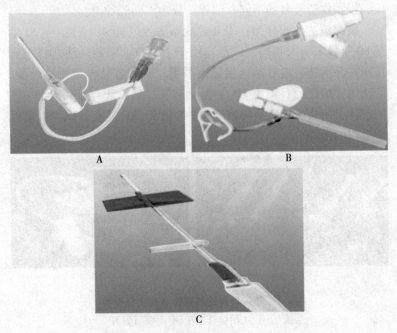

图4-2　不同种类的留置针（按功能分类）

A. 安全型留置针；B. 防反流留置针；C. 减轻血管损伤留置针

　　以开放式静脉留置针为例，临床常用的留置针规格按与留置针相连的尾端颜色区分，针的型号 G 与针的外径相关（表4-1）。

表4-1 开放式静脉留置针规格（以安全型留置针为例）

型号	14G	16G	17G	18G	20G	22G	24G
针座颜色	橙色	灰色	白色	绿色	粉红色	蓝色	黄色
外径（mm）	2.2	1.7	1.5	1.3	1.1	0.9	0.7

一、外周静脉留置针的置入方法
（以安全型留置针为例）

【目的】

正确使用留置针，建立静脉通道，减少患者反复穿刺的痛苦。

【操作前准备】

1. 物品准备　静脉留置针1个、6cm×7cm无菌透明敷料1个、75%酒精1瓶、络合碘1瓶、无菌手套1副、无菌纱布、压脉带、胶带、输液装置、治疗巾、剪刀、弯盘、棉签、小枕、笔、治疗卡、手消毒液。

2. 环境准备　环境清洁、明亮；符合无菌操作要求。

3. 患者准备　理解操作目的，排空大小便，取舒适体位。

4. 操作者准备　评估患者病情及血管情况，向患者及家属做好解释工作；着装整齐，修剪指甲，洗手，戴口罩。

【操作步骤】

外周静脉留置针的置入操作步骤

步骤	要点与说明
1. 评估选择血管（图4-3A） （1）在穿刺肢体下方垫治疗巾 （2）在穿刺血管上方10cm处扎止血带 （3）评估选择血管	● 局部皮肤无瘢痕、炎症、硬结、破损

步骤	要点与说明
（4）松止血带	● 静脉充盈、弹性好、不易滑动、无静脉瓣 ● 不在偏瘫或有血栓的肢体穿刺 ● 穿刺部位患者感觉舒适
2. 消毒 （1）戴手套 （2）以穿刺点为中心，螺旋式擦拭消毒皮肤，直径8cm以上，待干（图4-3B） （3）输液器连接留置针、排气、摆放稳妥（图4-3C、D） （4）扎止血带，嘱患者握拳 （5）再次消毒皮肤，待干	● 消毒面积为≥8cm，建立有效的无菌屏障 ● 皮肤消毒要做到"三足够"：足够的消毒剂、足够的时间、足够的范围
3. 穿刺 （1）松动留置针套管：右手拇指、示指持针翼（针翼多点面向外），左手示指和中指夹住肝素帽，拇指和无名指360°转动针芯（图4-3E） （2）左手绷紧皮肤，右手持针，针尖斜面向上，以15°~30°穿刺（图4-3F） （3）见回血后降低角度为5°~15°再进针约0.2cm （4）退针芯：一手用示指、中指固定留置针，另一手退针芯0.5~1cm，将软管全部送入血管，嘱患者松拳（图4-3G） （5）拔出针芯：左手拇指或中指、示指固定软管，右手将针芯全部拔出 （6）松开止血带，打开输液器调节器 （7）脱手套	● 见回血后不要将软管全部送入血管，退针芯0.5~1cm后再送入

续表

步骤	要点与说明
4. 固定 （1）透明敷料以穿刺点为中心固定，延长管与穿刺血管呈 U 字形固定（图 4-3H） （2）粘贴透明敷料要采用无张力粘贴并注明穿刺日期及时间、操作者	● Y 接口勿压迫穿刺的血管，以免长时间局部受压形成局部压疮
5. 清理用物	● 按院感原则进行垃圾分类
6. 记录，健康教育	● 记录输液时间，向患者或家属交待注意事项

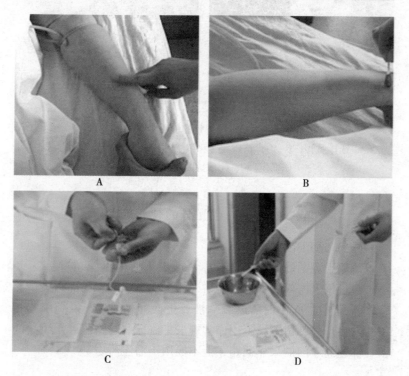

A

B

C

D

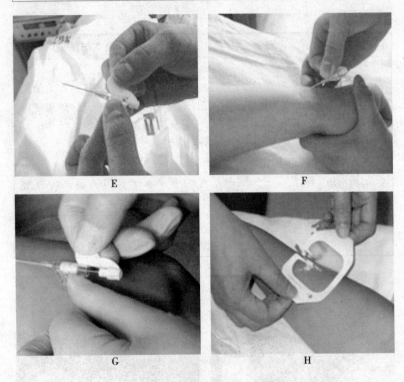

图4-3　留置针的使用步骤

A. 选择血管；B. 消毒；C. 连接留置针；D. 排气；E. 转动针芯；

F. 穿刺；G. 退针芯；H. 固定

二、外周静脉留置针的使用及维护

（一）适用范围

适用于短期静脉输液治疗，一般成人使用不能超过 72～96 小时，且每天需对置管部位评估，如出现静脉炎、局部感染、导管故障或超过 96 小时需继续输液要更换穿刺部位，以免引起相关并发症。静脉留置针不用作常规采集血标本通路，可用单独的留置针建立专门的采血通路，但不能用于输注药物。

（二）选择原则

1. 在满足临床治疗的情况下选用最小型号、最短的留置针，以减少机械性摩擦及对血管壁的损伤，降低静脉炎的发生，并可适当延长留置时间。

2. 选用最适合患者病情需要、疗程需要的留置针进行静脉穿刺，一般 10kg 以下儿童用 24G，10～20kg 儿童可用 22G 或 20G，20～40kg 儿童或成人可用 20G 或 18G，40kg 以上儿童或成人可用 18G 或 16G；成人的 14～24G 和用于儿童及新生儿的 22～24G 留置针可以用于血液或血液产品的给药。

（三）置管部位

1. 选择粗直、富有弹性、血流量丰富、无静脉瓣的血管。成年人一般选择分布在上肢的背侧和内侧面血管，包括手背静脉、头静脉、贵要静脉和正中静脉。要避开距离手部约 4～5cm 的侧表面，以免引起神经损伤。对于儿童患者，考虑分布于手部、前臂、肘前、腋以下的上臂的血管，幼儿和学步期小儿考虑分布于头皮、足部和手指血管。成年人和儿童都应避开手腕内侧面穿刺，以免产生疼痛及对桡神经的损伤。

2. 通常从患者非惯用手臂开始穿刺，避开肢体关节、触诊疼痛区域、受损的血管、静脉瓣位置、计划手术区域。婴儿避开手部或手指或被用来吮吸的拇指或手指。

3. 成年人中下肢静脉不应作为常规穿刺部位，避免发生组织损伤、血栓性静脉炎及溃疡的风险。

4. 穿刺部位应避开接受乳腺手术清扫腋窝淋巴结的患侧、放射治疗或淋巴水肿的上肢末端、脑血管意外后的患肢。对于有 4 级或 5 级的慢性肾病患者，避免前臂和上臂血管。实施先天性心脏缺损修复手术的患儿，由于术后可能会降低锁骨下动脉血流，应避免从患儿右臂血管穿刺。

5. 四肢静脉穿刺特别困难的患者可选择胸腹壁浅静脉。

（四）慎用或禁用范围

静脉推注或滴注持续性刺激性药物、发泡性药物、肠外营养液、pH < 5 或 > 9 的药物、渗透压高于 600mOsm/L 的液体，以免发生渗漏损伤。

（五）冲封管

1. 冲封管目的　预防药物间的配伍禁忌，防止血液回流造成堵塞，保持静脉输液通路的通畅。

2. 冲管

（1）冲管液选择：一次性预充式冲洗器是冲管和封管的首选。此外，0.9% 氯化钠溶液应选用美国药典推荐的不含防腐剂的 0.9% 氯化钠溶液。当药物与不含防腐剂的 0.9% 氯化钠溶液不相容时，先使用 5% 葡萄糖注射液冲管，然后用不含防腐剂的 0.9% 氯化钠溶液。一般成年人且不限水盐摄入的患者取不含防腐剂的 0.9% 氯化钠溶液 5~10ml；小儿或限制水盐摄入的患者取不含防腐剂的 0.9% 氯化钠溶液 3~5ml。对于成年人，24 小时内冲管液的剂量不应超过 30ml。最小冲管量为导管内部容积的 2 倍。

（2）冲管时机：输注两种有配伍禁忌的药物之间；停止输液后及停止输液后隔 6~8 小时冲管 1 次。

（3）冲管方法：脉冲式。

3. 封管

（1）封管液的选择：首选一次性预充式冲洗器，2011 版《输液治疗护理实践标准》指出：成人和儿童患者每次使用外周静脉短导管之后都应使用不含防腐剂的 0.9% 氯化钠溶液封管。其次可选用稀释的肝素溶液。肝素溶液应稀释至每毫升含 50~100U，用量 2~3ml（成人）。肝素溶液稀释方法：每毫升 0.9% 氯化钠溶液含 50U 肝素，2ml/支肝素 12 500U 加入 250ml 0.9% 氯化钠溶液中；每毫升 0.9% 氯化钠溶液含 100U 肝素，0.8ml 肝素加入 100ml 0.9% 氯化钠溶液中。小儿或使用肝素禁忌的患者用 0.9% 氯化钠溶液封管。

（2）封管方法：正压封管，将针尖斜面留在肝素帽内，脉冲式冲管后余 0.5ml 封管液边推注边拔针。

（六）留置后护理

1. 严格执行无菌技术操作，防止感染。严密观察留置针有无脱出、断裂，局部有无红、肿、热、痛等静脉炎表现，有无渗血、渗液、肿胀等发生，及时处理置管相关并发症。

2. 及时更换敷料，保持穿刺部位清洁干燥及穿刺点的无菌环境。透明敷料 2~3 日更换 1 次，卷边松脱、受潮、不粘或污染时随时更换。

3. 固定牢固，防止管道扭曲、断裂及管针脱出。

4. 使用正确的封管方法，保持管道畅通。

5. 加强患者宣教，做好解释工作。

6. 根据使用的药物及穿刺局部情况更换穿刺部位。静脉留置针一般保留 48~72 小时，建议不超过 96 小时。更换穿刺部位时建议选择对称手臂或不同静脉。

7. 对于使用任何浓度肝素封管液的术后患者，建议从第 4 天起到 14 天或直到停止使用肝素钠这一段时间内，每 2~3 天监测血小板计数 1 次，以便观察是否存在肝素导致的血小板减少症。

三、外周静脉留置针相关并发症的预防及处理

（一）静脉炎的预防与处理

1. 临床表现　输液性静脉炎是留置静脉留置针常见的并发症之一，其症状为穿刺部位血管红、肿、热、痛或触诊时静脉如条索般硬、无弹性，严重者局部针眼处可挤出脓性分泌物，并可伴有发热等全身症状。

2. 发生原因

（1）无菌操作不严。

（2）输入药物的 pH <5 或 pH >9；渗透压 >600mOsm/L。

（3）血液稀释不充分。

（4）留置时间过长。

（5）刺激性药物输注后没有进行充分的冲管。

（6）在同一部位反复穿刺。

3. 预防措施 静脉炎主要以预防为主，积极消除及减少引起静脉炎的各种因素对静脉炎预防有重要意义。

（1）严格无菌操作，避免操作中局部消毒不严密或针头污染。有计划更换输液部位，注意保护静脉。

（2）合理选择留置部位及穿刺血管。输注刺激性药物如氨基酸或其他高渗药物时合理稀释，输注前后生理盐水冲管，输注速度宜慢，使其有充分稀释的时间。

（3）严格掌握药物配伍禁忌。

（4）尽量避免下肢静脉置留置针，如特殊情况需选择下肢留置，输液时抬高下肢 20°~30°，加快血液回流，缩短药物在下肢静脉的滞留时间，减轻对血管的刺激。如手术时在下肢置留置针，24 小时后应更换至上肢。

（5）留置期间，如有条件、无湿热敷禁忌证，可适当做湿热敷，加快静脉回流，促进血管壁的修复。

4. 处理方法

（1）一旦发生静脉炎，应停止在该侧肢体输液。

（2）将患肢抬高、制动。

（3）根据局部情况采用湿性愈合敷料、喜疗妥软膏等处理，减轻静脉炎反应。

（4）如合并全身感染，遵医嘱合理应用抗生素治疗。

（二）导管堵塞的预防与护理

1. 临床表现 滴注不畅。

2. 发生原因

（1）高浓度液体、静脉营养液输注后导管冲洗不彻底是造成导管堵塞的常见原因。

（2）穿刺针头在血管内来回移动，造成血管内壁损伤，形成血栓而造成导管堵塞。

（3）封管液种类、用量以及推注方法选择不当。

（4）患者的凝血功能异常。

3. 预防措施

（1）提高一次穿刺成功率，减少因血管内壁损伤而导致血栓形成。

（2）每次输液前先抽回血，再冲管。

（3）输注血液制品、营养液、高浓度液体时应选择较大直径静脉并彻底冲洗管道。

（4）每次输液完毕应正确封管。

4. 处理方法　如留置针导管堵管，应拔出静脉留置针，切记不能用注射器用力推注，以免将凝固的血栓推进血管，造成栓塞。

（三）导管相关感染的预防及护理

1. 临床表现　穿刺局部有脓液排出或有弥散性红斑；沿导管的皮下走行部位出现疼痛性弥散性红斑并排除理化因素所致；不明原因的发热；导管细菌培养阳性。

2. 发生原因

（1）操作不熟练或未严格遵守无菌操作技术。

（2）留置时间过长。

（3）患者机体抵抗力低下。

（4）穿刺部位被汗液等污染。

3. 预防措施

（1）操作前应检查留置针的包装有无破损及有效期。

（2）医护人员应熟练掌握静脉留置针的操作技术，严格遵守无菌操作技术。

（3）严格穿刺部位周围皮肤的消毒。

（4）及时更换穿刺部位敷料及输液接头。

（5）病情允许的情况下尽量减少留置时间。

（6）对抵抗力低下的患者遵医嘱给予营养液支持，提高机体抵抗力。

4. 处理方法　注意观察患者体温变化及其他感染征象，如高热找不到解释病情的原因，应及时拔除留置针，并送导管做细菌培养；根据血培养明确的细菌，合理使用敏感抗生素。

（四）静脉血栓形成的预防及处理

1. 临床表现　大多数导管相关的静脉血栓没有临床症状，并且不会产生明显的症状与体征。

2. 发生原因

（1）静脉血栓多见于血流缓慢的静脉内，久病卧床患者发生在下肢静脉的血栓比上肢静脉血栓多3倍。

（2）反复多次在同一部位使用留置针进行静脉穿刺导致血管壁损伤，也是血栓形成的促发因素。

3. 预防措施

（1）穿刺时尽可能首选上肢粗静脉，并注意保护血管。

（2）避免在同一部位反复穿刺。

（3）对长期卧床的患者，应尽量避免在下肢远端使用静脉留置针，且留置时间不能过长，穿刺后患者应适当活动，促进血液循环。

（4）避免穿刺肢体下垂、用力。

（5）输液过程中注意穿刺肢体的保暖。

4. 处理方法　一旦有血栓形成，患肢制动，保持大便通畅，遵医嘱行抗凝治疗。

四、外周静脉留置针患者的健康教育

1. 留置静脉留置针前患者的健康教育　告知患者或家属使用留置针的目的、方法、优点、留置时间、留置费用及留置针的常见问题、有关注意事项，取得患者配合。

2. 留置静脉留置针期间患者的健康教育

（1）留置期间患者穿刺侧手臂可适度活动，避免剧烈运动、用力过度，以防回血堵管。留置时间一般为48～72小时，最长不超过96小时。睡眠时注意避免压迫穿刺血管，以免血流缓慢导致静脉血栓形成。

（2）尽量选择宽松的衣服，更衣时注意防止将导管勾出或拔出。

（3）告知患者保持局部清洁干燥，沐浴时注意防水，穿刺部位如被水渗湿应及时告知护士进行处理。不要自行撕下贴膜。一般贴膜 2~3 日更换 1 次，如有卷曲、松动，贴膜下有汗液时及时告知护士更换，避免造成感染。

（4）留置静脉留置针侧肢体不宜提取重物及用力活动，不宜长时间下垂，防止导管回血堵塞。

（5）观察穿刺部位及周围有无发红、疼痛、肿胀、渗出，导管有无滑脱，肢体末端血运是否良好，如有异常及时告知护士进行处理。

3. 拔除静脉留置针时患者的健康教育　留置针拔出后，指导患者按压局部穿刺点不少于 8 分钟，凝血功能差的患者适当延长按压时间。

五、外周静脉留置针的拔除

1. 静脉留置针拔除的指征

（1）达到留置针说明书规定的最长留置时间。

（2）疑似污染、患者主诉与静脉留置针相关的不适或疼痛或出现并发症时，应及时拔除静脉留置针。

（3）发生输液药物外渗时，应及时拔除静脉留置针。

2. 拔除静脉留置针的注意事项

（1）拔针前将输液调节器移至输液器终端滤器上缘处夹管，可有效防止回血滴出针头。拔针时不直接按压穿刺点皮肤，在皮肤与进针点稍上方垂直方向按压，避免血液渗出。

（2）如怀疑存在血流相关性感染，在拔除导管后应对导管进行细菌培养。

（3）发生抗肿瘤药物外渗时，在静脉留置针拔除前应从导管中抽出残留的药物。

第二节 输液港的植入

▼ 学习目标

识记:

输液港的定义、结构。

理解:

输液港的特点。

运用:

1. 正确配合医生进行输液港的植入操作。

2. 能运用所学知识正确进行输液港植入术前的评估与护理。

一、输液港的定义

输液港(ports)是一种完全植入的血管通道系统,通过皮下植入的港体连接导管而建立的中心静脉通道,是患者接受各种输液治疗的有效途径。作为隧道形 CVC 的替代产品,可长期使用的输液港于 1983 年正式在欧洲市场上推出,最初是为解决某些患者因不宜植入长期中心静脉导管而建立。

1. 输液港的分类

(1) 静脉泵:腹部手术中用于肝静脉、门静脉,颈静脉或锁骨静脉穿刺用于静脉化疗等。

(2) 动脉泵:腹部手术中用于肝动脉。

(3) 腹腔泵:腹部手术用,一般放在腹腔中,腹部化疗用。

2. 输液港用途 静脉化疗、营养支持治疗、药物治疗/静脉输液、TPN(全肠外营养)、输血制品、抽血。

3. 适应证

(1) 需要长期或重复给药。

(2) 可进行抽血、输血及血制品、营养药、输注抗生素(动脉、腹腔输液港不适用)。

（3）造影剂推注（腹腔输液港不适用）。

（4）化疗药物的灌注。

4. 禁忌证

（1）出现或可疑设备相关感染、菌血症或脓毒症。

（2）患者体形太小，不适于容纳植入设备。

（3）患者已知或可疑对设备包装内的材料过敏。

（4）合并严重慢性阻塞性肺病。

（5）预期插入部位有放疗史。

（6）预期放置部位既往有血栓形成或血管外科手术史。

（7）局部软组织因素影响设备的稳定性或放置。

二、输液港结构及特点

1. 输液港的结构（图4-4） 输液港主要由两个部分组成：一部分为输液座，其顶部是具有自动愈合功能的硅胶材料的穿刺隔膜；另一部分是放射显形的硅胶导管，这种胶管具有三向瓣膜设计，此设计确保导管在接注射器回抽，压力 < - 8mmHg 时，瓣膜向导管内打开因此可抽到血，当输液或接注射器输液时压力 > 80mmHg 瓣膜向外打开，可以向血管内输注药物，当不使用导管时，瓣膜处于关闭状态，可以有效防止血液反流进入导管或注射座，也可以防止外界气体进入血液循环而形成气栓。输液港的结构主要包括：隔膜、储存槽、缝合孔、导管锁及导管静脉。输液港的种类包括：三向瓣膜式输液港、双腔输液港、钛金属输液港、纤小型输液港（常用于手臂植入）。

2. 输液港的特点

（1）是进行长期静脉治疗的安全可靠通道。

（2）使用及维护简单。

（3）导管感染率及堵管率低。

（4）不限制日常生活，可淋浴，提高患者的生活质量。

（5）体外没有导管，误拔出来的可能性降低。

（6）增加美观度，外界不易察觉。

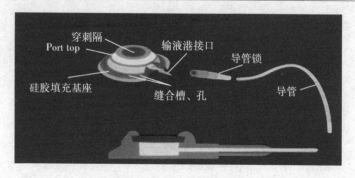

穿刺隔
Port top
输液港接口
导管锁
硅胶填充基座
缝合槽、孔
导管

图 4-4　输液港的结构

（7）降低治疗、护理费用。

（8）保护血管。

（9）塑料输液座不干扰 CT、MRI。

（10）独特无损伤针可穿刺 2000 次；无损伤针规格齐全，其针尖斜面长，针的尖端有一"反折点"，能避免"成芯"作用，来减少对注射座的损伤，防止扎漏，也不会"切削"硅胶微粒，防止阻塞导管，从而最大程度保证输液港的安全使用和延长使用寿命。

3. 植入式输液港的不足

（1）需要经过专业培训的医师并取得资质证的才能进行手术植入。

（2）拆除时需要再进行一次手术。

（3）输液港功能发生异常时纠正手段更复杂、困难。

（4）价格比传统的 CVC 或 PICC 更昂贵。

（5）每次穿刺时患者有轻微痛感。

三、输液港植入方法

1. 术前检查与评估　全面了解患者身体状况，并常规进行血常规、血型、传染病学、出凝血功能、肝肾功能的检查，女性患者需要避开生理周期。

2. 术前护理 绝大多数患者缺乏静脉输液港植入术的相关知识，因而在术前需做好知情解释工作，阅读知情同意书，耐心向患者及其家属讲解输液港植入的优缺点，可能出现的并发症及预防措施，帮助患者掌握输液港的自我护理技巧，在征得同意后让已接受并成功植入的患者现身说法，消除患者的顾虑，由植入医师与患者签署知情同意书。

3. 植入方法 医师在手术室或置管室按外科手术要求完成，局部麻醉使用穿刺针选择锁骨下缘中外位 1/3 位置处或颈静脉为穿刺点，进入锁骨下静脉并使用导丝指引，将导管放入血管。上腔静脉和右心房交界处为导管头端最佳位置。将导管留置到位，建立皮下隧道和皮袋，固定输液港输液座。选择锁骨下的位置进行固定，但不同患者应根据具体情况加以分析，选择适当位置进行植入并固定。固定时应优先考虑患者活动情况和输液座的稳定。埋置输液座与皮下组织厚度为 1～1.5cm。

4. 植入部位的观察和护理 植入后 3 日内应密切观察植入部位有无肿胀、血肿、感染、浆液囊肿，以及器材有无扭转或损耗，切口按照标准规程进行消毒和包盖。植入部位切口愈合后，应保持穿刺点的无菌，输液时注意观察局部有无渗漏情况发生。

四、输液港植入的护理配合

在植入过程中，护士应指导患者进行穿刺时的配合，避免说话、咳嗽、上肢活动，以免影响穿刺位置的确定。同时注意观察患者呼吸情况，询问患者的感觉，了解有无胸闷、疼痛等不适。操作完毕，仔细检查穿刺部位有无肿胀、渗血等情况，输液港植入后即行放射检查确认导管位置，了解导管位置及器材有无扭转或损耗。确保输液港准确、顺利植入患者体内。

（一）操作流程

1. 消毒

（1）患者体位：仰卧，枕头放于肩下，解开上衣，暴露穿刺侧肩颈部。

（2）器械护士洗手，戴无菌手套，打开消毒包。

（3）巡回护士给患者戴帽子、口罩，洗手后为器械护士倒75%乙醇、络合碘。

（4）器械护士用络合碘、75%乙醇以预穿刺部位为中心擦拭消毒各3遍，待干。

（5）铺无菌巾4块，并用巾钳固定，建立无菌区。

2. 穿刺

（1）巡回护士协助医师穿隔离衣、戴无菌手套，器械护士递无菌络合碘纱布2块予医师消毒无菌手套。

（2）巡回护士打开输液港器械包外层配合器械护士将注射器、输液港套件，置于无菌包内。器械护士用20ml注射器抽取0.9%氯化钠溶液备用，将利多卡因与0.9%氯化钠溶液按1:1比例稀释注入药杯；在2个弯盘内分别倒入少量0.9%氯化钠溶液，用0.9%氯化钠溶液将肝素钠稀释成1:100U，备用。

（3）器械护士用无损伤针头将输液港套件湿化，检查有无破损，并根据医师需要递送物品。

（4）在医师操作过程中，巡回护士随时观察患者面色及呼吸，如有异常及时告诉医师，并配合医师进行抢救。

3. 定位

（1）植入成功后巡回护士协助医师X线检查定位。

（2）器械护士协助医师将导管尖端置入所需位置。

（3）置入手术完毕，器械护士协助医师用敷料覆盖伤口、胶布固定。

4. 留观

（1）手术完毕后，嘱患者卧床休息10分钟。

（2）观察患者呼吸、面色，注意有无气胸、血胸。

（3）向患者进行健康宣教，交代注意事项。

5. 整理用物，洗手，做好各种记录。

（二）注意事项

1. 严格无菌操作，操作前用紫外线消毒机消毒室内空气2小时，操作台及治疗车等物体表面用84消毒液擦拭消毒。

2. 患者进置管室前，穿患者服，排尿，避免空腹。

3. 置管前医师必须开出置管医嘱、PICC定位医嘱和照片单，开出药物；注意三查七对，正确使用及配制的药液。

4. 消毒面积　上至下颌骨与肩峰的连线，下至乳头的平行线，侧缘至胸骨中线及腋中线。

5. 必须使用10ml以上注射器对输液港导管及输液座进行冲洗，并检查是否通畅及有无破损，输液座必须使用无损伤针进行穿刺。

6. 手术过程中密切观察患者呼吸、面色，注意有无气胸、血胸等并发症。

7. 置入手术完毕患者休息10分钟后无不适，由病房护士接送回病房。

附4-1　输液港植入的护理配合

【目的】

配合医师顺利完成输液港的植入手术，无气胸、血胸等并发症。

【操作前准备】

1. 评估患者并解释

（1）评估：患者身体、心理、穿刺部位情况，有无禁忌证。

（2）解释输液港植入的目的、方法、注意事项。

（3）患者与操作医师共同签署知情同意书。

2. 患者准备

（1）了解输液港植入的目的、注意事项及配合要点。

（2）排空大小便，取合适体位。

3. 护士准备　衣帽整洁，修剪指甲，洗手，戴口罩。

4. 用物准备 输液港器械包1个（刀柄1个、尖刀片1块、直剪与弯剪各1把、弯盘2个、小药杯1个、换药碗1个、止血钳4把、持针钳2把、纱布12块、大单1块），消毒包1个（无菌巾4块、大手术孔巾1块、无菌衣2件、弯盘2个、止血钳2把、纱布12块、巾钳4把），口罩3个，帽子3个，3个0号可吸收缝线1根，输液港1套，纱布2包，棉签1包，输液接头1个，10cm×12cm透明敷贴1块，利多卡因2支，肝素钠1支，5ml注射器2支，20ml注射器2支，10ml注射器2支，手套3双，无菌衣1件，络合碘1瓶，75%乙醇1瓶，500ml 0.9%氯化钠溶液1袋，250ml 0.9%氯化钠溶液1袋。

【操作步骤】

输液港植入的护理配合

步骤	要点与说明
1. 核对患者姓名、住院号	● 确认患者
2. 患者取仰卧位，枕头放于肩下，解开上衣，暴露穿刺侧肩颈部	● 指导患者避免说话、咳嗽、上肢活动，以免影响穿刺位置的确定
3. 消毒 (1) 器械护士洗手、戴无菌手套，打开消毒包，清点并检查器械的数目及完整性 (2) 巡回护士给患者戴帽子、口罩，洗手后为器械护士倒75%乙醇、络合碘 (3) 器械护士用75%乙醇、络合碘将预穿刺部位各消毒3遍，待干	● 消毒面积：上至下颌骨与肩峰的连线，下至乳头的平行线，侧缘至胸骨中线及腋中线
4. 铺无菌巾4块，并用巾钳固定，建立无菌区	● 建立最大无菌屏障
5. 穿刺 (1) 巡回护士协助医师穿隔离衣、戴无菌手套，器械护士递无菌络合碘纱布2块予医师消毒无菌手套	● 严格无菌操作，避免污染无菌物品及无菌区域

步骤	要点与说明
（2）巡回护士打开输液港器械包外层配合器械护士将注射器、输液港套件放置于无菌包内。器械护士用 20ml 注射器抽取 0.9% 氯化钠溶液备用，将利多卡因与 0.9% 氯化钠溶液按 1∶1 比例稀释注入药杯，在 2 个弯盘内分别倒入少量 0.9% 氯化钠溶液，用 0.9% 氯化钠溶液将肝素钠稀释成 1∶100U，备用 （3）器械护士用无损伤针头将输液港套件湿化，检查有无破损，并根据医师需要递送物品 （4）在医师操作过程中，巡回护士随时观察患者面色及呼吸，如有异常及时告诉医师，并配合医师进行抢救	● 利多卡因与肝素钠浓度配制符合要求 ● 巡回护士随时观察患者，与患者谈话分散注意力，消除患者紧张、焦虑情绪，及时了解患者的需求
6. 定位 （1）植入成功后巡回护士协助医师进行 X 线检查定位 （2）器械护士协助医师将导管尖端置入所需位置。 （3）置入手术完毕，器械护士协助医师用敷料覆盖伤口、胶布固定	● 确定导管尖端位置
7. 留观 （1）手术完毕后，嘱患者卧床休息 10 分钟 （2）向患者进行健康宣教，交代注意事项	● 观察患者呼吸、面色，注意有无气胸、血胸 ● 详细交代注意事项
8. 整理用物，清点器械数目，洗手，做好各种记录	● 防止器械遗留在患者体内，确保患者安全

思考题

患者女，34 岁，右乳癌术后行全身化疗。患者要求选择输液工具不影响日常生活及形象，你如何给她选择输液工具？如何使患者了解输液港的特点？与 PICC 相比有哪些优缺点？

第三节　输液港的维护

学习目标

识记：

1. 输液港的维护时间。

2. 输液港冲封管的时机和要求。

3. 输液港相关并发症的种类、主要症状和体征。

理解：

1. 理解输液港冲封管的要求和操作要点。

2. 识别输液港并发症。

运用：

1. 掌握输液港穿刺、维护及拔针的操作技术。

2. 预防及处理输液港相关并发症。

一、输液港的使用方法

（一）评估

1. 在使用输液港前首先要获得医嘱，并双人核对。

2. 操作前做好解释，获得患者的配合。

3. 评估患者，详细检查输液港周围皮肤有无压痛、肿胀、血肿、感染、浆液脓肿等，同时了解输液港植入侧的肢体活动情况，嘱患者排尿、排便。

4. 护士按照七步洗手法洗手。

（二）物品准备

1. 换药包 1 个，内含：孔巾 1 块、弯盘 2 个、小药杯 2 个、中纺纱 1 块、镊子 2 把、棉球 6 个。

2. 另外根据治疗需要准备以下物品 20ml 注射器、无损伤针、输液接头、透明敷料、0.9%氯化钠溶液 100ml、无菌手套、胶布、75%乙醇、1%络合碘、无菌剪刀、采血管、100U 肝素钠盐水。

3. 消毒

(1) 携用物至床旁，暴露输液港穿刺部位，检查穿刺部位，确认输液座的位置。免洗消毒液洗手，打开换药包，将注射器、无损伤针等物品放入无菌区。

(2) 倒消毒液。

(3) 右手先戴一只无菌手套，持无菌 20ml 注射器，左手持 0.9%氯化钠溶液便袋，抽吸 20ml 0.9%氯化钠溶液。

(4) 左手再戴另一只无菌手套。

(5) 连接无损伤针，排气，夹闭延长管。

(6) 然后行皮肤消毒，先用 75%乙醇棉球以输液港输液座为中心，由内向外，顺时针、逆时针交替螺旋状消毒 3 遍，消毒直径为 10～12cm，再用络合碘棉球重复以上步骤。

(7) 等待完全干燥。

4. 穿刺

(1) 更换无菌手套，铺孔巾。

(2) 用非主力手的拇指、示指和中指固定输液座（图 4-5），将输液港拱起，主力手持无损伤针，自三指中心垂直刺入，穿过隔膜，直达储液槽底部。

(3) 穿刺后抽回血，确认针头是否在输液港内及导管是否通畅，用 20ml 0.9%氯化钠溶液脉冲方式冲管。

(4) 连接输液接头。

5. 固定 在无损伤针下方垫适宜厚度的纱布，撤孔巾，然后覆盖透明贴膜，固定好无损伤针，最后用胶布固定延长管，注明时间（图 4-6）。

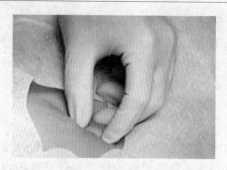

图4-5 拇指、示指和中指固定输液座

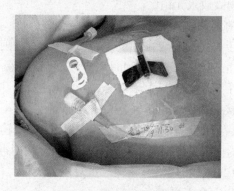

图4-6 无损伤针的固定

6. 冲管与封管

（1）末端开口式导管必须使用 10ml 及 10ml 以上的注射器，禁止使用 1ml、2.5ml、5ml 注射器。

1）20ml 0.9%氯化钠溶液脉冲式冲管。

2）100u/ml 肝素盐水 5ml 正压封管。

3）夹闭无损伤针上的拇指夹，然后拔出头皮针或无损伤针。

（2）三向瓣膜式导管

1）20ml 0.9%氯化钠溶液脉冲式冲管，剩余 1~2ml 边推边夹闭无损伤针上的拇指夹。

2）拔出头皮针或无损伤针。

7. 连续输液及静脉注射

（1）连续输液

1）用药前双人核对医嘱及药物。

2）用抽吸好 20ml 0.9% 氯化钠溶液的注射器连接输液接头，排气。

3）将输液接头与无损伤针连接。

4）抽取回抽，见回血，确认位置后，脉冲方式注入 20ml 0.9% 氯化钠溶液，以冲洗干净导管中的血迹。

5）连接输液系统，打开输液夹，开始输液。

6）输液完毕，常规脉冲冲管、正压封管。

（2）静脉注射

1）抽取回抽，见回血，确认位置后，脉冲方式注入 20ml 0.9% 氯化钠溶液，冲洗干净导管中的血迹。

2）更换抽好药液的注射器，缓慢推注药物，完成静脉注射。推注化疗药物时，须边推注药物边检查回血，以防药物渗出血管外，损伤邻近组织。

3）注射完成，常规脉冲冲管、正压封管。

8. 使用输液港采血操作步骤

（1）准备好相关物品。

（2）消毒输液接头后，用 10ml 注射器抽出 3~5ml 血液丢弃（如抽血培养标本无须丢弃）。

（3）然后接空的 20ml 注射器，抽取适量血标本，分别注入试管，以便送检。

（4）最后用 20ml 0.9% 氯化钠溶液脉冲方式冲管、正压封管。

9. 无损伤针的拔除　当无损伤针已使用 7 天或疗程结束后，需要拔除无损伤针。

（1）准备用物（清洁手套，输液贴 1 块或止血贴，1% 络合碘，棉签）。

（2）免洗消毒液洗手，戴清洁手套。

（3）撕除敷贴，检查局部皮肤。

（4）戴无菌手套，进行常规消毒。

（5）左手两指固定好输液港输液座，右手拔出针头，用纱布压迫止血5分钟，检查拔出的针头是否完整。

（6）用络合碘棉球消毒拔针部位。

（7）输液贴（或止血贴）覆盖穿刺点。

附4-2　输液港的使用操作

【目的】

建立输液通路，连接输液装置。

【操作前准备】

1. 评估患者并解释

（1）评估：详细检查输液港周围皮肤有无压痛、肿胀、血肿、感染、浆液脓肿等，同时了解输液港植入侧的肢体活动情况。

（2）解释：操作前向患者及家属解释输液港使用的目的、方法及注意事项，获得患者的配合。

2. 患者准备

（1）了解输液港使用的目的、方法、注意事项及配合要点。

（2）排空大小便，取合适体位。

3. 护士准备　衣帽整洁，修剪指甲，洗手，戴口罩。

4. 用物准备

（1）换药包1个，内含：孔巾1块、弯盘2个、小药杯2个、中纺纱1块、镊子2把、棉球6个。

（2）另外根据治疗需要准备以下物品：20ml注射器、无损伤针、输液接头、透明敷料、0.9%氯化钠溶液100ml、无菌手套、清洁手套、胶布、75%乙醇、络合碘、无菌剪刀、棉签。

【操作步骤】

输液港的使用操作步骤

步骤	要点与说明
1. 携用物至患者床旁，核对患者住院号、姓名、手腕带	● 确认患者
2. 暴露输液港穿刺部位	● 检查穿刺部位，确认输液座的位置 ● 暴露穿刺部位时注意保护患者隐私 ● 检查输液港周围皮肤有无压痛、肿胀、血肿、感染、浆液脓肿等
3. 免洗消毒液洗手，打开换药包，将注射器、无损伤针等物品放入无菌区，倒消毒液	
4. 右手先戴一只无菌手套，持无菌20ml注射器，左手持0.9%氯化钠溶液便袋，抽吸20ml 0.9%氯化钠溶液。左手再戴另一只无菌手套。连接无损伤针，排气，夹闭延长管	
5. 先用75%乙醇棉球以输液港输液座为中心，由内向外，顺时针、逆时针交替螺旋状消毒3遍，消毒直径为10~12cm。再用络合碘棉球重复以上步骤	● 消毒后等待络合碘完全干燥
6. 更换无菌手套，铺孔巾，用非主力手的拇指、示指和中指固定输液座，将输液港拱起，主力手持无损伤针，自三指中心垂直刺入，穿过隔膜，直达储液槽底部。穿刺后抽回血，确认针头是否在输液港内及导管是否通畅，用20ml 0.9%氯化钠溶液脉冲方式冲管、正压封管	● 针头必须垂直插入，以免针尖刺入输液港侧壁 ● 穿刺动作轻柔，感觉有阻力不可强行进针，以免针尖与输液座底部推磨，形成倒钩 ● 脉冲式冲管：推—停—推—停，有节律地推动注

步骤	要点与说明
	射器活塞，推一下，停一下，使溶液产生湍流，冲刷干净储液槽及导管壁 ● 正压封管：0.9%氯化钠溶液剩下最后1~2ml时即直推拔针
7. 连接输液接头	
8. 在无损伤针下方垫适宜厚度的纱布，撤孔巾，然后覆盖透明贴膜，固定好无损伤针，最后用胶布固定延长管，注明时间	● 妥善固定防损伤针，以防脱出 ● 操作过程中注意观察，了解患者感受，有无不适，与患者交谈，分散注意力，减轻穿刺时的疼痛感 ● 协助患者取舒适体位
9. 整理床单位，清理用物	

附4-3 输液港连续输液及静脉注射的方法

【目的】

建立输液通路，连接输液装置。

【操作前准备】

1. 评估患者并解释

（1）评估：详细检查输液港周围皮肤有无压痛、肿胀、血肿、感染、浆液脓肿等，同时了解输液港植入侧的肢体活动情况。

（2）解释：操作前向患者及家属解释输液港使用的目的、方法及注意事项，获得患者的配合。

2. 患者准备

（1）了解输液港使用的目的、方法、注意事项及配合要点。

（2）排空大小便，取合适体位。

3. 护士准备　衣帽整洁，修剪指甲，洗手，戴口罩。

4. 用物准备　20ml 注射器、输液接头、0.9% 氯化钠溶液 100ml、无菌手套、胶布、75% 乙醇、1% 络合碘、无菌剪刀、棉签。

【操作步骤】

输液港连续输液及静脉注射操作步骤

步骤	要点与说明
1. 核对 （1）携用物至患者床旁，核对患者住院号、姓名 （2）用药前双人核对医嘱及药物	● 确认患者 ● 严格执行查对制度
2. 暴露输液港穿刺部位	● 注意保护患者隐私
3. 免洗消毒液洗手，打开换药包，将注射器、输液接头等物品放入无菌区，倒消毒液	
4. 常规消毒输液接头后，用抽吸好 20ml 0.9% 氯化钠溶液的注射器乳头部分直接插入输液接头向右旋转 45° 连接输液接头、排气	● 输液接头严格消毒，要求络合碘或乙醇棉球擦拭 15 遍
5. 输液接头与无损伤针螺口连接	
6. 抽取回抽，见回血，确认位置后，脉冲方式注入 20ml 0.9% 氯化钠溶液，以冲洗干净导管中的血迹	
7. 静脉输液及静脉注射 （1）静脉输液：连接输液系统，打开输液夹，开始输液 （2）静脉注射：更换抽好药液的注射器，缓慢推注药物，完成静脉注射	● 推注化疗药物时，须边推注药物边检查回血，以防药物渗出血管外，损伤邻近组织

步骤	要点与说明
8. 静脉输液或静脉注射完成后，常规脉冲冲管、正压封管	
9. 整理床单位，清理用物	

附4-4 使用输液港采血操作

【目的】

通过输液港采取血标本。

【操作前准备】

1. 评估患者并解释

（1）评估：详细检查输液港周围皮肤有无压痛、肿胀、血肿、感染、浆液脓肿等。

（2）解释：操作前向患者及家属解释使用输液港采血的目的、方法及注意事项，获得患者的配合。

2. 患者准备

（1）了解通过输液港采血的目的、方法、注意事项及配合要点。

（2）排空大小便，取合适体位。

3. 护士准备　衣帽整洁，修剪指甲，洗手，戴口罩。

4. 用物准备　20ml 注射器、输液接头、0.9% 氯化钠溶液100ml、无菌手套、胶布、75% 乙醇、1% 络合碘、无菌剪刀、采血管、棉签。

【操作步骤】

使用输液港采血操作步骤

步骤	要点与说明
1. 核对　携用物至患者床旁，核对患者住院号、姓名	● 确认患者
2. 暴露输液港穿刺部位	● 注意保护患者隐私

步骤	要点与说明
3. 免洗消毒液洗手，打开换药包，将注射器、输液接头等物品放入无菌区，倒消毒液	
4. 消毒输液接头后，用10ml注射器抽出3~5ml血液丢弃	● 抽不到回血时，可先注入5ml 0.9%氯化钠溶液后再回抽，使导管在血管中漂浮起来，防止三向瓣膜贴于血管壁 ● 抽取血培养时血液不丢弃
5. 然后接空的20ml注射器，抽取适量血标本，分别注入试管，以便送检	● 操作过程中观察、了解患者感受，询问有无不适
6. 最后更换输液接头，用20ml 0.9%氯化钠溶液脉冲方式冲管、正压封管	
7. 整理床单位，清理用物	● 协助患者取舒适体位

附4-5 拔除无损伤针的方法

【目的】

建立输液通路，连接输液装置。

【操作前准备】

1. 评估患者并解释

（1）评估：详细检查输液港周围皮肤有无压痛、肿胀、血肿、感染、浆液脓肿等，同时了解输液港植入侧的肢体活动情况。

（2）解释：操作前向患者及家属解释输液港使用的目的、方法及注意事项，获得患者的配合。

2. 患者准备

（1）了解输液港使用的目的、方法、注意事项及配合要点。

（2）排空大小便，取合适体位。

3. 护士准备　衣帽整洁，修剪指甲，洗手，戴口罩。

4. 用物准备

（1）换药包1个，内含：孔巾1块、弯盘2个、小药杯2个、中纺纱1块、镊子2把、棉球6个。

（2）另外根据治疗需要准备以下物品：20ml注射器、无损伤针、输液贴1块或止血贴、0.9%氯化钠溶液100ml、无菌手套、清洁手套、胶布、75%乙醇、1%络合碘、无菌剪刀、棉签。

【操作步骤】

拔除无损伤针操作步骤

步骤	要点与说明
1. 核对　携用物至患者床旁，核对患者住院号、姓名	● 确认患者
2. 暴露输液港穿刺部位	● 暴露穿刺部位时注意保护患者隐私 ● 检查输液港周围皮肤有无压痛、肿胀、血肿、感染、浆液脓肿等 ● 检查输液港底座的位置
3. 免洗消毒液洗手，打开换药包，将注射器等物品放入无菌区，倒消毒液	
4. 拔针 （1）免洗消毒液洗手，戴清洁手套 （2）撕除敷贴，检查局部皮肤 （3）消毒：戴无菌手套，先用75%乙醇棉球以输液港输液座为中心，由内向外，顺时针、逆时针交替螺旋状消毒3遍，消毒直径为10～12cm。再用络合碘棉球重复以上步骤	● 消毒后等待络合碘完全干燥

续表

步骤	要点与说明
（4）戴无菌手套，脉冲正压冲管后，左手两指固定好输液港输液座，右手拔出针头，用方纱压迫止血 5 分钟，检查拔出的针头是否完整	● 拔针应轻柔，防止血液反流而发生导管堵塞 ● 嘱患者深呼吸，在屏气时快速拔除针头 ● 操作过程中观察、了解患者感受，询问有无不适，与患者交谈，分散注意力，减轻拔针时的疼痛感
（5）用络合碘棉签消毒拔针部位，输液贴（或止血贴）覆盖穿刺点	
5. 整理床单位，清理用物	

二、输液港的维护时间及操作步骤

（一）输液港的维护时间

1. 输液港植入术后第 3 天，需进行伤口护理 1 次，更换伤口敷料。

2. 治疗间隙期每月冲封管 1 次。

3. 使用中的输液港每周维护 1 次，包括更换敷料、无损伤针头及输液接头。

（二）操作步骤

输液港护理必须由经过培训的注册护士执行，维护过程需严格遵守无菌操作技术，医务人员应戴口罩、无菌手套和准备更换敷料所需用品。

1. 更换敷料

（1）更换敷料的时间：置管后 72 小时更换敷料，治疗期间每 7 天更换敷料 1 次，贴膜有卷曲，松动，贴膜下有汗液时应立即更换。

（2）更换敷料的方法（图 4-7）

1）准备用物：换药包1个（弯盘2个、小药杯2个、中纺纱1块、镊子2把、棉球8个）、透明敷贴、胶布、清洁手套1副、无菌手套1副、75%乙醇、络合碘。

2）免洗消毒液洗手，打开换药包。

3）戴清洁手套，揭除敷贴，观察局部皮肤（图4-7A）。

4）脱手套，再次用免洗消毒液洗手后戴无菌手套。

5）用75%乙醇棉球以输液港输液座为中心，由内向外，顺时针、逆时针交替螺旋状消毒3遍，消毒直径为10~12cm，然后消毒无损伤针翼及延长管，再用络合碘棉球重复以上步骤（图4-7B）。

6）在无损伤针下方垫适宜厚度的纱布后覆盖透明贴膜，固定好无损伤针，最后用胶布固定延长管（图4-7C、D）。

7）注明换药时间、日期、换药者。

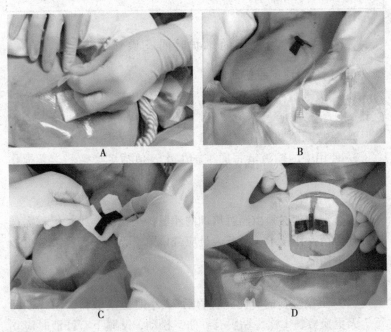

图4-7 敷料的更换

A. 揭除敷料；B. 针翼下方严格消毒；

C. 垫适宜厚度纱布；D. 透明敷料固定

附4-6 敷料的更换流程

【目的】

1. 保证导管局部的无菌状态，预防感染。

2. 妥善固定敷料，避免松脱。

【操作前准备】

1. 评估患者并解释

（1）评估：详细检查输液港周围皮肤有无压痛、肿胀、血肿、感染、浆液脓肿等，同时了解输液港植入侧的肢体活动情况。

（2）解释：操作前向患者及家属解释更换敷料的目的、方法及注意事项，获得患者的配合。

2. 患者准备

（1）了解敷料更换的目的、方法、注意事项及配合要点。

（2）排空大小便，取合适体位。

3. 护士准备　衣帽整洁，修剪指甲，洗手，戴口罩。

4. 用物准备　换药包1个（弯盘2个、小药杯2个、中纺纱1块、镊子1把、棉球8个）、透明敷料贴、胶布、清洁手套1副、无菌手套1副、75%乙醇、1%络合碘。

【操作步骤】

敷料更换操作步骤

步骤	要点与说明
1. 核对　携用物至患者床旁，核对患者住院号、姓名	● 确认患者
2. 暴露输液港穿刺部位	● 注意保护患者隐私
3. 免洗消毒液洗手，打开换药包	
4. 戴清洁手套，揭除敷贴，观察局部皮肤	● 检查输液港周围皮肤有无压痛、肿胀、血肿、感染、浆液脓肿等

续表

步骤	要点与说明
5. 脱手套, 再次用免洗消毒液洗手后戴无菌手套	
6. 用75%乙醇棉球以输液港输液座为中心, 由内向外, 顺时针、逆时针交替螺旋状消毒3遍, 消毒直径为10~12cm, 然后消毒无损伤针翼及延长管, 再用络合碘棉球重复以上步骤	● 针翼下方应严格消毒 ● 消毒后等待络合碘完全干燥
7. 在无损伤针下方垫适宜厚度的纱布后覆盖透明贴膜, 固定好无损伤针, 最后用胶布固定延长管	
8. 注明换药时间	● 更换敷料的时间: 置管后72小时更换敷料, 治疗期间每7天更换敷料1次, 贴膜有卷曲、松动, 贴膜下有汗液时应立即更换
9. 整理床单位, 清理用物	● 详细交待注意事项, 协助患者取舒适体位

2. 无损伤针头的更换

（1）无损伤针头使用时间: 无损伤针头常规使用时间为1周, 1周后必须更换。

（2）更换无损伤针头

1）准备用物: 清洁手套, 75%乙醇、1%络合碘, 棉签、20ml注射器、无损伤针、输液接头、透明敷料、0.9%氯化钠溶液100ml、无菌手套、胶布、无菌孔巾。

2）免洗消毒液洗手、戴清洁手套。

3）撕除敷贴、检查局部皮肤。

4）左手两指固定好输液港输液座, 右手拔出针头, 用方纱压迫止血5分钟, 检查拔出的针头是否完整。

5）用络合碘棉签消毒拔针部位。

6）连接无损伤针，排气，夹闭延长管。

7）然后行皮肤消毒，先用75%乙醇棉球以输液港输液座为中心，由内向外，顺时针、逆时针交替螺旋状消毒3遍，消毒直径为10~12cm。再用络合碘棉球重复以上步骤。等待完全干燥。

8）更换无菌手套，铺孔巾。

9）用非主力手的拇指、示指和中指固定输液座，将输液港拱起，主力手持无损伤针，自三指中心垂直刺入，穿过隔膜，直达储液槽底部。

10）穿刺后抽回血，确认针头是否在输液港内及导管是否通畅，用20ml 0.9%氯化钠溶液脉冲方式冲管。连接输液接头。

附4-7 无损伤针头的更换

【目的】

及时更换无损伤针头，预防感染。

【操作前准备】

1. 评估患者并解释

（1）评估：详细检查输液港周围皮肤有无压痛、肿胀、血肿、感染、浆液脓肿等，同时了解输液港植入侧的肢体活动情况。

（2）解释：操作前向患者及家属解释更换无损伤针头的目的、方法及注意事项，获得患者的配合。

2. 患者准备

（1）了解无损伤针头更换的目的、方法、注意事项及配合要点。

（2）排空大小便，取合适体位。

3. 护士准备　衣帽整洁，修剪指甲，洗手，戴口罩。

4. 用物准备　清洁手套、75%乙醇、1%络合碘、棉签、20ml注射器、无损伤针、输液接头、透明敷料、0.9%氯化钠溶液100ml、无菌手套、胶布、无菌孔巾。

【操作步骤】

无损伤针头更换操作步骤

步骤	要点与说明
1. 核对 携用物至患者床旁，核对患者住院号、姓名	● 确认患者
2. 暴露输液港穿刺部位	● 注意保护患者隐私
3. 免洗消毒液洗手，戴清洁手套	
4. 揭除敷贴，观察局部皮肤	● 检查输液港周围皮肤有无压痛、肿胀、血肿、感染、浆液脓肿等
5. 左手两指固定好输液港输液座，右手拔出针头，用方纱压迫止血 5 分钟，检查拔出的针头是否完整	
6. 用络合碘棉签消毒拔针部位	
7. 连接无损伤针，排气，夹闭延长管	
8. 用 75% 乙醇棉球以输液港输液座为中心，由内向外，顺时针、逆时针交替螺旋状消毒 3 遍，消毒直径为 10～12cm，然后消毒无损伤针翼及延长管，再用络合碘棉球重复以上步骤	● 针翼下方应严格消毒 ● 消毒后等待络合碘完全干燥
9. 更换无菌手套，铺孔巾	
10. 用非主力手的拇指、示指和中指固定输液座，将输液港拱起，主力手持无损伤针，自三指中心垂直刺入，穿过隔膜，直达储液槽底部	● 操作过程中观察、了解患者感受，询问有无不适，与患者交谈，分散注意力，减轻穿刺时的疼痛感
11. 穿刺后抽回血，确认针头是否在输液港内及导管是否通畅，用 20ml 0.9% 氯化钠溶液脉冲方式冲管。连接输液接头	● 抽不到回血时，可先注入 5～10ml 0.9% 氯化钠溶液后再回抽，使导管在血管中漂浮起来，防止三向瓣膜贴于血管壁
12. 整理床单位，清理用物	

3. 冲管与封管

（1）冲封管时机

1）输液完大分子后（如 TPN、脂肪乳、甘露醇、50% GS 等）。

2）输液过程中，前组液体速度快，后组速度慢时。

3）输血后。

4）连续输液 12 小时，两种有配伍禁忌的液体之间。

5）输液间隙，每 4 周冲封管 1 次。

（2）冲封管要求

1）冲封管必须用 10ml 以上注射器抽吸 0.9% 氯化钠溶液 10～20ml，防止小注射器的压强过大，损伤导管、瓣膜或导管与输液座连接处。

2）冲管以脉冲方式进行冲管，并正压封管。

脉冲式冲管：推—停—推—停，有节律地推动注射器活塞，推一下，停一下，使溶液产生湍流，冲刷干净储液槽及导管壁。

正压封管：当 0.9% 氯化钠溶液剩下最后 1～2ml 时，为维持系统内的正压，应以一手固定输液座，另一手推着注射器的活塞拔针。

三、输液港相关并发症预防及处理

静脉输液港在应用中存在并发症，给患者增加了痛苦，甚至导致留置失败。在临床使用过程中，常见的并发症有导管相关的血流感染、导管堵塞、导管夹闭综合等。其中最严重的导管夹闭综合征。在输液港使用管理中，加强健康教育，做好静脉输液港的管理和维护，及时观察和处理并发症是保证静脉输液港长期使用的关键。

（一）气胸、血气胸

主要发生在置港过程中，主要为穿刺过程中损伤胸膜或血管破裂出血所致。患者常表现为突发一侧胸痛，呼吸困难，憋气、烦躁。

1. 预防 置港过程中应安慰患者，指导患者放松双肩，穿刺过程中避免咳嗽、说话，上肢制动，同时注意观察患者呼吸情况。

2. 处理 立即停止继续穿刺，给予镇痛、吸氧，酌情胸腔穿刺/闭式引流，必要时抗生素治疗。

（二）感染

输液港相关性感染分为全身感染和局部感染，导管冲洗不彻底是发生输液港相关性感染的主要原因之一，由于冲洗不彻底导致血液凝块积聚在注射座的硅胶隔膜下，成为输液港相关血流感染的来源。颈内静脉置管发生相关性感染的危险率高，因此对于成年患者锁骨下静脉置管对控制感染来说是首选部位。局部感染主要发生在穿刺部位、隧道和囊袋，局部红、肿、热、痛，甚至皮下积脓等；全身主要表现为菌血症，引起发热、寒战等，常在输液过程中出现，也可在输液前后出现。

1. 预防

（1）手术操作过程中要注意无菌操作，术后认真护理，严密观察伤口情况。

（2）输液针穿刺时应严格遵循无菌操作原则，戴无菌手套，以输液座为中心，向外周螺旋式消毒，直径≥10～12cm。

（3）无损伤针固定穿刺成功后，于无损伤针蝶翼下垫大小约6cm×4cm开口纱布并用无菌薄膜覆盖针头及敷料贴，这样不仅可以固定针头，而且可以预防局部污染，常规情况每周更换无损伤针一次。

（4）平常使用输液港时，每次输液结束用20ml 0.9%氯化钠溶液脉冲式冲洗输液港，目的是0.9%氯化钠溶液产生的湍流将附于导管壁上的血液或药物冲刷干净。

（5）平时保持港座处清洁，可以用肥皂水清洁皮肤后乙醇消毒。

2. 处理

（1）评估局部炎症反应的程度。

（2）局部感染部位碘酊、乙醇消毒，更换敷料并可局部使用抗生素。

（3）一旦发生全身感染，需监测外周血与导管血培养，观察生命体征，并全身应用抗生素。取出输液港为根本措施。

（三）输液座、导管堵塞

导管堵塞是最常见的并发症，并且随着静脉输液港使用时间的延长而增加，根据堵塞原因可分血栓性堵塞和非血栓性堵塞。根据堵塞的程度可分完全性堵塞和不完全性堵塞。在使用输液港输液过程中，若发现输液速度变慢、冲管时阻力变大，要考虑到堵塞可能，应暂停输液并及时查明原因。最常见的表现是回抽无回血或推注阻力很大，不能输液。

1. 预防

（1）合理安排输液顺序，先输注常规液体，再输注刺激性大、浓度高的液体。

（2）在输注高黏滞性或刺激性药物前后及从输液港抽血、输血后、输注胃肠外营养液期间均应及时用 0.9% 氯化钠溶液进行脉冲式冲管，确保导管彻底冲洗干净。

（3）冲洗时无损伤针的出液口应背对注射座的导管出口，这样在冲洗时可以在注射座内形成湍流，从而有效冲洗注射座内的残留药物。必须正压封管，防止拔针时血液反流。掌握正确的冲封管技术，以脉冲式冲净输液港内的血液或药物成分。当剩下最后 1～2ml 时边推注边撤出无损伤针，达到正压封管的目的。

（4）在输注不同液体前后均使用 0.9% 氯化钠溶液冲管，避免药物相互作用产生沉淀引起导管堵塞，治疗间歇期应按操作规程每月冲管 1 次。

2. 处理　以尿激酶（5000U/ml）溶解、消毒、使用无损伤针穿刺输液港，接 20ml 注射器，轻柔注入 2ml 尿激酶（5000U/ml）。

如果感觉阻力太强，不能注入尿激酶，应考虑使用负压方式（图4-8）。

注意：儿童输液港用量酌情减少，保留15分钟后将输液港中的尿激酶和血块等抽回，若抽不到回血，重复灌注尿激酶，导管通畅后，使用20ml以上的0.9%氯化钠溶液以脉冲方式冲干净导管并正压封管。

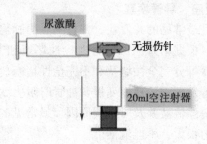

图4-8　负压方式灌注尿激酶

附4-8　输液座、导管堵塞的处理

【目的】

通过负压方式灌注尿激酶处理输液座、导管堵塞，维持输液港通畅。

【操作前准备】

1. 评估患者并解释　操作前向患者及家属解释输液座、导管堵塞处理的目的、方法及注意事项，获得患者的配合。

2. 患者准备　了解处理输液座、导管堵塞的目的、方法、注意事项及配合要点。

3. 护士准备　衣帽整洁，修剪指甲，洗手，戴口罩。

4. 用物准备　络合碘、棉签、20ml注射器、1ml注射器0.9%氯化钠溶液100ml、三通接头、注射用尿激酶。

【操作步骤】

输液座、导管堵塞处理操作步骤

步骤	要点与说明
1. 核对　携用物至患者床旁，核对患者住院号、姓名	● 确认患者
2. 免洗消毒液洗手	
3. 无损伤针尾端连接三通管直臂	
4. 三通管直臂另一端连接配好的尿激酶	● 配制好的尿激酶浓度为5000U/ml，遵医嘱使用尿激酶
5. 三通管侧臂连接20ml空注射器	
6. 先将导管与侧臂相通，回抽注射器的活塞	
7. 迅速关闭侧臂使两直臂相通，等待20分钟	● 尿激酶会由于导管内的负压而被吸入少量
8. 重复步骤6~8	
9. 抽取3ml回血丢弃，更换20ml注射器抽取0.9%氯化钠溶液20ml进行脉冲式冲管并正压封管	● 通过反复以上操作，直至可以抽出回血
10. 用物整理、洗手、记录	

（四）导管脱落或断裂

主要表现为肩部、颈部痛，可以冲管但不能抽回血，穿刺点处可见漏液，导管漏液时沿血管有痛感，推注不畅，皮下组织有肿痛。主要与导管长期受到导管夹闭综合的影响、植入过程中导管与港座连接不正确或者护理方式不当有关。

1. 预防　使用10ml以上注射器冲管，避免高压注射的危险，术中正确连接导管。

2. 处理　如果可能进行修复，否则立刻与主治医师联系，安排将断裂的导管去除并安抚患者情绪。视具体情况采取不同取出方法。

（五）导管夹闭综合（Pinch-off 综合征）（图 4-9）

由于植入的导管通过位于锁骨和第一肋骨间的锁骨下静脉，由于此空间角度过小，患者在剧烈运动或采取特定体位时，导管受到挤压，主要表现为输液困难、推注费力、锁骨下不适，当患者上肢放下时，或采取某种体位时输液不畅，有导致导管断裂的潜在风险。

1. 预防　锁骨下静脉穿刺置管时，自锁骨中外 1/3 处进针，导管在位于锁骨下静脉管腔内通过锁骨与肋骨间隙，此时导管所受的挤压相对较轻。

2. 处理

（1）嘱患者减少上肢活动，尤其是术侧上肢避免剧烈活动或者负重运动，输液时抬臂。

（2）输液过程中如果患者输液部位出现肿胀、疼痛，立即停止输液，并拍摄胸片确定导管位置及受压情况。

（3）告知患者、医师、护士导管断裂的潜在风险。

（4）必要时拆除输液港。

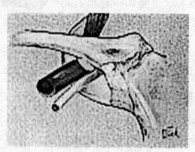

图 4-9　Pinch- off 综合征

（六）血栓形成

导致血栓形成的危险因素有导管末端位置、创伤、血管直径过小及既往置管造成的瘢痕等。形成血栓的原因包括血管壁受损或炎症、血流速度减慢、血液高凝状态、血小板粘附管壁等。表现为输液速度变慢，肩部、颈部疼痛，同侧上肢水肿或疼痛，发热。

处理：做 B 超、造影、CT 检查，了解血栓形成情况，密切观察患者置管侧肢体有无肿胀、酸痛、皮温增高、皮肤颜色变化及测量臂围并记录，抬高患肢，避免置管侧肢体重体力活动，遵医嘱溶栓治疗，拔管。

（七）导管移位、扭曲或破坏

移位或扭曲时可致管腔不通，X 线片可协助诊断。根据阻塞程度或移位情况决定是否拔管。导管破坏者须拔管。

四、输液港患者的健康教育

由于输液港可以长期留置在体内，因此输液港植入后的护理非常重要。植入输液港的患者在医院里有护理人员对患者进行专业的输液港护理、维护，而有些患者的化疗疗程较多，治疗时间长，在化疗间歇期患者都会要求回家休养，患者在家如何对输液港进行自我护理，成为护理人员需要考虑的问题，护士在出院前进行输液港的护理指导，让患者在出院后对输液港进行自我护理，既满足了患者的治疗要求，又可避免相关并发症的发生。

（一）评估

评估患者植入输液港后的心理反应、健康教育的接受能力、遵医行为依从性、出院后维护有无困难、携带输液港的注意事项及掌握程度等。

（二）计划

由专科护士向患者讲解有关带港的注意事项和维护知识，避免使用不易理解的专业术语，对有阅读能力的患者发放宣传画册，并针对小册子进行讲解，采用宣传手册、展板挂图、个别交流指导、集体讲座、观看光碟等方法，指导患者的观察与护理要点及带港出院的注意事项。

（三）实施

1. 携带输液港指导要点

（1）保持局部皮肤清洁干燥，皮肤局部清洗时不可过于用力；避免植入处皮肤受力摩擦；穿衣时避免衣服硬物对植入处皮肤的摩擦；避免背背包时背包带对植入处长时间受压；注意修剪指甲，以免刮破植入处周围皮肤而引起感染。

（2）植入静脉输液港患者不影响从事一般性日常工作、家务劳动、轻松运动，但需避免使用同侧手臂提过重的物品、过度活动等。不用这一侧手臂做引体向上、托举哑铃、打球、游泳等活动度较大的体育锻炼。植入处上肢避免过于外展，避免负重，以免静脉血回流引起堵塞，避免重力撞击输液港部位，同时须减少向置港侧侧卧。

（3）指导患者及家属学会观察植入处有无红肿、渗液、渗血等异常情况发生，有无出现胸痛、胸闷、上肢麻木及发热等不良反应，如肩部、颈部出现疼痛及同侧上肢水肿或疼痛等症状，应及时告知医护人员。

（4）做 CT、MRI、造影检查时，严禁使用此静脉输液港做高压注射造影剂，防止导管破裂。

2. 出院指导要点

（1）治疗间歇期每月对静脉输液港进行冲管、封管等维护一次，建议回医院维护。

（2）如出院不能回置港医院维护治疗时，请务必在当地正规医院找有资质的专业人员进行维持治疗。不详之处由专科护士与医院联系。

（3）科室建立输液港植入患者管理档案，由专职护士统一登记、管理及电话随访。

（四）效果评价

评价患者对输液港的观察与护理要点的掌握，带港出院的注意事项、掌握程度，是否按要求及时维护，有无并发症发生。

五、输液港的拔除

1. 取出时机　治疗疗程结束；发生并发症，如血栓、感染、导管脱落、输液座翻转等。

2. 术前准备　超声排除血栓。

3. 手术过程（图 4-10）

（1）对输液港置入处的皮肤常规消毒、铺巾、建立无菌区。

（2）原切口处皮肤切开，暴露导管。

（3）小心将导管自血管内拔出，分离输液座，输液港整体取出后检查导管完整性。

（4）术后处理：皮肤局部处理、口服消炎药，取出后应更换敷料，每 24 小时评估植入部位一次，直到上皮形成。并警惕取出后的潜在并发症如皮下瘀血、出血、血肿、植入部位感染等。

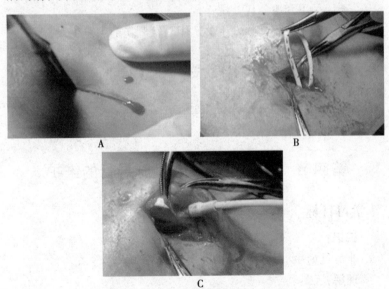

图 4-10　输液港的拔除

A. 原切口处皮肤切开，暴露导管；

B. 导管自血管内拔出；C. 取出输液港

发散资料

输液治疗的感染控制和护理安全

◆导管接口是导致导管内微生物定植的一个重要原因，尤其是较长时间的留置导管。研究表明，导管留置时间超过 1 周后，由于输液接口导管导致的相关感染占 51%。

◆接受过专业培训的静脉治疗小组人员对降低导管相关性感染、相关并发症有显著作用。

◆国内的研究证实，医务人员手上革兰阴性杆菌携带率高达 20% ~ 30%。

◆输液治疗时必须严格执行无菌技术操作规程，执行标准预防措施。

◆使用手套不能代替洗手。

◆为减少针刺伤的发生，选用防针刺伤的穿刺工具，消毒剂自然风干后再行穿刺。

来源：王建荣等. 输液治疗护理实践指南与实施细则[M]. 北京. 人民军医出版社. 2009

第四节　非隧道的中心静脉导管的维护

学习目标

识记：

非隧道的中心静脉导管的分类、适应证、禁忌证。

理解：

非隧道的中心静脉导管置入中护理配合的重要性。

运用：

1. 正确判断及处理非隧道的中心静脉导管的并发症。

2. 能规范维护非隧道的中心静脉导管。

一、非隧道的中心静脉导管的定义

非隧道的中心静脉导管（central venous catheter，CVC）是一种经锁骨下静脉、颈内外静脉、股静脉或外周的肘部静脉插入并开口于上腔静脉、下腔静脉或右心房的导管。临床上常用于危急重症患者的抢救、补液输血、静脉营养支持、中心静脉压的监测等方面。

（一）非隧道的中心静脉导管分类

非隧道的中心静脉导管可分为单腔、双腔和三腔，多腔导管优点在于可满足不同成分液体同时输入需要，避免药物配伍禁忌，但同时也增加了接头污染的机会，单腔、双腔、三腔导管感染率分为 8.3%、37.7%、26.92% ~ 42.59%。硅胶、聚乙烯、聚氯乙烯和聚氨酯类是中心静脉导管的常用材料（图4-11）。临床上导管的选择可根据治疗的需要及时间长短、患者经济承受能力、医护技能水平等来决定。

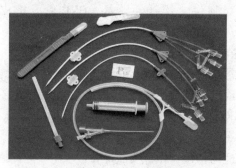

图4-11 非隧道的中心静脉导管

（二）非隧道的中心静脉导管的适应证

1. 治疗需要 1 周 ~ 1 个月的静脉输液。

2. 体外循环下各种心血管手术及估计术中出现血流动力学变化较大的非体外循环手术。

3. 经静脉放置临时或永久心脏起搏器。

4. 测定中心静脉压，尤其适合严重外伤、大手术、休克及急性循环衰竭等危重患者的抢救。

（三）非隧道的中心静脉导管的禁忌证

1. 严重的凝血功能障碍。

2. 上腔静脉、锁骨下静脉等梗阻、损伤。

3. 呼吸窘迫。

4. 气管切开，局部有大量分泌物。

5. 穿刺部位存在感染、烧伤、放疗设野区。

6. 躁动及不合作者。

二、非隧道的中心静脉导管植入的护理配合

（一）穿刺置管的物品准备

弯盘（内有络合碘及乙醇棉球）、镊子、无菌纱布、无菌手套、0.9% 氯化钠溶液和利多卡因各 1 支、5ml 一次性注射器、铺巾、穿刺包（探针、导丝、CVC 管、扩皮器）、透明敷贴等。

（二）患者准备

1. 术前常规检查血常规、凝血功能。

2. 神志清楚者，应耐心与其沟通，充分说明穿刺置管的必要性和重要性，取得患者的配合；签署中心静脉置管手术同意书。

3. 取合适的体位；做好皮肤准备。

4. 配合医师暴露穿刺部位。

（三）术中配合

1 为操作医师准备消毒用品。

2. 准备麻醉药品及急救药品等；穿刺置管完成及时封管备用。

3. 术中注意事项　严格遵守无菌操作原则；严密观察患者神志、呼吸、血压及心电等的变化。

（四）植入方法

以经锁骨下静脉植入方法为例：穿刺左锁骨下静脉。患者去枕仰卧，头转向对侧 45°~60°，选锁骨外 2/3 下缘 2cm 作为穿刺点，进入锁骨下间隙后，针尖指向同侧胸锁关节，针头斜面向下，针轴与额状面呈 25°~30°，一般成人进针深度 3~5cm。穿刺成功后导入导引钢丝，沿导引钢丝送入中心静脉导管，退出导引钢丝，抽得通畅回血后，用 0.9% 氯化钠注射液冲管，末端接正压接头、三通管或测压装置，透明敷料固定导管近端呈 C 形或 S 形；记录置管日期和置管深度。

（五）术后护理

注意保持穿刺部位清洁，定期换药及更换正压接头，使用前后冲管以保持管道通畅，及时发现并处理局部出血、血肿、动静脉瘘、血气胸、感染、空气栓塞、导管堵塞及导管脱出等并发症。

三、非隧道的中心静脉导管的
使用方法

1. 输液前　用络合碘等消毒液消毒输液接头，注意消毒力度及消毒停留时间（一般大于 15 秒），再使用 10ml 以上注射器抽吸 5~10ml 0.9% 氯化钠溶液（或直接用 5ml 以上预冲式导管注射器），接上无针输液接头回抽见回血后，注入 0.9% 氯化钠溶液，以确认导管末端位于血管内方可使用，如上述方法再次消毒后即可连接输液。

2. 输液中　在输液过程中，注意加强巡视，及时更换输液瓶，防止气体进入形成空气栓塞等，并观察输液速度，避免管道打折、脱落等，保证输液通畅。此外，注意药物配伍禁忌，防止发生药物沉淀、浑浊而致导管栓塞也十分重要。

3. 输液后　每次输液完毕或输液间歇期，应使用 10ml 以上注射器抽吸 10ml 0.9% 氯化钠溶液（或直接用 5ml 以上预冲式导管注射器），进行脉冲式匀速推注冲管，可用 10ml 以上注射器抽吸 5ml 肝素液进行脉冲式正压封管。治疗间歇期，应每周使用 10ml 以上注射器抽吸 5ml 肝素液进行脉冲式正压封管，避免导管内形成血栓。

四、非隧道的中心静脉导管的维护时间及步骤

（一）维护时间

1. 更换敷料的时间　置管后 24 小时更换敷料，无菌透明敷料应至少每 7 天更换一次，纱布敷料常规至少每 2 天更换一次；贴膜有卷曲、松动及贴膜下有汗液时应立即更换。

2. 冲管与封管时间　冲、封管方法如同上述使用方法，冲、封管时间如下：

（1）输液完大分子液体后（如 TPN、脂肪乳、甘露醇、50% GS）等。

（2）输液过程中，前组液体速度快，后组速度慢时。

（3）输血后。

（4）连续输液 12 小时，两种有配伍禁忌的液体之间。

（5）输液间歇期，每 1 周冲封管 1 次。

（二）维护的要点

1. 局部评估

（1）评估患者中心静脉导管固定情况，导管是否通畅。

（2）评估穿刺点局部和敷料情况；查看贴膜更换时间及置管时间。

2. 更换敷料

（1）更换敷料原则：更换敷料必须严格遵守无菌操作技术，医务人员应戴口罩、无菌手套和准备必要的更换敷料所需用品。

（2）更换敷料的方法

1）暴露穿刺部位，垫一次性治疗巾，将敷料水平方向松解，脱离皮肤后自下而上去除敷料。

2）打开换药包，戴无菌手套。

3）垫治疗巾，消毒穿刺点及周围皮肤，更换敷料，妥善固定。

4）先关闭 CVC 导管夹，用无菌纱布衬垫取下原有输液接头，消毒接口、更换输液接头，脉冲正压冲管。

5）在透明敷料上注明换药者姓名，换药日期和时间（图4-12）。

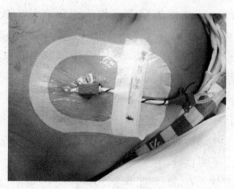

图 4-12　CVC 固定

（三）注意要点

1. 中心静脉导管的维护应由经过专门培训的医护人员进行。

2. 不可延长贴膜更换时间，更换贴膜前应观察穿刺点有无红、液体渗出或水肿，触摸穿刺点周围有无疼痛和硬结。

3. 冲管与封管

（1）冲、封管应遵循 0.9% 氯化钠溶液—药物注射—0.9% 氯化钠溶液—肝素盐水的顺序原则。

（2）输液结束，应用 10ml 以上 0.9% 氯化钠溶液脉冲式冲洗导管，用肝素盐水正压封管，封管液量应 2 倍于导管加辅助装置容积。

五、非隧道的中心静脉导管相关
并发症预防及处理

（一）气胸、血气胸

1. 临床表现　气胸、血气胸是颈内或锁骨下静脉穿刺置管中常见，又极有可能导致严重后果的并发症。穿刺时，注射器回抽有气体是损伤胸膜和肺的最早证据。随后患者出现胸闷、憋气，严重者呼吸困难不能平卧，听诊同侧呼吸音减弱。临床 X 线拍片可确认气胸。

2. 发生原因　往往为穿刺损伤胸膜顶和肺所致。但颈内静脉穿刺时，注射器回抽有气体还提示误穿气管的可能性。在分析注射器回抽见气体的现象时，要排除注射器与穿刺针连接有漏气，创伤患者是否存在气胸、血胸的情况。

3. 预防措施　X 线透视下行锁骨下静脉穿刺，可减少气胸的发生。对于 COPD 或机械通气等胸内压增高的患者，穿刺时应该特别小心，可先行股静脉穿刺置管，待病情稳定后改锁骨下静脉或颈内静脉穿刺置管。

4. 处理方法　如肺压缩小于 30%，无呼吸困难，可随访观察，小量气胸可自行吸收；如肺压缩大于 30%，伴呼吸困难，可行胸腔抽气减压或胸腔闭式引流排气。

（二）空气栓塞

空气栓塞是最严重也最容易发生的并发症。

1. 临床表现　患者感到胸部异常不适或有胸骨后疼痛，随即发生呼吸困难和严重的发绀，并伴有濒死感。听诊心前区可闻及响亮的、持续的"水泡声"，心电图呈现心肌缺血和急性肺心病的改变（图 4-13A）。

2. 发生原因

（1）输液管内空气未排尽；导管连接不紧，有漏气。

（2）加压输液无人守护；液体输完未及时更换药液或拔针，均有发生空气栓塞的危险。

3. 预防措施　输液时护士应加强巡视，及时更换液体，以免药液滴尽后空气进入血管，同时应向患者及家属交代有关注意事项，取得他们的合作。

4. 处理方法　置患者于左侧卧位（图4-13B）和头低足高位予氧气吸入，必要时进行心内穿刺抽吸气泡。

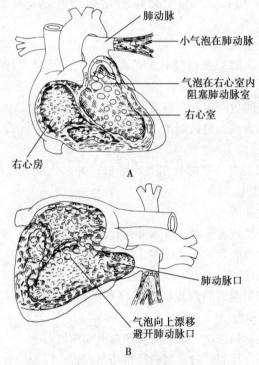

肺动脉

小气泡在肺动脉

气泡在右心室内
阻塞肺动脉室

右心室

右心房

A

肺动脉口

气泡向上漂移
避开肺动脉口

B

图4-13　空气栓塞

A. 气泡阻塞肺动脉入口；B. 左侧卧位时气泡的流向

（三）感染

1. 临床表现　穿刺处会出现红、肿、痛等局部感染，甚至出现发冷、寒战、发热等全身感染及导管周围败血症等严重并发症。

2. 发生原因

（1）隧道短、导管短，细菌容易入侵。

（2）留置时间太长，不严格执行无菌操作。

（3）应用 CVC 输注化疗药物时，由于抗肿瘤药物在杀伤或抑制肿瘤细胞的同时，对机体正常组织细胞也有损伤作用，使机体抵抗力下降，加上化疗药物抑制骨髓，更容易发生感染。

3. 预防措施

（1）置入时应严格遵守无菌操作原则，及时进行维护，注意维护要点，正确冲、封管。

（2）及时拔除导管，避免留置时间过长。

4. 处理方法　遵医嘱给予抗感染药物。

（四）出血

1. 临床表现　穿刺处出血或渗血；局部皮肤、黏膜出现瘀点、瘀斑；牙龈出血。

2. 发生原因

（1）长期留置导管，肝素液封管次数较多。

（2）有些患者的肝功能差，凝血功能低下。

3. 预防措施

（1）密切观察局部皮肤、黏膜有无瘀点、瘀斑，牙龈有无出血，避免摔伤。

（2）定期检查出、凝血时间和血液黏稠度。

（3）消毒穿刺处时，勿强行将结痂脱掉，以免引起出血。

4. 处理方法　遵医嘱给予止血药物。

（五）导管堵塞

1. 临床表现　早期为部分堵塞，表现为导管输液缓慢，不能回抽血液，晚期为完全堵塞，表现为既不能输液也不能回抽血液。

2. 发生原因

（1）输注高分子液体后导管冲洗不彻底。

（2）封管液选择、用量及推注速度不当。

（3）患者的凝血机制异常。

3. 预防措施

（1）输注高分子液或化疗后彻底冲洗管道，每次输液完毕正确封管。

（2）根据患者的具体情况，选择合适的封管液及用量，并注意推注速度不可过快。如输注脂肪乳、氨基酸等高分子液发生输入不畅时，可应用5%碳酸氢钠溶液10ml缓慢静脉注射；注射过程中反复回抽，输液结束时，用5%碳酸氢钠溶液10ml冲管并封管（保持导管内为5%的碳酸氢钠溶液）。因脂肪乳、氨基酸等物质偏酸性，5%的碳酸氢钠溶液为碱性溶液，两者起中和作用。且脂肪乳的主要成分大豆油、卵磷脂等脂类物质可溶解于碱性溶液中。

4. 处理方法　及时拔除导管。

（六）静脉炎

1. 临床表现　穿刺部位血管红、肿、热、痛，触诊时静脉如绳索般硬、滚、滑、无弹性。

2. 发生原因　CVC导管相对较粗、操作不顺或体外部分固定不牢等。

3. 预防措施　置入时严格遵守操作规程；妥善固定导管。

4. 处理方法　可予以热敷（特殊化疗禁忌时除外），局部涂擦地塞米松软膏或莫匹罗星软膏，也可涂擦芦荟胶或赛肤润等，一般1~3天后即可缓解；严重时给予拔管，拔管后局部采用微波照射治疗，5~7天后症状消失。

（七）导管断裂

1. 发生原因　体外部分与体内部分所形成的角度小，当体外部分没有顺着穿刺方向固定时，产生导管折叠过度易导致导管断裂。

2. 预防措施　顺着穿刺方向、根据穿刺部位及导管性质灵活采取"S""L"或"U"形固定，避免导管折叠、扭曲等。

3. 处理方法 立即手术取出导管。

（八）导管脱落

1. 发生原因 留置时间延长、患者活动增加，加上患者出汗后所用的敷料和胶布粘得不稳，容易引起导管脱落。

2. 预防措施 及时更换敷料，正确固定导管。

3. 处理方法 立即用无菌敷贴覆盖导管入口处并压迫 5～10 分钟，并交代患者穿刺处近两日暂时避免接触水，以免引起感染。

六、非隧道的中心静脉导管患者的健康教育

由于患者颈部活动度较大，如发生出汗易导致贴膜失去黏性；患者在穿衣和睡眠时，易将导管拉出，因此对留置 CVC 患者的健康教育非常重要。应向患者及家属宣教，在住院间歇期洗澡或擦身时，注意保护贴膜，防止直接接触水，引起敷料脱落，导致导管脱出或感染等发生。可使用湿毛巾擦洗敷料周围的皮肤，避免浸湿敷料，一旦浸湿应立即更换。不可延长贴膜更换时间，配合观察穿刺点有无红肿、液体渗出或水肿等情况，注意触摸穿刺点周围有无疼痛和硬结，如出现上述不适应及时报告护士或医师。

七、非隧道的中心静脉导管的拔除

嘱患者平卧，按换药方法从外周向中央撕去贴膜，拔管前用络合碘消毒穿刺点，用 5ml 注射器回抽 1～2ml 血以避免导管尖端附着的纤维蛋白鞘脱落而形成血栓，再缓慢、轻柔地将导管拔出，导管拔出后观察导管是否完整并记录。用无菌纱布覆盖导管入口处并压迫 5～10 分钟后用无菌透明敷料固定，并交代患者平卧休息 1 小时，穿刺处近两日暂时避免接触水，以免引起感染，3 日可摘下敷贴，并观察拔管后穿刺点愈合情况。如遇拔管困难，应暂停拔管，及时联系置管部门。患者在拔除过程中吸气，

可能发生空气栓塞，因此，交代患者拔管过程中适当屏气；考虑到穿刺点与大静脉之间可能形成隧道，为避免空气栓塞可用凡士林纱布加压包扎。

第五节 动静脉内瘘的维护

◤ **学习目标**

识记：

1. 正确配合医生进行动静脉内瘘的植入操作。

2. 动静脉内瘘适应证及禁忌证，动静脉内瘘功能的评价。

理解：

1. 动静脉内瘘的部位选择

2. 动静脉内瘘术前、术中、术后维护要求。

运用：

规范使用动静脉内瘘。

动静脉内瘘（artcriovenous fistula，AVF）是指邻近的动静脉通过手术在皮下吻合建立起来的血流通道，是维持血液透析患者生命的重要通路。吻合后的静脉中流动着动脉血，形成一个动静脉内瘘，为血液透析治疗提供充足血液的同时，更容易经皮肤穿刺动脉化的静脉，减少患者穿刺痛苦。

一、动静脉内瘘的临床应用

动静脉内瘘的手术对象主要是拟行血液透析的慢性肾衰竭患者。内瘘分为自体动静脉内瘘（autogenous artcriovenous fistula，AVF）和移植血管内瘘。本章重点介绍自体动静脉内瘘。自体动静脉内瘘是通过手术将自体邻近动脉与静脉吻合形成的一种永久性血管通路。与其他类型血管通路（如人工血管或静脉置管）相比，AVF一旦成熟后其使用寿命最长且并发症最少，因此成为血液透析患者首选的通路。移植血管内瘘是在动静脉间插入一段移植血管或人造血管制成的内瘘。有些患者由于动脉硬化、肥胖、反复静脉穿刺、化疗后血管耗竭、糖尿病血管病变、浅表动静脉病变等，不得不考虑用血管替代材料来建立血管通路，又称为"第二级血管通路"。移植物来源有自体血管、同种异体血管（如尸体血管）、异种血管（牛颈动脉）、人造血管（聚四氟乙烯膨体）。

（一）部位选择

内瘘部位选择的一般原则：先上肢，后下肢；先非惯用手，后惯用手；先远端肢体，后近端肢体；先自身血管，后移植血管。

临床最常用的是自体动静脉内瘘，且以头静脉和桡动脉为首选，称其"标准内瘘"或"第一级血管通路"。其次为腕部尺动脉－贵要静脉内瘘、前臂静脉转位内瘘（主要是贵要静脉－桡动脉）、肘部内瘘（头静脉、贵要静脉或肘正中静脉－肱动脉或其分支的桡动脉或尺动脉）、下肢内瘘（大隐静脉－足背动脉、大隐静脉－胫前或胫后动脉）、鼻烟窝内瘘等。

（二）术者资质和手术环境

1. 术者资质　二级医院以上，具有相应资质、经过相关专科培训，达到熟练操作的医师才可独立实施手术。

2. 手术环境　手术需在符合卫生管理部门要求的手术室进行。

（三）动静脉内瘘的成形方法

临床应用最广泛的动静脉内瘘手术是自体桡动脉和头静脉，以下简单介绍最常见的自体头静脉桡动脉端侧内瘘成形术（图4-14）。

1. 手术器械准备　显微外科基本手术器械，包括显微镊子2把、显微持针器1把、显微剪刀1把、小型哈巴狗钳3只、肝素冲

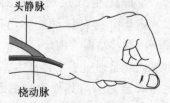

图4-14　桡动脉与头静脉内瘘端侧吻合

洗针头 1 只、小拉钩 2 只、蚊式血管钳若干，11#尖刀、15#刀片、双极电凝、7.0 聚丙烯缝线，4 号丝线等。

2. 患者准备

（1）评估：术前评估手术侧肢体动、静脉情况，评估心、肺、肝脏等重要脏器功能，评估循环血流动力学状态，血常规、凝血指标等是否正常。

（2）体位：上肢自体动静脉内瘘采用平卧位，手术侧肢体外展。

3. 麻醉方法　可采用局部浸润麻醉或臂丛阻滞麻醉。

4. 手术步骤

（1）标记前臂桡动脉走行和头静脉走行及两者间拟行手术切口的位置。

（2）1% 利多卡因局部浸润麻醉，勿使用肾上腺素，以免血管痉挛。

（3）15#刀片切开皮肤 4 ~ 5cm 长，切口长度取决于静脉的解剖位置。

（4）钝性-锐性分离皮下组织，双极电凝止血。

（5）游离头静脉和桡动脉，暴露良好。

（6）哈巴狗血管夹阻断头静脉近心端，显微剪刀斜行切断头静脉，静脉管腔内用肝素盐水冲洗（5000U 肝素 + 500ml 0.9% 氯化钠溶液）。修剪近心端头静脉吻合口，使之大小适中，远端静脉双重结扎。

（7）哈巴狗钳阻断动脉吻合口两端，1#尖刀在动脉上切开 1 ~ 2mm，朝向桡侧，面对静脉，用显微剪刀扩大动脉切口至 8 ~ 10mm，与待吻合静脉一致，肝素 0.9% 氯化钠溶液冲洗动脉管腔。

（8）吻合血管，先缝合吻合口后壁，后缝合吻合口前壁。

（9）依次开放近端静脉、远端动脉和近端动脉，此时即可见静脉充盈良好并可触及吻合口震颤。

（10）再次检查吻合血管周围，确认静脉与动脉吻合适当，无出血，缝合皮下、皮肤，包扎伤口。

（四）适应证与禁忌证

1. 适应证

（1）血液透析

1）慢性肾衰竭［肾小球滤过率（GFR）<25ml/min 或血清肌酐（Scr）>4mg/dl］需长期行血液透析治疗的患者。

2）老年患者、糖尿病、系统性红斑狼疮及合并其他脏器功能不全、少尿或无尿，需长期单纯超滤治疗的患者。

3）顽固性心力衰竭，需长期单纯超滤治疗的患者。

4）腹膜透析失败，需改为血液透析的患者。

5）肾移植失败，需行血液透析治疗者。

（2）全胃肠外营养。

2. 绝对禁忌证

（1）四肢近端大静脉或中心静脉存在严重狭窄、明显血栓或因邻近病变影响静脉回流。

（2）患者前臂 ALLEN 试验阳性，禁止行前臂动-静脉内瘘端端吻合（ALLEN 试验，用于检查手部的血液供应，桡动脉与尺动脉之间侧支循环情况）。

3. 相对禁忌证

（1）预期患者存活时间短于 3 个月。

（2）心血管状态不稳，心力衰竭未控制或低血压患者。

（3）手术部位皮肤存在明显感染、大面积烧伤等。

（4）同侧锁骨下静脉安装心脏起搏器导管。

（5）患者有明显凝血功能障碍、出血倾向。

（6）意识障碍不能配合手术。

（五）内瘘功能的评价

评价动静脉内瘘的功能主要从以下几个方面考虑：

1. 内瘘成熟后血泵控血流量能达到 200～400ml/min。

2. 内瘘自然血流量达到 800～1200ml/min。

3. 可供穿刺的血管足够长，再循环率低。

4. 内瘘成熟时间相对短。

5. 穿刺方便，拔针后止血容易。

6. 长期通畅率高，并发症少。

7. 对患者生活影响小。

二、动静脉内瘘的维护时间与步骤

　　动静脉内瘘的建立主要是为长期血液透析或者完全胃肠外营养的患者使用。护士是动静脉内瘘的使用者和监护者，应当正确使用和维护动静脉内瘘，预防减少并发症，提高使用效率和使用时间，对改善患者生活质量具有重要意义。

（一）术前维护

1. 评估患者及血管条件

（1）评估患者病史：如糖尿病、高血压、冠心病、肢体外伤、既往血管通路建立、中心静脉插管、外周动脉穿刺、同侧起搏器安装、系统性血管疾病、充血性心力衰竭等。

（2）评估全身状态：术前应对患者心脏、肺脏、肝脏等重要脏器功能和循环血液动力学状态进行充分评估，检测血常规、凝血指标，评估患者的凝血功能。

（3）评估血管条件：一般预期选择的静脉直径>2.5mm，且该侧肢体近心端深静脉和（或）中心静脉无明显狭窄、血栓或邻近组织病变；预期选择的动脉直径>2.0mm，选择上肢部位时，应避免同侧安装有心脏起搏器。超声检查血管的走行、内径和通畅情况，为内瘘制作成功提供依据。

2. 保护实施手术的血管

（1）避免在术侧血管上进行静脉穿刺及行锁骨下静脉置管，避免外伤。

（2）按原则选择手术部位。

3. 做好健康指导与心理疏导　术前向患者介绍建立内瘘的目的、意义，解除患者焦虑、恐惧的心理，积极配合手术。

4. 术前禁用肝素、尿激酶等抗凝和溶栓药。

5. 术前一日进行皮肤准备，肥皂水彻底清洗造瘘肢皮肤，剪短指甲。

（二）术后维护

1. 术后将术侧肢体抬高30°，促进静脉回流，减轻手臂肿胀。

2. 避免术侧肢体暴露于过热或过冷的环境，衣袖宽松，包扎松紧适度。术侧肢体勿受压，有利于肢体血液回流。

3. 保持手术创面清洁干燥，预防感染。

4. 注意观察手术部位有无出血等异常。

5. 禁止在造瘘侧肢体量血压、输血、输液、采血等操作。

6. 每天4次检查动静脉内瘘是否通畅（能触到震颤，听到血管杂音，表示内瘘通畅）。并观察造瘘患者肢端皮肤温度，如皮温低于健侧或变凉，可能因瘘管闭塞所致，应采取措施防止血栓进一步发展。

7. 术后10~14天拆线，糖尿病患者根据伤口情况而定。

8. 避免各种缩血管因素的刺激，如寒冷、低血压、疼痛、压迫等。

9. 在护士指导下做健瘘操，促进内瘘"成熟"。

（1）术后24小时可做手指运动。

（2）术后3天即可进行早期功能锻炼：每日进行握拳运动，一次10~15分钟，每天3~4次。

（3）术后1周，如果伤口无渗血、无感染、愈合良好，每天用术侧手捏握橡皮健身球3~4次，每次10分钟。

（4）术后2周，用手或止血带在吻合口上方10cm处，轻轻加压至静脉中度扩张为止，每15~20分钟松开一次，每天可反复3次；每天热敷或前臂浸于热水中2~3次，每次15~20分钟。以上方法可单独使用，也可混合使用。

（三）内瘘使用维护

1. 正确掌握内瘘使用的时期　内瘘成熟指与动脉吻合后的静脉呈动脉化，表现为血管壁增厚，血流量增多，显露清晰，突出于皮肤表面，有明显震颤或搏动（图4-15）。其成熟的早晚与患者自身血管条件、手术情况及术后患者的配合情况有关。内瘘成熟一般至少需要 1 个月。超过 3 个月内瘘不成熟，预示内瘘手术失败。内瘘一般在成形术后 2~3 个月开始使用。

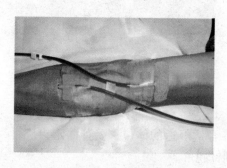

图 4-15 成熟内瘘

2. 正确使用内瘘

（1）穿刺前检查内瘘皮肤有无皮疹、发红、淤青、感染等，手臂是否清洁。

（2）仔细摸清血管走向，感觉震颤的强弱，听血管杂音（图 4-16、图 4-17）。发现震颤减弱、消失或杂音消失应及时通知医师。

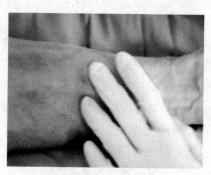

图 4-16 摸清血管走向

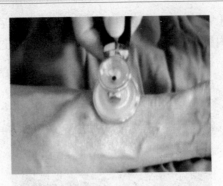

图 4-17 听杂音

(3) 选择合适舒适的体位，妥善固定穿刺针，以免因管道牵拉而使穿刺针脱落。

(4) 血液透析治疗时，应严格执行透析处方，避免过度脱水，引发低血压、低血容量等导致血栓形成而使内瘘闭塞，且不能在有瘘的一侧肢体测量血压、抽血、输液等。

(5) 选择合适的穿刺针：在动静脉内瘘使用的最初阶段，建议使用小号（17 号或 16 号）穿刺针，并采用较低的血流速（200～250ml/min），以降低对内瘘管壁的刺激与损伤。使用 3～5 次后，再选用较粗的穿刺针（16 号或 15 号）并尽量提高透析泵血流量（250～350ml/min），以保证充分的透析效率。

(6) 正确进行内瘘穿刺

1) 选择血管：首先要选直而又有弹性且有较强震颤感的血管段穿刺，先穿静脉，后穿动脉。

2) 选择部位：动脉穿刺点距吻合口的距离应大于 3cm，置于内瘘远心端，针尖呈离心或向心方向穿刺；静脉穿刺点置于内瘘的近心端，针尖呈向心方向穿刺，距动脉穿刺点间隔 5cm 以上，一般在 8～10cm 以上可降低再循环量，提高透析效率，若静脉与动脉在同一血管上穿刺相距应 8～15cm。

3) 严格消毒：消毒范围以穿刺点为中心，做直径 10cm 以上的环形消毒。

4）穿刺方法与角度：酌情使用止血带，增加血管阻力，促使血管充盈。戴无菌手套，触摸血管震颤确定进针位置（穿刺点上方1.5~2.0cm），感知血管走向深浅，然后左手拇指轻微绷紧穿刺点下方皮肤，右手持穿刺针，针尖斜面向上，位于血管上方进针，针尖紧贴皮肤，与皮肤呈20°~30°，直刺血管，在进针的同时，让助手回抽注射器针栓，见有回血，即表示穿刺针已进入血管，再放平针头向前刺入至2/3后用胶布固定，宜穿刺一步到位，勿停顿。

（7）穿刺顺序：内瘘的穿刺要有计划，一般从内瘘远心端到近心端进行绳梯法、纽扣法穿刺，然后再回到远心端，如此反复，不宜在吻合口附近区域法穿刺或定点穿刺。

附4-9 动静脉内瘘穿刺法

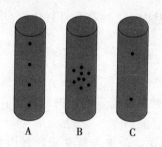

A. 绳梯法；B. 区域法；C. 纽扣法

❖ 绳梯法：穿刺点从距离瘘口≥3cm开始穿刺，每次穿刺点间隔2~3cm，同向移动，到达一定高度后返回最初穿刺点，如此往返重复，此法虽然并发症较区域法少，但对内瘘血管长度要求高，具有限制性，一般适用于人工血管动静脉内瘘患者。

❖ 纽扣法：每次穿刺都是同样的进针点、进针角度、进针深度，反复穿刺10次左右形成皮下隧道。扣眼形成前，每次穿刺均由同一位有经验的护士进行，直至皮下隧道形成，然后采用钝针穿刺，可减少出血和痛苦。此法对血管长度要求不高，任何术式的动静脉瘘都可以选用，同时还可延长内瘘使用寿命，明显减少血管瘤、血管狭窄、血栓等并发症。

❖ 区域法：内瘘血管的小区域内反复穿刺，穿刺点相隔 < 1cm，呈蜂窝状，易形成血管瘤、血管狭窄、血栓等并发症。

（8）保护穿刺点：治疗中手不要接触穿刺部位的无菌区，在穿刺点粘贴一个弹性无菌贴，预防感染，促进穿刺点愈合。

（9）患者应伸直内瘘侧肢体，放置舒适体位，不能翻身压迫内瘘侧肢体。

（10）根据情况调节血流量，防止因血流速度过大，血管壁处于塌陷状态。

附4-10 动静脉内瘘的使用流程

【目的】

正确使用动静脉内瘘，维持其良好功能。

【操作前准备】

1. 评估患者并解释

（1）评估：观察内瘘血管情况，局部有无红、肿、渗血、破溃、皮下淤血；触摸血管走向、内瘘震颤，穿刺处有无肿块、硬结；听诊内瘘杂音强弱。

（2）解释：操作前向患者及家属解释内瘘穿刺的目的、方法及注意事项，获得患者的配合。

2. 患者准备

（1）了解动静脉内瘘穿刺的目的、步骤和配合事项，穿刺中有可能出现的风险，能主动配合。

（2）排空大小便，取合适体位。

3. 护士准备 衣帽整洁，修剪指甲，洗手，戴口罩。

4. 用物准备 0.9%氯化钠溶液500ml、无菌手套、胶布、16或者17号穿刺针、无菌治疗巾、0.03%肝素0.9%氯化钠溶液500ml、止血带、络合碘、75%乙醇、无菌贴或创可贴、棉签、20ml注射器、透析治疗单、病历、无菌纱布卷、绷带等。

【操作步骤】

动静脉内瘘的使用操作步骤

步骤	要点与说明
1. 核对　携用物至患者床旁，核对患者病历号、透析号、姓名、病历及透析治疗单	● 确认患者 ● 查对医嘱
2. 暴露内瘘穿刺部位，铺无菌治疗巾，用安尔碘棉签消毒穿刺部位两遍后，再用75%的乙醇棉签消毒一遍	● 注意保护患者隐私 ● 消毒范围应大于穿刺点中心 10cm
3. 备胶布和输液贴，或者创口贴	
4. 根据内瘘情况扎或者不扎止血带，免洗消毒液洗手，戴无菌手套	● 动脉压力很大时可不扎止血带
5. 触摸血管走向，确定进针位置，检查穿刺针是否排气，夹子是否关闭	
6. 左手拇指轻微绷紧穿刺点下方皮肤，固定穿刺血管，右手持穿刺针针柄，针尖斜面向上，与皮肤成 20°~30° 直刺血管，见有回血，再放平针头向前刺入至 2/3 后用胶布固定，无菌贴粘贴穿刺点	● 先穿刺静脉，再穿刺动脉 动静脉穿刺点间隔 5cm以上 ● 操作过程中严格观察穿刺点有无渗血、肿胀、穿刺针脱出，了解患者感受，有无不适，预防透析中并发症
7. 连接透析治疗机的血路管，打开穿刺针夹子，调节透析机治疗模式和参数，遵医嘱透析治疗	
8. 治疗完毕先分离动脉血路管，回血后关闭穿刺针夹子，松开固定穿刺针的胶布	
9. 左手将准备好的 1.5cm×2cm 无菌纱布卷轻放在穿刺针上，右手将针头纵轴与血管纵轴平行，慢慢向外拔针，当针头即将拔出血管时快速拔出，等穿刺针完全拔出后，左手迅速用力压住穿刺点，即用大拇	● 先拔动脉，再拔静脉 ● 按压力度以不出血且能触及血管震颤为宜

续表

步骤	要点与说明
指按压无菌纱布卷于穿刺点	
10. 用弹力绷带或者宽胶布包扎加压	
11. 向患者交代注意事项	
12. 记录透析治疗单，整理床单位，清理用物	

三、动静脉内瘘的相关并发症
预防及处理

(一) 出血或渗血

1. 临床表现　内瘘术后24小时内以渗血为主，可见吻合口出血或者周围皮下血肿，术后大量出血少见，晚期出血见于穿刺或拔针时，一般可见穿刺点周围皮下血肿。如果出血严重，特别是新建内瘘，处理不及时可累及整个上臂，肿胀消退后手臂可见大片瘀斑。

2. 发生原因　早期的出血多由于手术中止血不彻底，患者凝血功能异常。晚期出血多有操作不当、过早使用内瘘，穿刺针的脱出等。

3. 预防措施　术前应查凝血功能，同时避免在手术当日透析，必要时采用无肝素透析。手术中应精细操作，止血彻底。新建内瘘的穿刺最好由有经验的护士进行。避免过早使用内瘘，一般建议至少4周以后开始使用，8~12周后更佳。透析前对有躁动或配合不好的患者应加强监护，对穿刺针及透析管路一定要固定好。

4. 处理方法　早期轻微渗血可行局部轻压止血（以不阻塞血流引起闭塞为宜）。对出血较多的患者，应立即打开切口，检查出血部位，如皮下的渗血用双极电凝止血，吻合口出血，需补针缝合止血。穿刺或拔针时发生出血，一般采用指压止血，快速膨胀的血肿应加压包扎止血。透析中穿刺针脱出，应立即停止血泵运转，及时压迫止血。

（二）内瘘非血栓性狭窄

1. 临床表现　表现为内瘘静脉侧震颤及血管杂音减弱，自然血流量减少及透析泵血流量不足，吻合血管周围缺血性疼痛，最终可导致动静脉内瘘血栓形成和闭塞。狭窄易发生于吻合口，尤其在距吻合口静脉端数厘米内或反复穿刺的部位。

2. 发生原因

（1）穿刺不当：定点穿刺，损伤血管内膜。

（2）手术相关因素，缝合不当。

（3）感染侵犯血管壁或者血肿机化等。

（4）血管内膜增生引起血管狭窄。

3. 预防措施　重在预防，如手术时避免吻合口成角，应选择内径较粗大的静脉，改进缝合技术，使用优质缝合线。术后防止外伤、受压、使用不当和感染，术后嘱患者按时锻炼内瘘侧手臂，使血管扩张。

4. 处理方法　手术是治疗内瘘狭窄的可靠方法，一般采用手术成形、机械扩张、放置支架或者狭窄切除。

（三）血栓形成

1. 临床表现　由于患者自身血管原因以及手术技术因素等引起内瘘血管血栓形成，主要表现为瘘管处无杂音及震颤，可出现栓塞性疼痛，或者在内瘘静脉侧触摸条索状血栓。发生在术后30日以内的血栓为早期血栓形成，在术后30日以上及内瘘成熟并使用后发生血栓为晚期血栓形成。血栓形成是内瘘最常见的并发症，也是内瘘失功的主要原因。

2. 发生原因　早期血栓发生常见原因为静脉成角、扭曲、吻合口存在张力、误缝吻合口对侧壁、吻合技术不佳导致动脉或静脉狭窄、动脉未能全层缝合导致夹层、流出道静脉过细（直径<3mm）、术前存在的近心端静脉阻塞、伤口血肿压迫、皮肤缝合过紧伴有水肿、包扎敷料过紧、过早穿刺使用动静脉内瘘、前

臂 U 形人造血管动静脉内瘘、移植血管顶端成角、各种原因导致心排出量过低等。晚期血栓发生的原因多与血管内膜增生、内皮细胞的机械损伤、血流的剪切应力以及高压力动脉血流进入静脉系统有关。静脉狭窄也可能由机械因素引起，如通路血管牵拉成角或吻合口存在张力。

3. 预防措施

（1）保护好血管，避免在造瘘侧肢体穿刺、输液、采血及测血压等。

（2）术后 1 周开始适当功能锻炼，避免过早使用内瘘。穿刺方法要正确，压迫止血力度适当。

（3）避免过度超滤和低血压，及时纠正血容量不足。

（4）纠正贫血速度不宜过快，血红蛋白上升每月不超过 2g/dl 为宜。

（5）高凝状态的患者可应用抗凝药物治疗。

（6）及时妥善处理内瘘附近的炎症，必要时暂时停止使用内瘘。

4. 处理方法　一旦形成血栓，应及时予以处理，临床常用导管取栓、手术探查、手术切开取栓、药物溶栓治疗、内瘘重建术等方法。

（四）窃血综合征

1. 临床表现　窃血综合征是指动静脉内瘘成形术后动脉血较多地流向阻力低的静脉系统，导致肢体末端血供不足，出现苍白、麻木、发凉、疼痛、坏死等一系列缺血的表现。在手指活动或用力时症状加重，下垂位时有一定程度缓解。发生率较低，约 1% 的动静脉内瘘患者可出现此并发症（图 4-18）。

2. 发生原因　术后动脉流入道血流因分流至其他血管网导致不能满足原供应区域血管床需要，导致的肢体缺血。80% ~ 90% 的自体动静脉内瘘远端血管床血液存在反流，导致其远端动脉血反流。高危因素包括糖尿病、既往多次动静脉通路手术史、肱动脉作为流入道动脉及女性患者等。

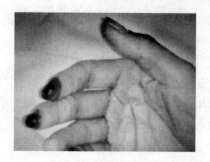

图4-18　窃血综合征

3. 预防措施　严格掌握手术指征、选择合适的血管和良好的手术技术操作是预防窃血综合征发生的关键。

4. 处理方法

（1）手指苍白、轻度发凉时，应加强观察，注意手部保暖并进行适量的患肢活动（攥橡皮球或转健身球活动），以促进血液循环，有可能自行缓解。

（2）缺血严重者，需手术治疗，以免组织坏死。如果通过手术方法未能缓解症状的，则应直接完全结扎吻合口近心端头静脉，关闭内瘘。

（五）肿胀手综合征

1. 临床表现　内瘘手术后可有手背轻度水肿，数日后可自行缓解。但少数患者术后手部持续肿胀。临床表现为内瘘侧手腕部进行性肿胀、疼痛、手背静脉曲张、手指淤血，出现冻疮样改变，严重者可导致坏死（图4-19）。

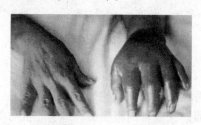

图4-19　肿胀手综合征

2. 发生原因　各种导致远端静脉压明显升高，静脉回流受阻，毛细血管内压升高的因素，如手术操作不良、近心端静脉狭窄、心包积液、静脉瓣功能不良等。

3. 预防措施

（1）腕部内瘘尽量避免侧侧吻合和同侧锁骨下静脉置管。

（2）穿刺时避免内瘘感染、出血。

（3）早期可以通过握拳增加回流，减轻水肿。

4. 处理方法

（1）长期肿胀者可通过手术结扎吻合静脉的远心端和侧支，必要时需重新建立内瘘。

（2）血管狭窄者利用血管介入技术在狭窄段放置支架。

（六）动脉瘤

1. 临床表现　患者由于血压过高、血管硬化、近心端血管狭窄、内瘘使用不当等原因而发生，常见于吻合口及穿刺部位，表现为瘘管静脉扩张，明显隆起于皮肤，呈粗条索或形成瘤球状，是动静脉内瘘使用中最常见的远期并发症（图4-20）。

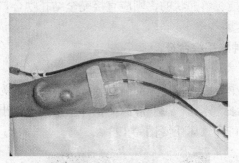

图4-20　动脉瘤

2. 发生原因

（1）内瘘持续高压，静脉狭窄或动脉硬化。

（2）手术因素，血管内膜损失，缝合不充分等。

（3）内瘘使用不当，如过早使用，定点穿刺，止血不彻底等。

3. 预防措施

（1）应注意内瘘使用时期不宜过早，至少术后 4 周以后。

（2）使用正确的穿刺方式，变换部位穿刺，防止内瘘部位血栓形成。

（3）正确使用弹力绷带。

（4）积极控制血压。

4. 处理方法

（1）保守治疗：对已经发生的动脉瘤，瘤体较小者（直径 <3cm），一般不需要手术治疗，可采用弹力护腕绷带保护，内瘘可继续使用，但必须禁止在动脉瘤部位穿刺，避免局部皮肤感染及碰伤动脉瘤。

（2）手术治疗：如果动脉瘤直径 >3cm，伴神经、静脉和周围组织压迫症状，瘤体皮肤变薄，有可能破裂者可采用手术方法处理。

（七）高输出量心力衰竭

1. 临床表现　当动静脉瘘分流量达到心排出量的 20% ~ 50% 时可能引起高输出量心衰。临床表现为静息状态下呼吸困难、端坐呼吸、发作性夜间呼吸困难、运动耐力降低、肢体水肿、肺水肿、心脏增大、血容量增加、心动过速等。

2. 发生原因　有循证医学证明，内瘘血液分流过多时，可加重心脏负担，增加心排血量，导致心悸、呼吸困难、心绞痛、心律失常等。其诱发因素多为：吻合口过大，分流量过多，超过心排血量的 20% ~ 50%；同时存在两个内瘘；合并其他高心排血量（如严重贫血、容量超负荷）；有器质性心脏病变的，从而增加了心脏负担，引发心力衰竭。

3. 预防措施

（1）积极纠正器质性心脏疾患、严重贫血和容量负荷过重等因素。

（2）避免内瘘吻合口过大，血液分流量过多等。

4. 处理方法

（1）临床上可以用弹力绷带加压包扎内瘘，必要时可采用外科手术缩小吻合口，降低内瘘的血流量。

（2）对于严重的心脏病患者，需结扎原有内瘘，可植入半永久性中心静脉导管作为血管通路，或改为腹膜透析。

（八）感染

1. 临床表现　一般内瘘的感染发生率较低，局部可表现为红、肿、热、痛，可有脓性或血性渗出液，侵犯血管壁时可致血管破溃出血。全身表现为毒血症、菌血症或败血症，出现发热，或伴有寒战和大汗，全身状况恶化，血白细胞升高（图4-21）。

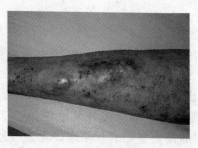

图4-21　内瘘感染

2. 发生原因　常见致病菌为金黄色葡萄球菌和凝固酶阴性的葡萄球菌，主要来自皮肤。多与透析患者高龄、免疫功能低下、营养不良、糖尿病、无菌操作不严格等易感因素有关。

3. 预防措施

（1）预防主要是治疗时严格执行无菌操作，严格皮肤消毒。

（2）不重复使用穿刺针，保持内瘘周围皮肤清洁等。

（3）不定点穿刺，采用绳梯法或者纽扣法穿刺。

（4）患者注意个人卫生，保持局部皮肤的清洁干燥。

4. 处理方法

（1）局部治疗：发生感染应暂停使用内瘘，改用临时性血管通路；感染形成脓肿手术切开排脓。

（2）全身治疗：遵医嘱正确应用抗生素治疗。

四、动静脉内瘘患者的健康教育

随着医学护理模式的转变，护士已经成为患者健康教育的主体。动静脉内瘘是目前最理想最常用的透析血管通路，医患双方良好的日常维护，对改善患者生存质量、延长患者生命具有非常重要的作用。护理人员开展健康教育时应系统、动态、连续而又有针对性，运用有效的教育手段，对不同生理、心理、社会及文化背景的患者及家属进行健康教育，指导他们掌握相关的知识，正确进行内瘘的自我维护，使内瘘得以长期有效使用。

1. 心理疏导　患者由于长期的慢性疾病，治疗效果的不理想，容易产生焦虑、恐惧、消极的心理。护理人员应尊重理解患者，建立良好的护患关系，取得患者信任，让患者正确认识自身的疾病及内瘘手术的目的，掌握内瘘自我维护的相关知识，采取积极合作的态度，配合治疗。告诉患者内瘘手术后的几天内，手术部位轻微的淤血、肿胀等不适是术后的正常反应，一般1个星期后慢慢好转，不用担心。

2. 饮食指导　营养情况是影响动静脉内瘘患者预后的重要因素。向患者说明控制饮食的重要性。原则上宜选用高热量、优质蛋白、高钙低磷、低盐低钾、适量水溶性维生素。护士可根据饮食原则结合患者自身的特点，如年龄、病情、活动量、饮食习惯等制订切实可行的个人饮食计划，提高患者饮食控制的依从性，让家属参与其中，督促实施。

3. 运动锻炼　护士应根据患者的实际情况，指导患者循序渐进、科学合理地进行一些力所能及的运动，如慢跑、打太极拳、散步等，以增强肌力，改善心肺功能。但是，在运动的时候一定要注意保护内瘘侧的肢体和血管，防止突然受到外力的冲击。

4. 动静脉内瘘知识的教育 动静脉内瘘无论是用作尿毒症患者的血液透析还是用作全胃肠外营养的通道，都对维持患者的生命有着重要作用。

（1）保护好内瘘侧肢体的血管，避免在该侧静脉输液、采血及锁骨下静脉置管，以免损伤血管或导致皮下出血瘀斑。勿抓挠，保持造瘘侧肢体的皮肤清洁及完整性，以防感染。

（2）内瘘侧肢体禁止提重物（＜2kg）；注意身体姿势，睡觉时不能压住内瘘侧肢体，衣服袖口应宽松，不宜佩戴手表、手镯等饰物，避免内瘘侧肢体受压；冬季可在患者瘘侧的毛衣和棉衣衣袖内侧加拉链，便于穿刺和保暖。

（3）学会并正确做"健瘘操"，掌握内瘘成熟的标准，判断内瘘通畅情况，每天触摸内瘘至少4次以上。判断内瘘通畅与否的方法：用非手术手触摸内瘘吻合口，如果扪及震颤说明通畅；用听诊器或对侧耳朵听诊，听到血管杂音说明通畅。如果震颤、杂音消失应尽快与专科医师或护士联系，以便得到及时处理。

（4）配合护士遵循"穿刺方案"，采用纽扣法和绳梯法，轮换穿刺部位，延长内瘘使用寿命。

（5）每次透析前用肥皂清洗穿刺部位的皮肤，并保持清洁干燥。透析结束当日穿刺部位避免接触水，若穿刺处发生血肿可压迫止血，并用冰袋冷敷，24小时后可行热敷。

（6）指导患者透析结束后正确压迫穿刺点并及时松解止血纱球或绷带。

5. 遵医嘱，坚持定时服药，维持良好的血压。如行透析脱水，防止短时间内超滤过多，造成血容量不足，血压下降而导致内瘘闭塞。

五、动静脉内瘘穿刺针的拔除

内瘘穿刺针管径大，针刃锋利，若用力按压穿刺点快速拔针，对较薄的血管壁会造成切割性损伤，所以拔针时应动作轻柔，方法正确。

1. 穿刺后应在穿刺点粘贴一个弹性的无菌贴，预防感染，促进穿刺点的愈合。

2. 拔针时，先拔动脉，后拔静脉。左手将准备好的1.5cm×2cm无菌纱布卷轻放在穿刺针上，右手将针头纵轴与血管纵轴平行，慢慢向外拔针，当针头即将拔出血管时快速拔出，等穿刺针完全拔出后左手迅速用力压住穿刺点，即用大拇指按压无菌纱布卷于穿刺点，按压力度以不出血且能触及血管震颤为宜，再用弹力绷带或者宽胶布包扎加压（图4-22）。

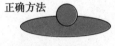

正确方法

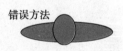

错误方法

3. 按压时间 静脉端以按压10~20分钟，动脉端压迫20~30分钟为宜，压迫过紧或时间过长有将瘘管堵塞的危险。对于压力较大的内瘘，拔针后指压几分钟，感觉压力减弱时再用绷带或者宽胶布

图4-22 拔针后按压方法

压迫固定，掌握力度，不要盲目加压。对凝血机制差的患者，可适当延长时间。

4. 确定止血后指导患者不要立即除去纱布卷，先将弹力绷带或者胶布放松，观察无出血后重新轻轻固定，待回到家（一般30分钟）后除去压迫纱布卷，以防途中不小心撞击到穿刺点引起再出血。原则上是以止血后在最短的时间内解除对血管的压迫最好。若出现内瘘出血、肿胀，须马上用手按压该部位，必要时联系护士处理，绝不能用止血带止血。

5. 新内瘘拔针按压时，根据内瘘压力压迫固定，密切关注内瘘杂音震颤情况。按压内瘘过程中或包扎后发现患者内瘘杂音变弱或消失，立即让患者平卧，通知医师，减轻按压或包扎力度，并为患者测量血压，必要时建立静脉通路进行补液或溶栓治疗。

6. 长期血液透析的患者因反复穿刺，血管容易硬化，可用喜疗妥软膏按摩瘘管。有研究表明，以新鲜马铃薯切片外敷穿刺部位，可缓解穿刺部位疼痛，预防静脉炎发生，保护动静脉内瘘，延长使用寿命。还有临床研究，用中药艾炷温和灸可促进血管及局部皮肤的愈合。发生了假性动脉瘤时应使用弹力绷带，避免继续扩张和破裂。

 思考题

简述非隧道的中心静脉导管的相关并发症及预防。

第五章

PICC 技术的培训教学

本章导语

PICC 技术的培训能够有效推广和规范 PICC 的置管、维护技术，同时提高临床护理人员的业务能力和专业水平，从源头上保证了患者的安全，对于医疗机构安全管理意义重大。如何做好 PICC 护理技术的培训也成了重要的课题。PICC 护理技术操作标准要求高、风险大，需要由医院或是科室组织统一培训。高质量的 PICC 技术的培训应当是理论知识的学习和实践技术相结合的培训，由专业的护理师资团队进行授课，并实行实践操作和考核，专业、规范的临床实践教学是 PICC 置管安全、成功的有力保证。

第一节 培训的概述

学习目标

识记：

常用培训的方法。

理解：

理解培训的意义。

运用：

将培训的方法运用到临床培训实践中。

随着 PICC 技术在临床上应用越来越多，我们需要更完整的专业技术体系以及更多的专业技术人才，因此为开展 PICC 资质护士的专业技术制订了相应的培训工作，使所有实施 PICC 置管的护士都接受到专业化、规范化、系统化的培训。

一、培训的概念及意义

（一）培训的概念

1. 培训是通过一定的科学方法，对受训人员从知识、技能、态度三个方面的提升，使其胜任目前的工作，甚至准备好将来工作上的新挑战。

2. 当员工被招聘、提升或岗位轮换时，为了达到新岗位对工作能力的要求而对员工进行的在职的学习过程。

（二）培训的意义

1. 培训能增强员工对企业的归属感和主人翁责任感。

2. 培训能促进企业与员工、管理层与员工层的双向沟通，增强企业向心力和凝聚力，塑造优秀的企业文化。

3. 培训能提高员工综合素质，提高生产效率和服务水平，树立企业良好形象，增强企业盈利能力。

4. 适应市场变化、增强竞争优势，培养企业的后备力量，保持企业永继经营的生命力。

二、培训的方法

培训方法也可称为教学方法，是教师和学员为完成培训任务，实现培训目标，在培训过程中使用的所有活动的途径。它包括教师培训的方法和学员在教师指导下学习的方法。

常用的培训方法

1. 讲授法　也称课堂演讲法，即由教师对学员用讲授形式传播知识的一种方法。这种方法的支配者是教师，属单向沟通，适合知识性培训。采用这种方法，特别要考虑如何使学员有强烈的学习兴趣，专心一意。这就要求教师对课题有深刻的研究，并对学员的知识、兴趣及经历有所了解。

2. 操作示范法　操作示范的基本程序是：讲解—示范—演练，它多用于情景教学。教师在培训现场向学员讲授操作理论和技术规范，并按照岗位规定的标准、程序进行示范表演，学员当即跟随演练，教师进行指导，直到学员的操作符合标准。这种方法使学员领会和掌握要点，学习速度较快，比较适合技能培训。如客房卫生整理等操作技能的培训。

3. 案例分析法　这是把工作中发生的案例让学员进行分析，研究并提出见解的一种培训方法。它多适用于课堂教学和会议讨论式教学。这种方法能使理论和实际紧密结合，学员有充分的感性认识。通过案例分析，能培养学员分析问题、判断问题和解决问题的能力。案例应具有典型性、实用性、趣味性，可以是现实的，也可以是虚构的，往往有多种解决的办法，因此适合充分利用讨论的形式，畅所欲言，集思广益，达到相互启发、达成共识的目的。

4. 角色扮演法　学员在一个仿造或真实的工作环境中，按照实际岗位和标准，扮演成各种角色而进行的一种训练方法。它多用于模拟训练，比较适合程序化、规范化强的培训活动。例如，在培训"PICC 的健康教育"的课程中，可由一些学员扮演"护士"，另一些学员扮演"患者"。当"患者"需要 PICC 置管时，由"护士"按照标准健康教育程序为其提供指导。

5. 讨论法　讨论法是以会议的形式，发动学员对某一问题展开讨论，从而达到教学目的的一种实用性很强的培训方法。采用讨论法培训，必须由指导培训的教师担任讨论会的主持人，对讨论会的全过程实施策划与控制。讨论法培训的效果，取决于教师的经验与技巧。教师要善于激发学员踊跃发言，引导学员的想象力，要控制好讨论气氛，不偏离主题。通过对讨论意见的归纳小结，逐步引导学员对讨论结果有较统一的认识。

6. 岗位训练法　以工作岗位为课堂，主要是训练学员的操作技能。教师要善于利用为患者进行操作时及班前班后的空余时间，指导学员进行各项操作技能的训练，以达到规范要求。

7. 视听法　视听法培训是指使用各种视听教学设备为主要培训手段进行培训的方法。它既适用于课堂教学，又适用于情景教学、会议讨论等教学形式。视听教具包括电视机、录像机、录音机、投影机等。有针对性地使用视听教具，有助于使教学活动变得生动形象，帮助学员加深对理论知识的理解，提高其实际操作的能力。

三、培训的流程

（一）培训工作分析

1. 培训需求分析、评估。

2. 收集培训资料、分析资料价值及实用性。

3. 参与角色分析　包括培训组织者、培训执行者、培训设计者等。

4. 输出分析　人力资源状况分析、受训者素质分析、差距分析、提出解决的培训方案。

（二）培训设计

1. 培训设计过程

（1）建立培训目标。

（2）确定实施战略。

（3）确定培训结果评价方法。

（4）确定所需资源。

（5）建立项目计划和预算。

2. 培训目标设计

（1）紧贴需求：目标要紧紧围绕培训目的而设。

（2）目标适度：目标是学员学习后要达到的标准，因此要根据实际情况客观描述，不要过高。

（3）表达准确：课程目标的语言叙述要专业、准确、到位，避免产生歧义。

（4）简化目标：目标不要太多，尽量简化。

（5）目标定量：对于技能类课程要将希望获得的技能转化为目标，并尽量用定量的语言叙述，以便可以评估个人和企业应做到何种程度。

3. 培训方法设计　培训课程采用何种教学手段与方法，课程的时间规划，以及课前课后的准备、练习与考核等，都是在做课程设计时必须考虑的内容。常用的培训方法有：讲授式、案例式、视频式、角色扮演式、体验式、辩论式、研讨式、竞赛式、实际操作类、现场类等。（表 5-1）

表 5-1　不同的培训目标下培训方法的选择

培训目标	培训方法	原因
更新知识	讲授 视听教学 电脑网络培训 自我学习	知识性培训涵盖内容较多，且理论性强，讲授法能体现其逻辑关联，对于一些概念性内容、专业术语性内容需要通过培训师的讲授以便学员理解；视听教学能够增加直观的感受便于深刻理解；电脑网络培训和自我学习则可作为补充。
培养能力	角色扮演 案例研究 头脑风暴 研讨 操作示范	技能培训要求员工掌握实际操作能力，学员通过角色扮演和操作示范反复练习，能使技能熟练运用自如；而以培养企业中级以上经营管理人员的经营决策能力为培训目标的培训则应选择案例研究、研讨法、头脑风暴的方法，通过案例研究、事件讨论开拓思维来增加解决实际问题的能力。
改变态度	角色扮演 游戏	态度培训如采用课堂讲授法会使学员感到空洞，角色扮演能体现员工的态度；采用游戏培训可以使学员通过共同参与的活动游戏，在轻松愉快的游戏中得到启发，将员工的被动行为转变为员工的主动行为。

4. 传授与媒介形式设计

（1）面授。

（2）电话会议传播。

（3）计算机网络传导。

（4）录像等。

5. 课程设计

（1）评价现有培训和开发课程。

（2）课程内容设计。

（3）教材取得方式确定。

6. 预算　培训需要从培训实际效果的角度来考察，分析培训的成本收益比。培训的成本包括培训需求分析费用、培训方案的设计费用、培训方案实施费用等。若成本高于收益，则说明此方案不可行，应找出原因，设计更优的方案。

7. 参与设计的角色　主管领导、主要执行者、有关专家、培训设计者。

（三）培训工作开发

1. 课程开发

（1）激发受训者学习动力。

（2）课程相关事项示范。

（3）演习。

（4）复习和应用指导。

2. 参与开发的角色　主管领导、培训设计者、课程开发者、培训执行者等。

3. 检查材料

（1）准备培训材料的样本。

（2）请有关专家和执行者审阅、评价培训材料。

（3）修改。

（4）通过小范围实践进行检查。

（5）反复修改、定稿。

（四）培训实施

1. 选择培训者。

2. 对培训者进行事先培训。

3. 教学实施过程的行政管理

（1）课程宣传。

（2）受训者注册。

（3）准备教具和其他设备。

（4）确认教授者。

（5）订购教材。

（6）制订成本预算。

4. 参与实施的角色 主管领导、教师、协调人员、行政管理人员、材料和设备协调员。

（五）培训评价

1. 确定评价方法

（1）评价指标确定；

（2）面谈；

（3）抽样调查；

（4）问卷调查；

（5）工作效果考察。

2. 参与评价的角色 主管领导、培训设计者、评价专家、行政支持人员、受训者等。

第二节 PICC 资质护士的培训方案

学习目标

识记：

了解 PICC 资质培训机制及培训计划。

理解：

理解 PICC 资质护士培训的意义、重要性。

运用：

将培训的方法在 PICC 资质护士培训中运用

经外周静脉置入中心静脉导管（PICC）是一种方便、有效、创伤小、安全性高的置管技术，对护理人员的要求很高。国内外都要求对 PICC 专科护士实施培训认证，进行规范化管理，定期进行理论与质量考核。我国中华护理学会静脉输液专业委员会出版的 2009 年版《输液治疗护理临床实践指南与标准》中提出执行外周置入中心导管（PICC）穿刺者，应为在临床工作 5 年以上的主管护师，同时经过 PICC 相关知识的培训并取得培训合格证。通过规范化的专科培训确保 PICC 技术的安全发展。

一、建立 PICC 资质护士培训机制

（一）组织结构的建立

1. 成立以护理副院长或护理部主任为组长，护理部、科教科、医务部等相关科室负责人为成员的培训领导小组，由护理部指派 PICC 专科小组组长或静脉输液专科小组组长专门负责此项培训工作。

2. 明确职责分工　由护理副院长或护理部主任统筹管理与指导，PICC 专科小组组长或静脉输液专科小组组长全面负责培训班质量督查与管理，护理部、科教科、医务部等相关科室负责人进行协调及后勤保障工作，并且护理部指派干事协助 PICC 专科小组组长或静脉输液专科小组组长负责培训基地具体事务管理。

（二）培训管理制度化

制订专科领域护士培训大纲，建立一整套 PICC 资质护士管理制度，包括理论学习管理制度、临床实践管理制度、导师带教制度、培训中心教室使用管理规定、培训中心示教室守则、培训中心宿舍使用管理规定等。必须组织所有学员学习制度规范，形成一种自觉遵守的习惯，使之常态化。

(三) 培训档案管理规范化

1. 做好学员培训前、后问卷的发放、收集与整理工作　进行问卷的质量控制，问卷发放后当场收回，保证问卷回收率≥95%。认真检查有无缺项漏项的情况，保证有效问卷≥95%。问卷所有数据应进行整理，进行前后对比，进行统计学分析，有针对性地对学员反映集中的关键指标进行原因分析，拟定改进对策，运用品管圈持续改进培训质量。

2. 制订 PICC 学员的《临床实践手册》，做好学员《培训手册》的督查　每个学员在每个学习阶段应及时、认真填写，每个临床带教老师均应定期考核检查学员培训内容的完成情况，进行考核评定，给予客观的评价。

3. 做好培训效果反馈表的收集与整理　运用效果反馈表以学评教，将意见建议反馈给授课老师，适时调整，从而达到教学相长的目的。

4. 做好理论考试试卷的出题、监考、改卷、统分等工作，做好小讲课评分表、个案报告、综述等考核资料的查阅与评定工作，综合理论考试、小讲课、个案报告、出勤情况进行综合评定。

二、制订 PICC 资质护士培训计划

(一) 培训对象

根据《中国护理事业发展规划纲要》及静脉治疗护理技术操作规范（WS/T 433-2013 要求），培养 PICC 资质护士，培训对象应具备以下条件：

（1）具备一定的临床工作经验，有良好的沟通、协调能力。

（2）现在从事静脉输液专科护理工作的注册护士。

（3）招生人员由卫生厅统一安排。

(二) 培训师资

每年对专科培训师资进行全面摸底，对各专科培训师资因工作异动、教学效果不满意、不能胜任教学工作者进行调整和

更新。

（三）培训时间

培训时间 1 个月，其中，理论培训 1 周，实践技能培训 3 周。

（四）培训方式

1. 理论培训　采取对学员集中授课的形式进行。

2. 临床实习　采取在临床实践技能培训基地一对一跟班进修的形式进行。

（五）培训方法

1. 集中讲授　根据课程安排，由 PICC 资质护士培训师资对学员进行集体理论授课。

2. 学员座谈会　召开培训班学员和带教老师的座谈会，交流在学习过程中体验、收获、感想、困惑，收集学员意见建议，提供一个相互交流的机会。

3. 小组讨论　小组讨论式教学法是一种十分有效的教学方法和手段，在教学进程中发挥着重要的、不可替代的作用。在讨论中肯定和表扬精彩的辩论、独到的见解，指出需要改进的地方。强调讨论的重点内容，及时给予指点、矫正，归纳知识要点，帮助护士抓住重点内容，对不易理解的难点进行分析；同时对讨论中出现的片面和模糊的内容进行修正，使护士获得正确的观点和系统的知识。

4. 实地跟班、现场观摩　安排培训学员到相关科室由 PICC 资质护士进行一对一带教，分实地现场观摩、跟班实际操作两阶段。

5. 案例分析　通过案例分析法对 PICC 专科护士进行培训，来增加学员对专科知识的掌握，提高学员解决问题的综合能力，使他们在以后的工作中出色地解决各类问题。

（六）培训保障

医院负责保证安排学员理论集中培训的教室及食宿等安排，统一安排培训学员住在培训中心宿舍楼，确保上课和实习的场地，给予人、财、物等多方面的支持。

（七）培训考核

1. 学员完成理论培训课程后，要参加理论考试，考试形式为闭卷考试，考试时间 1 小时，考试合格分为 60 分，不合格者给予补考一次，补考不及格者，不予发放结业证。

2. 每位学员培训结束前要上交心得体会。

3. 每位学员需完成 10 分钟的多媒体小讲课。

（八）培训结果

经考试考核合格人员，取得《PICC 资质护士培训合格证书》，成为本地、本单位临床 PICC 资质护士。

（九）培训效果评价

1. 在培训实施之前，即制订相应的效果评价方法与指标，效果评价与培训实施同步进行，评价的定性数据和定量数据同步收集，有助于对培训的前景作出决定，对培训的某些部分进行修订，或对培训体系进行整体整改。

2. 在培训后进行评价，其结果作为培训需求分析的一个输入，为培训需求分析提供反馈信息，为下一轮培训作进一步改进。

第三节　PICC 资质培训师资的准入及管理

🚩 学习目标

识记：

了解 PICC 资质护士培训师资的准入标准及程序。

理解：

理解 PICC 资质护士培训师资管理要求。

运用：

PICC 资质护士培训师资的规范管理。

面对不断发展的 PICC 新技术，为能更好地、正确地引导

PICC 技术的发展，开展 PICC 专科护士的培训势在必行。专业化、高素质的培训师资是 PICC 专科培训质量的保障。

一、理论培训师资的准入及管理

（一）理论师资遴选标准和准入程序

1. 遴选标准

（1）中级及以上职称。

（2）本科及以上学历。

（3）工作年限≥5 年。

（4）在临床护理管理、PICC 专科护理等方面有丰富的临床和教学经验。

2. 准入程序

申请人先向 PICC 培训基地递交书面申请，
填写《PICC 资质护士培训基地理论教学师资申请表》

↓

培训基地进行个人资质进行核实

↓

申请人进行试讲，专家评审教学水平

↓

评审通过，培训基地将名单上报省专科护理质量控制中心

↓

申请人正式进入 PICC 资质护士理论师资库

（二）理论师资的管理

对 PICC 理论师资实行动态调整和更新。在每周课程结束后，专科学员填写《PICC 资质护士培训班教师讲课反馈表》，就责任心、备课情况、幻灯片制作、教学方法、与实践结合、教学效果几个方面对授课老师进行综合评价，并提出意见和建议。培训基地对收集的反馈汇总进行分析，列出关键的问题，及时与带教老师进行沟通。对理论培训师资因工作异动、教学效果不满意、不能胜任教学工作者进行调整和更新。

二、临床实践师资的准入及管理

(一) 临床实践师资的遴选标准和准入程序

1. 遴选标准

(1) 参加 PICC 资质护士培训班并取得 PICC 资质证。

(2) 热爱护理工作，工作认真负责，从事 PICC 护理工作 3 年及以上，近 3 年内无护理差错事故的发生，近 3 年内无护理投诉。

(3) 本科及以上学历。

(4) 职称护师及以上。

2. 准入程序

申请人先向 PICC 培训基地递交书面申请，
填写《PICC 资质护士培训基地临床实践教学师资申请表》

↓

培训基地进行个人资质核实

↓

评审通过，培训基地将名单上报省专科护理质量控制中心

↓

申请人正式进入 PICC 资质护士临床实践师资库

(二) 临床实践师资的管理

对 PICC 临床实践师资实行动态调整和更新。在定期召开学员座谈会，收集学员意见建议，就带教责任心、带教方式、知识水平、操作水平等方面进行综合评价。培训基地对收集的反馈汇总进行分析，列出关键的问题，及时与带教老师沟通。对临床实践师资因工作异动、教学效果不满意、不能胜任教学工作者进行调整和更新。

第四节 PICC 资质护士培训的实施

学习目标

识记：

1. 了解 PICC 资质护士理论培训的内容的设置。

2. 了解 PICC 资质护士临床实践教学的设置。

理解：

PICC 资质护士培训的要求。

运用：

PICC 资质护士培训的规范管理。

INS 指南推荐 PICC 置管留置时间达到 1 年。然而，临床上由于维护不当而出现导管故障、并发症，致使导管不能维持其正常的功能状态，出现堵管、脱管、导管相关性感染等现象。通过规范化、专业化的 PICC 培训，改善并提高专业护理人员专业技术，以期确保达到置管预期目标，减少并发症的发生，使患者受益。

一、PICC 资质护士理论培训

（一）培训时间为 1 周，不少于 40 学时。

（二）培训内容

培训内容包括 PICC 相关理论知识、操作技能两方面。教材以美国静脉输液学会（INS）2011 年修订版《输液治疗护理实践标准》和中华护理学会静脉治疗护理专业委员会 2009 年版《输液治疗护理实践指南与实施细则》为蓝本，组织编写相关的培训教材。

1. 基础输液理论包括血管解剖结构知识、血流与血流动力学知识、药理学知识、影像学知识、感染控制、抗肿瘤治疗、胃肠外营养等。

2. 专业输液理论包括输液技术和临床应用、血管通道技术的发展及应用、标准操作与维护、PICC 并发症的预防及处理、国际静脉输液领域最新进展等。

3. 相关知识部分包括血管通道技术质量促进、护患沟通技巧、健康宣教、论文书写、课题研究、护理伦理等知识。

4. 实践课程部分主要是 PICC 置入和 PICC 维护。

（三）理论培训的要求

1. 以学员需求为导向

在培训之初，每名学员填写《PICC 资质护士培训前问卷》，调查学员的培训需求，根据需要增加 PICC 置入的难点分析、静脉输液的新技术、临床 PICC 并发症案例分享、护理科研论文撰写、优质护理服务等内容，旨在拓宽学员的知识广度，接受最新、最前沿的专科知识，提升护理服务理念。

2. 规范化专科培训模式

多学科合作，严格规范培训老师的师资确认；严格学员招生标准，每期为精品班。统一教材、统一培训、统一评价及考核标准，集中授课及临床带教，不但提高培训质量，同时使全省血管通路护理实践标准和规范得到统一。

3. 不断更新授课方式，理论与实践相结合

授课方式并不是一成不变的，会根据学员临床实践中学到的、看到的、遇到的内容，引入互动的环节，组织小组讨论、案例分析、临床实地见习等授课方式，使学员主动参与学习，能理论与临床实践相结合，更好的掌握专科知识及技能。

二、PICC 资质护士临床实践教学

（一）临床实践教学的设置

1. 临床实践教学时间：为 3 周，不少于 120 学时。

2. 带教形式

（1）临床观察与实践

（2）临床案例分析

（3）临床难点讲解与分享

（4）新技术的介绍

3. 带教期间的管理　学员在临床实习期间接受护理部及科室双重管理，实行"一对一"导师制。学员和老师一起分管病人，实行成组责任制，所有学员不能单独上班和管理病人，和带教老师一同跟班（A/P/N 班）学习。各科室护士长协助做好管理，严格考勤，不得迟到、早退、旷工，杜绝请假，因特殊原因确须请假者，请到护理部办理请假手续。未达到规定出勤率或者

无故迟到、旷工者，将上报卫生厅通报，并按卫生厅医政处的相关文件要求处理。

4. 带教期间的带教内容

（1）专科知识：重点培养学员 PICC 专科知识在临床的运用，提高学员在临床实践过程中实际发现问题、解决问题的能力，从而提高静脉输液专科护理的水平及服务质量。

（2）专科技能：重点培养学员 PICC 相关技能的操作能力，首先掌握 PICC 的维护技术，完成 3 例 PICC 置管的观摩，再在老师指导下单独成功完成 1 例以上的 PICC 置管。从而使学员回到自己的工作单位能真正的、独立的、安全的开展 PICC 工作。

（3）护理理念的带教：带教老师注意将创优质护理服务的护理理念和护理知识、沟通技巧运用到 PICC 专科护理中，并在临床带教中传授给学员，使学员能将新的护理理念带入自己的工作岗位，更好地提高专科护理服务质量。

（4）护理新业务新技术的带教：向学员示教静脉输液领域的新业务新技术，如输液港、超声引导下的 PICC、心电导联型 PICC 等，尽量使学员全面的了解 PICC 的护理技术。

（二）PICC 维护的临床实践教学

1. 目的

（1）实施规范化 PICC 维护流程，降低 PICC 并发症的发生率。

（2）为患者提供统一、规范化 PICC 维护，提高 PICC 维护健康教育率，使患者收益。

（3）针对不同层次的，专业人员采取多种形式带教，提高学员学习的积极性，以便更好地将理论知识运用到临床实践。

（4）实施规范化带教有利于提高教学效果。

2. 计划

（1）成立临床带教小组　各科以护士长—带教组长—带教老师成立临床带教小组，其中护士长为总负责人，下设一名带教组长。

（2）制定临床师资准入标准：

1）护师及以上职称，经过医院组织的 PICC 维护操作及理论培训，经考核合格的临床护理人员。

2）由 PICC 专职护士担任带教组长，负责指导督查教学质量。

3. 教学培训　采用形式多样的教学活动及灵活多样的教学方法，因人施教，因材施教，体现个性化、规范化、系统化。

PICC 维护相关理论知识：

（1）主要内容

1）置管相关理论

2）PICC 维护相关知识

3）PICC 维护健康教育相关知识

4）PICC 维护过程中并发症及预防处理相关知识

5）PICC 维护新进展

（2）培训方法

1）PICC 培训教材：以文字、图片形式

2）集体授课：以 PPT 形式

3）专题小讲课：以 PPT 形式，配合小组讨论

PICC 维护相关操作实践：

（1）视频观摩 PICC 维护流程 3～5 次

（2）见习 PICC 维护流程 3～5 次

（3）模拟实践 PICC 维护流程 3～5 次

（4）PICC 专职护士指导下临床实践 3～5 次

4. 考核评估

学员考核：

1）相关专业理论知识考核

2）模型实践操作考核

3）现场实践操作考核

带教老师考核学员合格方可进入观摩置管带教培训环节。

（三）PICC 置管观摩

1. 目的

（1）实施规范化 PICC 置管流程，提高置管的成功率

（2）进一步强化置管的相关理论知识，操作注意事项

（3）针对不同层次的学员进行个性化的带教和培训，提高学员置管信心

（4）实施规范化带教有利于提高教学效果。

2. 计划

（1）成立临床带教小组

（2）各科成立由护士长—带教组长—带教老师组成的临床带教小组，其中护士长为总负责人，设一名带教组长

（3）制定临床师资准入标准

1）取得 PICC 专科技术资格证书理论扎实，操作规范，沟通能力强，健康教育水平高，热爱护理工作和教学工作，有爱心，耐心和责任心。

2）带教组长资质要求取得 PICC 资质证，本科以上学历，授课能力、组织能力、沟通能力强，临床工作 7 年以上，主管护师以上职称，经考核合格后任命

（4）教学培训：采用形式多样的教学活动及灵活多样的教学方法，因人施教，因材施教，体现个性化、规范化、系统化。

3. PICC 置管相关理论知识

（1）主要内容：

1）PICC 相关知识

2）置管相关知识

3）置管过程中并发症预防及处理

4）置管操作注意事项培训

5）置管健康教育及相关知识

6）置管新进展

（2）培训方法

1）PICC 培训教材：以文字、图片、视频形式

2）集体授课：以 PPT 形式

3）分小组讨论

（3）相关操作实践

1）PICC 置管视频观摩 3~5 次

2）观摩临床置管 3 例

4. 考核评估

学员考核：

1）相关专业理论知识考核

2）模型实践操作考核

带教老师考核学员合格方可进入置管带教培训环节

（四）单独 PICC 置管

1. 目的

（1）实施规范化 PICC 置管流程，提高穿刺成功率，降低并发症发生率。

（2）实施标准化 PICC 置管健康教育，提高 PICC 置管健康教育掌握率，使患者受益。

（3）针对不同层次的专业人员采取个性化的带教形式，提高学员学习的积极性和自信心。

2. 计划

（1）成立临床带教小组

（2）各科以护士长—带教组长—带教老师成立临床带教小组，其中护士长为总负责人，下设一名带教组长。

（3）制定临床师资准入标准：

①取得 PICC 专科技术资格证书理论扎实，操作规范熟练，沟通能力强，健康教育水平高，热爱护理工作和教学工作，有爱心，耐心和责任心。②带教组长资质要求取得 PICC 资质证，本科以上学历，授课能力、组织能力、沟通能力强，临床工作 7 年以上，主管护师以上职称，经考核合格后任命。

3. 教学培训　采用形式多样的教学活动及灵活多样的教学方法，因人施教，因材施教，体现个性化、规范化、系统化。

（1）PICC 置管相关理论知识

主要内容：

1）置管相关理论

2）PICC 置管相关知识

3）PICC 置管健康教育相关知识

4）PICC 置管过程中的并发症及预防处理、应急预案等相关知识

5）PICC 置管新进展

（2）培训方法

1）PICC 培训教材：以文字、图片、视频等形式

2）集体授课：以 PPT 形式

3）专题小讲座：以 PPT 形式，配合小组讨论

4）教学查房：由带教老师采用以"问题为基础"的教学方法，学员先准备，逐一发言、讨论，带教老师归纳、总结

（3）PICC 置管相关操作实践

1）PICC 专职带教老师指导下临床实践 2～3 次

2）独立 PICC 成功置管操作 2 次以上

4. 考核评估

（1）学员考核

1）相关专业理论知识考核

2）现场实践操作考核

（2）带教老师考核学员合格后方可进入综合培训环节。

（五）PICC 专科的小组讨论

1. 形式

（1）小组讨论型：小组讨论是小组合作学习与教师个别指导相结合这一教学形式中最常见的类型之一。即：在以课堂集体教学为主要教学组织形式的前提下，通过组织和指导小组成员展开讨论，从而发挥群体的积极功能，提高学生个体的学习积极性和能力。

（2）小小组讨论型：此种讨论类型是把小组讨论的 5 人再分

成两个小组，变为小小组。这样，发言的机会和时间都增加了一倍，从而最大限度地满足学生乐于参与的意识，便于充分发挥其学习的主动性。

（3）"一帮一"讨论型：这是一种比较新型的小组合作学习的形式。它弥补了学困生在难题面前尽最大努力，但还不能很快解决问题的不足。

2. 内容

（1）置管前相关内容

1）沟通交流的技巧；

2）穿刺血管的选择；

3）体外测量方法的探讨；

4）血管通道导管的个体化选择等。

（2）置管中相关内容

1）消毒液的选择及消毒方法的探讨；

2）进针角度的探讨；

3）压迫止血的手法；

4）偏头动作的探讨；

5）退鞘时点的选择等。

（3）置管后相关内容

1）穿刺点止血敷料的探讨；

2）体外部分固定形状的探讨；

3）各种血管通道并发症对比研究；

4）血管通道新技术新进展探讨；

5）血管通道教学设计与教案撰写；

6）血管通道选择中的护理伦理、科研伦理学等。

3. 步骤

（1）小组讨论课的准备

1）培训老师自身准备：培训老师在组织小组讨论前，根据培训内容，查阅相关学科的基本知识及研究进展，做到心中有数。并收集相关的典型案例，做到在小组讨论中有的放矢，对护士进行正确、有效的指导。

2）学员自身准备：每次小组讨论课，确立一个主题，围绕主题内容设立各类讨论知识点，使讨论主题明确，重点要突出。如组织"PICC静脉炎的护理"的小组讨论教学时，主题是PICC静脉炎的预防、处理，同时还要从人体血管内膜的构造、功能，常用药物的酸碱度、刺激性等等方面准备讨论内容，使讨论内容主题突出，同时各知识点具有连贯性，使护士不仅知其然，而且知其所以然。讨论内容提前下发给参加培训的护士，并指定自学内容，指定的自学内容都是与解决临床问题有关的知识，鼓励护士充分利用医院图书馆和电脑资料文献检索系统，提供有关参考文献，让她们带着问题去学习。

（2）确定讨论的方法和策略

1）根据培训计划及内容确定参加讨论的人数：我院的小组讨论法的教学常将每组讨论人数控制在7～8人左右，可根据参加培训人数的多少具体分组展开讨论。

2）确定讨论的方法：讨论的方法有多种，如每个小组推选一名成员作为小组组长，由组长组织小组内的讨论，每个成员在组内积极发言讨论，最后形成统一意见，由组长代表本组发言，其他小组成员进行补充或纠正，不同观点可以争论，这样能增强讨论气氛，引发多角度思维，使正确的理解得到巩固和深化，不理解的方面暴露得更加充分。

3）讨论的策略：在讨论过程中，可能会出现基本概念模糊不清甚至错误，讨论话题离题太远或进展太慢等情况，老师应该把握时机做出适当引导。

①做简要的笔记：老师应记录护士在讨论中产生的一些有意义或有趣的观点和存在的需要澄清的问题。

②保证讨论集中于主题：围绕一个主题，以随时提醒小组成员注意正在讨论的问题是什么，如果发现讨论离题了，可以巧妙地制止并将她们引回讨论主题。

③用表情或肢体语言控制讨论的逆行：教师可用欣赏的目

光、轻松的手势鼓励护士的发言；置身于 2 名正在热烈讨论或激烈争论的护士中间去，必要时协调、控制局面。

④避免讨论激化为激烈的争论：如果讨论太激烈，教师可引导小组成员放慢讨论节奏；或休息一会儿，暂停讨论；或帮助其整理分歧、达成共识、重新讨论。

（3）总结讨论课

1）总结讨论课进行的情况，小组成员是否都积极参加，肯定和表扬精彩的辩论、独到的见解，指出需要改进的地方。

2）强调讨论的重点内容，及时给予指点、矫正，归纳知识要点，帮助护士抓住重点内容，对不易理解的难点进行分析；同时对讨论中出现的片面和模糊的内容进行修正，使护士获得正确的观点和系统的知识。

三、PICC 资质护士考核

（一）考核安排

综合理论试卷、临床实践、个案报告小讲课、心得体会、学员手册及出勤情况进行考核评定（表 5-2），合格后方可授予 PICC 资质护士培训合格证书。

表 5-2　考核及权重

考核项目		所占权重
理论考试		0.35
临床实践		0.35
个案报告小讲课	PPT 制作	0.05
	10 分钟小讲课	0.05
	个案报告	0.05
心得体会		0.05
学员手册		0.05
出勤		0.05

(二) 具体考核标准

1. 理论考核标准　学员完成理论培训课程后，要参加理论考试，考试形式为闭卷考试，题型为单选题、多选题、是非题、简答题。考试时间 1 小时。

2. 临床实践考核管理　学员进入临床实践前，先进行模型上的操作培训，考核合格再下临床进行实际操作实践。考核项目为 PICC 的置管操作和 PICC 的维护操作，考核人员为操作培训老师。完成 3 周的临床实践后，再进行临床实践的操作考核，考核形式有现场查看、提问等多种形式，考核人员为科室护士长和科室带教老师、静脉输液小组中心成员。考核要求为完成 3 例 PICC 置管的观摩，再在老师指导下单独成功完成 2 例以上的 PICC 置管；熟练掌握 PICC 的维护技术。不合格者要参加新一轮的培训及考核。

3. 个案报告考核标准

(1) 选题：选用的题材均是与临床技能相关内容。

(2) 文稿：资料可靠，文字精练，层次清楚，数据准确、规范。字数不少于 1500~2000 字。

(3) 文题：力求简明、醒目，反映出文章的主题。中文字不超过 20 个汉字为宜。

(4) 医学名词：以全国自然科学名词审定委员会审定公布、科学出版社出版的《医学名词》和相关学科的名词为准。

(5) 图表：每幅图、表应有简明的题目。要符合安排表的纵、横标目，并将数据的含义表达清楚；照片图要求有良好的清晰度和对比度。治疗护理前后都应有照片。

(6) 格式：全部用 word 文档、A4 纸打印，字体要求标题四号字，内容小四字，宋体字，一式 6 份上交。有图片的需要彩色打印。

(7) 参考文献：近期相关的文献 (5 年内)，不少于 5 篇，参考文献中的作者，1~3 名全部列出，3 名以上者只列前 3 名，后加"等"。外文期刊名称用缩写，以《Index Medicus》中的格式为准；中文期刊用全名。每条参考文献须著录起止页。

4. 小讲课考核标准

（1）讲课目的要明确，重点突出，条理清晰，内容丰富。可包括 PICC 护理技术的介绍，实际临床应用的体会、收获，以及静脉输液领域的新技术等专科性的研究。

（2）用普通话授课。

（3）授课形式活泼，能带动学生听课的兴趣，控制课堂纪律。调动听课者的思维。

（4）多媒体授课，幻灯片制作精美。

（5）着装大方得体。

知识拓展

X 线成像基本原理

1895 年德国的物理学家伦琴发现 X 射线。X 线实际上是一种波长极短、能量很大的电磁波。医学上应用的 X 线波长约在 0.001 ~ 0.1nm 之间。X 射线穿透物质的能力与射线光子的能量有关，X 线的波长越短，光子的能量越大，穿透力越强。X 显得穿透力也与物质密度有关，密度大的物质对 X 线的吸收多，透过少；密度小则吸收少，透过多。利用差别吸收这种性质可以把密度不同的骨骼与肌肉、脂肪等软组织区分开来，这正是 X 线透视和摄影的物理基础。

X 线之所以能使人体组织在荧屏上或胶片上形成影像，一方面是基于 X 线的穿透性、荧光效应和感光效应；另一方面是基于人体组织之间有密度和厚度的差别。当 X 线透过人体不同组织结构时，被吸收的程度不同，所以到达荧屏或胶片上的 X 线量即有差异。这样，在荧屏或 X 线片上就形成明暗或黑白对比不同的影像。

　　X 线影像的形成，具备以下三个基本条件：首先，X 线具有一定的穿透力，能穿透人体的组织结构；第二，被穿透的组织结构，存在这密度和厚度的差异，X 线在穿透过程中被吸收的量不同，以致剩余下来的 X 线量有差别；第三，这个有差别的剩余 X 线，是不可见的，经过显像过程，例如经过 X 线片、荧屏或电视屏显示，就能获得具有黑白对比、层次差异的 X 线图像。

　　X 线机器主要由操作台、球管、变压器组成（图 5-1）。

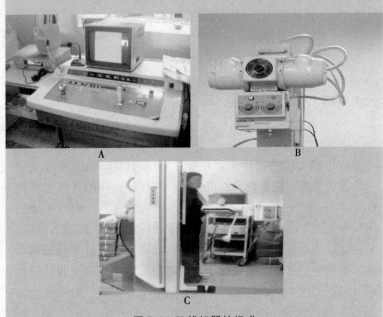

图 5-1　X 线机器的组成

A. 操作台；B. 球管；C. 变压器

　　来源：白人驹等. 医学影像诊断学［M］. 北京，人民卫生出版社，2010.

附　录

附录一　静脉炎的分级

0 级：没有症状

1 级：穿刺部位发红，伴有或不伴有疼痛

2 级：穿刺部位疼痛伴有发红和（或）水肿

3 级：穿刺部位疼痛伴有发红、条索状物形成，可触摸到条索状的静脉

4 级：穿刺部位疼痛伴有发红疼痛、条索状物形成，可触摸到条索状的静脉，其长度 >1 英寸，伴脓液流出

附录二　静脉药物外渗的分级

0 级：无临床表现

1 级：皮肤发白，水肿范围的最大处直径小于 1 英寸（2.5cm），皮肤发凉，伴有或不伴有疼痛

2 级：皮肤发白，水肿范围的最大处直径在 1 到 6 英寸之间（2.5 ~ 15cm），皮肤发凉，伴有或不伴有疼痛

3 级：皮肤发白，半透明状，水肿范围的最小处直径大于 6 英寸（15cm），皮肤发凉，轻到中等程度的疼痛，可能有麻木感

4 级：皮肤发白，半透明状，皮肤紧绷，有渗出，皮肤变色、有淤血肿胀，水肿范围的最小处直径大于 6 英寸（15cm），

可凹性水肿，循环障碍，中等到重等程度的疼痛，任何容量的血制品、刺激性、腐蚀性液体的渗出

附录三　常见药物的 pH 值与酸碱度

药名	pH	药名	pH
注射用泮托拉唑钠	9.5～11.0	冻干人纤维蛋白原	6.5～7.5
肌苷注射液	8.5～9.5	人血白蛋白	6.4～7.4
呋塞米注射液	8.5～9.5	门冬氨酸钾镁注射液	6.2～7.8
注射用硫代硫酸钠	8.5～10.0	注射用头孢呋辛钠	6.0～8.5
苯巴比妥钠注射液	8.5～10.0	异烟肼注射液	6.0～8.0
氟尿嘧啶注射液	8.4～9.2	注射用炎琥宁	6.0～8.0
荧光素钠注射液	8.0～9.8	注射用头孢曲松钠	6.0～8.0
注射用头孢拉定	8.0～9.6	甘草酸二铵注射液	6.0～8.0
注射用乳糖酸红霉素	8.0～10.5	胞磷胆碱钠注射液	6.0～8.0
注射用氨苄西林钠	8.0～10.0	复方泛影葡胺注射液	6.0～7.6
碳酸氢钠注射液	7.5～8.5	乳酸钠林格注射液	6.0～7.5
地塞米松磷酸钠注射液	7.0～8.5	乳酸钠注射液	6.0～7.5
甲硫酸新斯的明注射液	7.0～7.5	重组人组织型纤溶酶原激酶衍生物	6.0～7.0
注射用甲泼尼龙琥珀酸钠	7.0～8.0	破伤风抗毒素	6.0～7.0

续表

药名	pH	药名	pH
重组人胰岛素注射液	6.9~7.8	氯霉素注射液	6.0~7.0
注射用脑蛋白水解物	6.9~7.5	地西泮注射液	6.0~7.0
30/70 混合重组人胰岛素注射液	6.9~7.8	注射用绒促性素	6.0~8.0
碘海醇注射液	6.8~7.6	注射用尿激酶	6.0~7.5
盐酸左氧氟沙星氯化钠注射液	6.5~7.5	脉络宁注射液	6.0~7.5
双氯芬酸钠注射液	6.5~7.5	注射用头孢他啶（含精氨酸）	5.8~7.5
复方氨基酸注射液（9AA）	5.5~7.0	肝素钠注射液	5.5~8.5
复方氨基酸注射液（18AA）	5.5~7.0	乳酸依沙吖啶注射液	5.5~7.0
复方氨基酸注射液（15AA）	5.5~7.0	克林霉素磷酸酯注射液	5.5~7.0
注射用糜蛋白酶	5.5~6.5	低分子肝素钙注射液	5.5~7.5
尼可刹米注射液	5.5~7.8	肾上腺色腙注射液	5.5~7.0
甲钴胺注射液	5.3~7.3	丹参注射液	5.0~7.0
醋酸曲安奈德注射液	5.0~7.5	注射用盐酸丁卡因	5.0~6.0
注射用青霉素钠	5.0~7.5	注射用苯唑西林钠	5.0~7.0
注射用阿奇霉素	5.0~7.5	利巴韦林注射液	4.6~5.0
注射用硝普钠	5.0~7.0	盐酸曲马多注射液	4.5~8.5

药名	pH	药名	pH
维生素 C 注射液	5.0~7.0	羟乙基淀粉 40 氯化钠注射液	4.5~7.0
生脉注射液	5.0~7.0	羟乙基淀粉 130/0.4 氯化钠注射液	4.5~7.0
去乙酰毛花苷注射液	5.0~7.0	浓氯化钠注射液	4.5~7.0
氢化可的松注射液	5.0~7.0	氯化钠注射液	4.5~7.0
注射用哌拉西林钠舒巴坦钠	5.0~7.0	甲硝唑注射液	4.5~7
灭菌注射用水	5.0~7.0	注射用头孢唑林钠	4.5~6.5
氯化钾注射液	5.0~7.0	盐酸麻黄碱注射液	4.5~6.5
硫酸镁注射液	5.0~7.0	甘露醇注射液	4.5~6.5
复方氨林巴比妥注射液	5.0~7.0	法莫替丁注射液	4.5~6.0
注射用苄星青霉素	5.0~7.0	舒血宁注射液	4.5~5.8
安乃近注射液	5.0~7.0	注射用硫酸链霉素	4.5~7.0
西咪替丁注射液	5.0~6.5	氯化钠注射液	4.5~7.0
参麦注射液	5.0~6.5	盐酸艾司洛尔注射液	4.5~5.5
维生素 K$_1$ 注射液	5.0~5.6	醋酸泼尼松龙注射液	4.2~7.0
血栓通	5.0~7.0	氟康唑注射液	4.0~8.0
维生素 B$_{12}$ 注射液	4.0~6.0	葡萄糖酸钙注射液	4.0~7.5
盐酸消旋山莨菪碱注射液	4.0~6.0	注射用异环磷酰胺	4.0~7.0

续表

药名	pH	药名	pH
盐酸哌替啶注射液	4.0～6.0	吡拉西坦氯化钠注射液	4.0～7.0
枸橼酸芬太尼注射液	4.0～6.0	硫酸阿米卡星注射液	4.0～7.0
盐酸苯海拉明注射液	4.0～6.0	盐酸布比卡因注射液	4.0～6.5
盐酸异丙嗪注射液	4.0～5.5	静脉营养液	5.3～6.3
盐酸维拉帕米注射液	4.0～4.6	右旋糖酐	5.2～6.5
注射用辅酶A	4.0～7.0	琥乙红霉素	7(6.5～7.7)
柴胡注射液	4.0～7.0	硝酸甘油注射液	3.0～6.5
右旋糖酐40葡萄糖注射液	3.5～6.5	氯化琥珀胆碱注射液	3.0～5.0
硫酸庆大霉素注射液	3.5～6.0	缩宫素注射液	3.0～4.5
葡萄糖氯化钠注射液	3.5～5.5	乳酸环丙沙星氯化钠注射液	3.0～4.5
盐酸氯胺酮注射液	3.5～5.5	盐酸多巴胺注射液	3.0～4.5
盐酸利多卡因注射液	3.5～5.5	重酒石酸间羟胺注射液	3.0～4.0
复方樟柳碱注射液	3.5～5.5	垂体后叶注射液	3.0～4.0
亚甲蓝注射液	3.5～5.0	盐酸吗啡注射液	3.0～5.0
盐酸普罗帕酮注射液	3.5～5.0	注射用盐酸纳洛酮	3.0～4.0

续表

药名	pH	药名	pH
盐酸普鲁卡因注射液	3.5~5.0	氟哌啶醇注射液	2.8~3.6
盐酸氯丙嗪注射液	3.5~5.0	盐酸洛贝林注射液	2.7~4.5
碘解磷定注射液	3.5~5.0	盐酸肾上腺素注射液	2.5~5.0
氨甲苯酸注射液	3.5~4.5	注射用甲磺酸酚妥拉明	2.5~5.0
酚磺乙胺注射液	3.5~6.5	盐酸多巴酚丁胺注射液	2.5~5.0
葡萄糖氯化钠注射液	3.5~5.5	盐酸异丙肾上腺素注射液	2.5~4.5
硫酸阿托品注射液	3.3~5.5	重酒石酸去甲肾上腺素注射液	2.5~4.5
5%葡萄糖	3.2~5.5	盐酸甲氧氯普胺注射液	2.5~4.5
硫酸罗通定注射液	2.5~4.0	盐酸罂粟碱注射液	2.5~4.0
注射用阿昔洛韦	10.5~11.5	维生素 B_6 注射液	2.5~4.0
氨茶碱注射液	9.6	维生素 B_1 注射液	2.5~4.0
咪达唑仑注射液	3.3	盐酸胺碘酮注射液	2.5~4.0
氯解磷定注射液	2.5~4.5		

附录四　临床常用药物渗透压

药物名称	稀释药物	渗透压	危险度
50%葡萄糖		2526	高度危险
右旋糖酐	NS@50mg/ml	2000	高度危险

续表

药物名称	稀释药物	渗透压	危险度
TPN		1400	高度危险
5%碳酸氢钠		1190	高度危险
20%甘露醇		1098	高度危险
3%氯化钠		1030	高度危险
静脉营养液		>800	高度危险
氯化钾	400mmol/L	800	高度危险
5-FU		650	高度危险
长春新碱		610	高度危险
甲氧西林	SW 100ml	510	中度危险
苯唑西林	SWI 10ml	398	低度危险
新霉素Ⅲ	NS 100ml	361~398	低度危险
氨苄西林	NS 100ml	328~372	中度危险
环磷酰胺		352	低度危险
氨茶碱	NS@5mg/m	349	低度危险
头孢呋辛	D5W 50ml	270~330	低度危险
头孢唑肟	D5W 50ml	270~330	低度危险
更昔洛韦	NS 100ml	320	高度危险
阿昔洛韦	NS@5mg/ml	316	高度危险
苯妥英钠	NS@5mg/ml	312	高度危险
柔红霉素	NS 100ml	300	低度危险
顺铂		300	低度危险
吗啡	NS 10mg/ml	295	低度危险
琥乙红霉素	NS 100~200ml	291	低度危险

续表

药物名称	稀释药物	渗透压	危险度
格拉斯琼	SW@1mg/ml	290	低度危险
环丙沙星	D5W@100ml	285	低度危险
盐酸多马酚丁胺	NS@4mg/ml	280	中度危险
多柔比星（阿霉素）		280	高度危险（发泡剂）
青霉素 GK	D5W 50ml	276	低度危险
多巴胺	D5W	277	中度危险
左旋氧氟沙星	D5W 50～100ml	250	中度危险
头孢他啶	SWI 10ml	240	低度危险

注：D5W 表示"用5%GS 稀释"；SW 表示"用盐水、糖水稀释"；@ 表示"使用"；SWI 表示"用糖水、盐水、注射用水稀释"

附录五　血常规

检验项目	英文缩写	正常范围
白细胞计数	（WBC）	$(4.0～11.0)×10^9/L$
红细胞计数	（RBC）	$(3.5～5.6)×10^{12}/L$
血红蛋白	（HGB）	$110～160g/L$
红细胞比积	（HCT）	0.32～0.53
平均红细胞容积	（MCV）	80～110fl
平均红细胞血红蛋白量	（MCH）	26～35pg
平均红细胞血红蛋白浓度	（MCHC）	$310～370g/L$
血小板计数	（PLT）	$(100～300)×10^9/L$
平均血小板体积	（MPV）	9～17fl

检验项目	英文缩写	正常范围
血小板分布宽度	（PDW）	$9.0 \sim 13.0 g/L$
淋巴细胞百分率	（LYMPH%）	$20\% \sim 40\%$
单核细胞百分率	（MONO%）	$3.0\% \sim 8.0\%$
中性粒细胞百分率	（NEUT%）	$50\% \sim 70\%$
嗜酸性粒细胞百分率	（EO%）	$1.0\% \sim 5.0\%$
嗜碱性粒细胞百分率	（BASO%）	$0.0\% \sim 2.0\%$
淋巴细胞绝对值	（LYMPH#）	$(1.0 \sim 3.5) \times 10^9/L$
单核细胞绝对值	（MONO#）	$(0.0 \sim 0.8) \times 10^9/L$
中性细胞绝对值	（NEUT#）	$(2.0 \sim 7.5) \times 10^9/L$
嗜酸性粒细胞绝对值	（EO#）	$(0.0 \sim 0.7) \times 10^9/L$
嗜碱性粒细胞绝对值	（BASO#）	$(0.0 \sim 0.1) \times 10^9/L$
红细胞分布宽度变异系数	（RDW-CV）	$11.0\% \sim 14.1\%$
红细胞分布宽度标准差	（RDW-SD）	$37.0 \sim 54.0 fl$
血小板大细胞比率	（P-LCR）	$13.0\% \sim 43.0\%$

附录六　凝血功能及相关项目

项目名称	单位	参考范围	方法
凝血酶原时间（PT）	SEC	$10.00 \sim 13.50$	凝固法
活化部分凝血活酶时间（APTT）	SEC	$20.00 \sim 40.00$	凝固法
凝血酶时间（TT）	SEC	$14.00 \sim 21.00$	
国际标准化比值（INR）		$0.85 \sim 1.15$	

项目名称	单位	参考范围	方法
纤维蛋白原浓度（FIB）	g/L	2.00 ~ 5.00	
APTT- 比率（APTT- Rat）	R	0.80 ~ 1.20	
TT- 比率（TT- Rat）	R	0.80 ~ 1.20	
D- 二聚体（D- D）	ug/ml	0.00 ~ 0.55	比浊法
抗凝血酶Ⅲ（ATⅢ）	%	75.0 ~ 125.0	底物法
纤维蛋白降解产物（FDP）	ug/ml	0.00 ~ 5.00	比浊法

附录七　自测试题

PICC 资质培训班理论考卷（1）

姓名：_____　　　　成绩：_____

一、单选题（每题2分，共34分）

1. 外周静脉留置针留置时间为（　　　）

A. 3 ~ 5 天 　　　　　　　　　　B. 5 ~ 7 天

C. 3 ~ 7 天 　　　　　　　　　　D. 72 ~ 96 小时

2. 对一般患者置管前准备的贴膜规格是（　　　）

A. 6cm×8cm 　　　　　　　　　B. 10cm×12cm

C. 8cm×10cm 　　　　　　　　　D. 7cm×9cm

3. PICC 置管时，消毒的范围（　　　）

A. 穿刺点上下 20cm，两侧到臂缘

B. 穿刺点 20cm，两侧到臂缘

C. 穿刺点上下 6cm，两侧到臂缘

D. 穿刺点上下 10cm

4. 使用 PICC 导管，错误的做法是（　　　）

A. 可用 20ml 的注射器冲管　　　B. 可用 10ml 的注射器冲管

C. 可临床上使用输液泵输液　　D. 可临床上使用高压泵推注

5. 进行 PICC 穿刺首选的血管是（　　　）

A. 肘正中静脉　　　　　　　　B. 肘窝可见静脉

C. 贵要静脉　　　　　　　　　D. 头静脉

6. PICC 置管后若有少量渗血，可放置小纱布的大小是（　　　）

A. 6cm×8cm　　　　　　　　B. 4cm×4cm

C. 8cm×10cm　　　　　　　　D. 7cm×9cm

7. PICC 导管的末端留置最佳位置是（　　　）

A. 入上腔静脉中 1/3

B. 入上腔静脉

C. 上腔静脉中下 1/3 与右心房交接处

D. 上腔静脉中下 2/3

8. 撕贴膜时的方向是（　　　）

A. 从穿刺口下方向上方

B. 从穿刺口上方向下方

C. 从穿刺口外周向中心

D. 先松动外周贴膜，从穿刺口下方向上方

9. 置管前后臂围差异有临床意义的是（　　　）

A. 1cm　　　　　　　　　　　B. 6cm

C. 2cm　　　　　　　　　　　D. 4cm

10. 如使用纱布类敷料，更换的时间为（　　　）

A. 7 天　　　　　　　　　　　B. 24 小时

C. 72 小时　　　　　　　　　　D. 48 小时

11. 当血管受伤时发出疼痛信号的是（　　　）

A. 血管内膜　　　　　　　　　B. 血管中膜

C. 血管外膜　　　　　　　　　D. 静脉血管

12. 置入 PICC 后 3～7 天内最常见的并发症（　　　）

A. 感染　　　　　　　　　　　B. 机械性静脉炎

C. 单纯性水肿　　　　　　　　D. 导管异位

13. 选择导管的规格原则是（　　　）

A. 据血管的大小，导管选择最小

B. 据治疗需要，选择合适的导管

C. 据血管的大小，导管选择最大

D. 据治疗需要，选择最小的导管

14. 导管相关性血流感染时导管内的细菌应为周围静脉的（　　）

A. 1~2 倍　　　　　　　　　　B. 2~3 倍

C. 5~6 倍　　　　　　　　　　D. 5~10 倍

15. 输液量较多的患者选择导管应为（　　）

A. 4Fr　　　　　　　　　　　　B. 5Fr

C. 6Fr　　　　　　　　　　　　D. 3Fr

16. 患者出现红斑伴有或无疼痛，有或无水肿，静脉条索形成属静脉炎分级中的（　　）

A. 0 级　　　　　　　　　　　　B. 1 级

C. 2 级　　　　　　　　　　　　D. 3 级

17. 患者输液过程中出现皮肤发白、发凉，轻到中等程度的疼痛，有麻木感，属于药物外渗分级中的（　　）

A. 0 级　　　　　　　　　　　　B. 1 级

C. 2 级　　　　　　　　　　　　D. 3 级

二、多选题（每题 2 分，共 30 分）

1. 长期导管包括（　　）

A. 中心静脉导管（CVC）

B. 隧道式导管

C. 经外周穿刺的中心静脉导管（PICC）

D. 完全置入型输液港（Port）

E. 套管针

2. 主动静脉治疗理念的内容是（　　）

A. 主动完成护理评估程序，患者入院或接诊后 24~48 小时内获得评估

B. 放置、使用适宜的输液器材

C. 降低整体治疗费用

D. 对患者进行适当教育

E. 治疗不会中断

3. 置管前使用软尺测量的内容为（ ）

A. 上臂臂围　　　　　　　　　B. 置入长度

C. 胸围　　　　　　　　　　　D. 小臂臂围

E. 置入点到左胸锁关节

4. PICC 冲管的方式为（ ）

A. S-A-S-H

B. S-A-S

C. A-H

D. 0.9% 氯化钠溶液静脉点滴冲管

E. 5% 葡萄糖推注冲管

5. PICC 每日观察的内容包括（ ）

A. 导管滴速

B. 穿刺点有无红肿、硬结、渗出物

C. 导管穿刺处刻度

D. 臂围

E. 患者的主诉

6. 不完全性堵管的临床表现包括（ ）

A. 输液速度不变　　　　　　　B. 输液速度逐渐变慢

C. 有时仍可输入液体　　　　　D. 完全不可输入液体

E. 有液体延导管反流现象

7. 预防机械性静脉炎的方法为（ ）

A. 接触导管前彻底冲干净手套上的滑石粉

B. 最好选择头静脉穿刺

C. 将导管充分浸泡在 0.9% 氯化钠溶液中

D. 穿刺前做好患者的心理护理

E. 避免直接触碰导管

8. 提示导管相关性感染的临床特点包括（　　　）

A. 没有其他明确的局部感染

B. 穿刺点局部炎性表现甚至化脓

C. 冲洗导管后立即发生发热或寒战

D. 一旦拔出导管，症状显著改善

E. 正在使用血管内留置器材 48 小时以上

9. 关于导管异位，正确的说法是（　　　）

A. 有些导管异位，血流可能会将导管冲击到正确位置

B. 静脉推注或导管冲洗时可以适当加快速度，有助于将导管送回正确位置

C. 确认导管异位后，可随意向患者体内推送导管，调整位置

D. 协助调整患者体位或活动有助于将导管冲回到正确位置

E. 预防导管异位的重点是强化固定

10. 贴膜正确的覆盖范围为（　　　）

A. 穿刺点应在贴膜的中心位置

B. 贴膜应覆盖导管全部，只能露出肝素帽

C. 导管全部覆盖在贴膜下

D. 导管的圆盘大部分覆盖在贴膜下

E. 贴膜只需覆盖导管出穿刺点的 3～5cm 即可

11. 导管相关性感染中最常见的致病菌包括（　　　）

A. 金黄色葡萄球菌　　　　　　　　B. 凝固酶阴性葡萄球菌

C. 革兰氏阴性杆菌　　　　　　　　D. 肠球菌

E. 念珠菌

12. 粘贴贴膜正确的手法包括（　　　）

A. 无张力粘贴　　　　　　　　　　B. 贴膜下有气泡也可

C. 贴膜、导管、皮肤三者合一　　　D. 导管、皮肤待干

E. 用掌心的温度帮助粘贴贴膜

13. PICC 的适应证有（　　　）

A. 需中、长期静脉输液治疗的患者

B. 静脉输注高渗性液体的患者

C. 静脉输注化疗药物的患者

D. 需胃肠外营养的患者

E. 抢救危重的患者

14. PICC 的禁忌证有（　　　）

A. 有精神症状、躁动的患者

B. 血液高凝或血小板异常的患者

C. 有外伤史的手臂

D. 偏瘫患侧肢体

E. 乳腺癌术后患侧肢体

15. 下列适合使用 PICC 导管的疾病有（　　　）

A. 充血性心力衰竭　　　　　B. 心脑血管意外

C. 血栓症　　　　　　　　　D. 肾脏移植

E. 肝硬化

三、填空题（每空 1 分，共 20 分）

1. 上腔静脉的长度是（　　　）cm，管径（　　　）mm。

2. 将 PICC 导管送入静脉（　　　）cm 后，即可退出导入鞘。

3. 当导管头部到达患者（　　　）时，嘱患者将头部转向（　　　）侧，下颌贴近肩部，以防止误插至颈静脉。

4. 在抽取导丝时，如遇导管呈串珠样皱褶，应立即（　　　）。

5. 维护 PICC 导管时，穿刺点渗血可放置小纱布吸收渗血，注意不要盖住（　　　）。

6. PICC 封管时用肝素液的浓度是（　　　）；输液港封管时用肝素液的浓度是（　　　）。

7. 使用脂肪乳剂时建议每（　　　）小时更换辅助延长管。

8. 使用 PICC 导管连续输液 24 小时以上者，应每（　　　）小时进行冲管一次。

9. PICC 导管置入后第一个（　　　　　）小时，应进行导管的维护。

10. PICC 导管拔出后，应用敷料封闭式固定皮肤创口防止空气栓塞，告知患者（　　　　）小时后才能取下。

11. 经 PICC 每次输液前，使用（　　　　）注射器抽吸 0.9% 氯化钠溶液（　　　　）进行脉冲式冲管，确保管道顺畅后进行静脉输液。

12. 经 PICC 输血及输液完大分子溶液后，应使用（　　　）0.9% 氯化钠溶液（　　　　）封管。

13. 经 PICC 抽血，在 PICC 未输液或暂停输液时，使用 10ml 0.9% 氯化钠溶液脉冲式冲管，停留（　　　　　）后，回抽（　　　　）血弃之，然后用另一注射器（　　　　）抽取所需剂量血标本。

四、问答题（每题 8 分，共 16 分）

1. 简述 PICC 的定义、PICC 的适应证。（8 分）

2. 试述留置 PICC 导管可能发生的并发症。（8 分）

PICC 资质培训班理论考卷（2）

姓名：＿＿＿＿＿＿＿＿　　　　　成绩：＿＿＿＿＿＿＿

一、单选题（每题 2 分，共 34 分）

1. 透明敷料更换时间为（　　　）

A. 3 天　　　　　　　　　　　B. 5 天

C. 7 天　　　　　　　　　　　D. 10 天

2. 对一般患者置管前准备贴膜的规格是（　　　）

A. 6cm×8cm　　　　　　　　B. 10cm×12cm

C. 8cm×10cm　　　　　　　　D. 7cm×9cm

3. PICC 置管时，消毒的范围是（　　　）

A. 穿刺点上下 20cm，两侧到臂缘

B. 穿刺点 20cm，两侧到臂缘

C. 穿刺点上下 6cm，两侧到臂缘

D. 穿刺点上下 20cm

4. 使用 PICC 导管，错误的做法是（　　　）

A. 可用 20ml 的注射器冲管

B. 可用 10ml 的注射器冲管

C. 可临床上使用输液泵输液

D. 可临床上使用高压泵推注

5. 进行 PICC 穿刺首选的血管是（　　　）

A. 肘正中静脉　　　　　　　　B. 肘窝可见静脉

C. 贵要静脉　　　　　　　　　D. 头静脉

6. PICC 置管后若有少量渗血，可放置小纱布的大小是（　　　）

A. 6cm×8cm　　　　　　　　B. 4cm×4cm

C. 8cm×10cm　　　　　　　　D. 7cm×9cm

7. PICC 导管的末端留置最佳位置是（　　　）

A. 入上腔静脉中三分之一

B. 入上腔静脉

C. 上腔静脉中下三分之一与右心房交接处

D. 上腔静脉中下三分之二

8. 撕贴膜时的方向是（　　　）

A. 从穿刺口下方向上方

B. 从穿刺口上方向下方

C. 从穿刺口外周向中心

D. 先松动外周贴膜，从穿刺口下方向上方

9. 置管前后臂围有临床意义的差异是（　　　）

A. 1cm　　　　　　　　　　　B. 6cm

C. 2cm　　　　　　　　　　　D. 4cm′

10. 如使用纱布类敷料，更换的时间为（　　　）

A. 7 天　　　　　　　　　　　B. 24 小时

C. 72 小时　　　　　　　　　　D. 48 小时

11. 当血管受伤时发出疼痛信号的是（　　　）

A. 血管内膜　　　　　　　　B. 血管中膜

C. 血管外膜　　　　　　　　D. 静脉血管

12. 置入 PICC 后 3～7 天内最常见的并发症（　　　）

A. 感染　　　　　　　　　　B. 机械性静脉炎

C. 单纯性水肿　　　　　　　D. 导管异位

13. 选择导管的规格原则是（　　　）

A. 据血管的大小，导管选择最小

B. 据治疗需要，选择合适的导管

C. 据血管的大小，导管选择最大

D. 据治疗需要，选择最小的导管

14. 导管相关性血流感染时导管内的细菌应为周围静脉的
（　　　）

A. 1～2 倍　　　　　　　　　B. 2～3 倍

C. 5～6 倍　　　　　　　　　D. 5～10 倍

15. 导管堵塞时尿激酶溶解的浓度为（　　　）

A. 10 000U　　　　　　　　　B. 5000U

C. 1000U　　　　　　　　　　D. 6000U

16. PICC 导管维护消毒皮肤的范围是（　　　）

A. 10cm×15cm　　　　　　　B. 10cm×10cm

C. 15cm×15cm　　　　　　　D. 20cm×20cm

17. 输注完下列哪些药物后需用 20ml 0.9% 氯化钠溶液脉冲冲管加正压封管（　　　）

A. 输血、输白蛋白

B. TPS、脂肪乳

C. 甘露醇、50% 等大分子药液

二、多选题（每题 2 分，共 32 分）

1. 长期导管包括（　　　）

A. 中心静脉导管（CVC）

B. 隧道式导管

C. 经外周穿刺的中心静脉导管（PICC）

D. 完全置入型输液港（Port）

E. 套管针

2. 主动静脉治疗理念的内容是（　　　）

A. 主动完成护理评估程序，患者入院或接诊后 24～48 小时内获得评估

B. 放置、使用适宜的输液器材

C. 降低整体治疗费用

D. 对患者进行适当教育

E. 治疗不会中断

3. 选择导针器的基本原则是（　　　）

A. 据血管的皮下深度　　　　　B. 据血管的大小

C. 据导针器的大小　　　　　　D. 据患者的皮肤厚度

4. PICC 冲管的方式为（　　　）

A. S-A-S-H

B. S-A-S

C. A-H

D. 0.9% 氯化钠溶液静脉点滴冲管

E. 5% 葡萄糖推注冲管

5. PICC 每日观察的内容包括（　　　）

A. 导管滴速

B. 穿刺点有无红肿、硬结、渗出物

C. 导管穿刺处刻度

D. 臂围

E. 患者的主诉

6. 不完全性堵管的临床表现包括（　　　）

A. 输液速度不变　　　　　　　B. 输液速度逐渐变慢

C. 有时仍可输入液体　　　　　D. 完全不可输入液体

E. 有液体延导管反流现象

7. 预防机械性静脉炎的方法为（　　　）

A. 接触导管前彻底冲干净手套上的滑石粉

B. 最好选择头静脉穿刺

C. 将导管充分浸泡在 0.9% 氯化钠溶液中

D. 穿刺前做好患者的心理护理

E. 避免直接触碰导管

8. 提示导管相关性感染的临床特点包括（　　　）

A. 没有其他明确的局部感染

B. 穿刺点局部炎性表现甚至化脓

C. 冲洗导管后立即发生发热或寒战

D. 一旦拔出导管，症状显著改善

E. 正在使用血管内留置器材 48 小时以上

9. 关于导管异位，正确的说法是（　　　）

A. 有些导管异位，血流可能会将导管冲击到正确位置

B. 静脉推注或导管冲洗时可以适当加快速度，有助于将导管送回正确位置

C. 确认导管异位后，可随意向患者体内推送导管，调整位置

D. 协助调整患者体位或活动有助于将导管冲回到正确位置

E. 预防导管异位的重点是强化固定

10. 贴膜正确的覆盖的范围为（　　　）

A. 穿刺点应在贴膜的中心位置

B. 贴膜应覆盖导管全部，只能露出肝素帽

C. 导管全部覆盖在贴膜下

D. 导管的圆盘大部分覆盖在贴膜下

E. 贴膜只需覆盖导管出穿刺点的 3～5cm 即可

11. 导管相关性感染中最常见的致病菌包括（　　　）

A. 金黄色葡萄球菌

B. 凝固酶阴性葡萄球菌

C. 革兰阴性杆菌

D. 肠球菌

E. 念珠菌

12. 粘贴贴膜正确的手法包括 （　　）

A. 无张力粘贴

B. 贴膜下有气泡也可

C. 贴膜、导管、皮肤三者合一

D. 导管、皮肤待干

E. 用掌心的温度帮助粘贴贴膜

13. 行 PICC 穿刺后，护理上应注意 （　　）

A. 输入全血、血浆、蛋白等黏性较大的液体后，应以等渗液体冲管

B. 不能用于高压注射泵推注造影剂

C. 严禁使用小于 10ml 注射器冲管

D. 严格执行无菌操作技术

E. 尽量避免在置管侧肢体测量血压

14. 行 PICC 置管后，出现下列异常，其正确的处理是 （　　）

A. 导管堵塞时，严禁高压冲洗导管

B. 导管堵塞早期可用尿激酶溶解

C. 怀疑导管相关感染时，可从导管抽血行细菌培养

D. 导管不慎脱出，应仔细检查导管完整情况

E. 怀疑导管相关感染，在拔除导管时，最好留取导管尖端进行细菌培养

15. 下列疾病中，不适合使用 PICC 导管的是 （　　）

A. 终末期肾病　　　　　　　　B. 败血症

C. 乳腺癌患侧手臂　　　　　　D. 不能承受气胸

E. 肾移植

16. PICC 导管植入可选用下列静脉中的 （　　）

A. 头静脉　　　　　　　　　　B. 肘正中静脉

C. 颈外静脉　　　　　　　　　D. 贵要静脉

E. 股静脉

三、填空题（每空1分，共22分）

1. 上腔静脉的长度是（　　　　　）cm，管径（　　　　　）mm。

2. 将 PICC 导管送入静脉（　　　　　）cm 后，即可退出导入鞘。

3. 当导管头部到达患者（　　　　　）时，嘱患者将头部转向（　　　　　）侧，下颌贴近肩部，以防止可能发生的误插至颈静脉。

4. 在抽取导丝时，如遇导管呈串珠样皱褶，应立即（　　　　　）。

5. 维护 PICC 导管时，贴膜下缘与圆盘（　　　　　）平齐。

6. 用肝素液封管的浓度是 PICC（　　　　　），Port（　　　　　）。

7. 超声显示静脉的特点是（　　　　　）。

8. 使用 PICC 导管连续输液 24 小时以上者，应每（　　　　　）小时进行冲管一次。

9. PICC 导管置入后第一个（　　　　　）小时，应进行导管的维护。

10. PICC 导管拔出后，应用敷料封闭式固定皮肤创口防止空气栓塞，告知患者（　　　　　）小时后才能取下。

11. 经非隧道的中心静脉导管输液时用（　　　　　）等消毒液消毒输液接头，注意消毒力度及消毒停留时间（　　　　　），再使用（　　　　　）注射器抽吸（　　　　　）0.9% 氯化钠溶液，接上无针接头回抽（　　　　　）后，注入 0.9% 氯化钠溶液，以确认导管末端位于血管内方可使用。

12. 非隧道的中心静脉导管置管后（　　　　　）更换敷料，无菌透明敷料应（　　　　　）更换一次，纱布敷料常规（　　　　　）更换一次；贴膜有（　　　　　）应立即更换。

13. 非隧道的中心静脉导管冲、封管应遵循（　　　　　）的顺序原则。

四、问答题（每题6分，共12分）

1. 超声引导下塞丁格技术穿刺时基本要求有哪些？穿刺时常见的问题有哪些？（6分）

2. 试述留置PICC导管可能发生的并发症。（6分）

缩 略 语

DSA：数字减影血管造影（digital subtraction angiograph）

PIV：外周静脉留置针（peripheral intravenous catheter）

Port：输液港（port-cath）

NCVC：非隧道的中心静脉导管（non-tunneled center vascular catheter）

AIVN：静脉输液护理学会（Venous Transfusion Nursing Association）

NITA：全国静脉输液治疗学会（The National Society to i. v. Therapy）

INS：静脉输液护理协会（Infusion Nursing Society）

TPN：全胃肠外营养支持（total parenteral nutrition）

PIVAS：静脉药物配制中心（pharmacy intravenous admixture services）

PICC：经外周插入的中心静脉导管（peripherally insertion central catheter）

CVPAS：植入式中央静脉导管系统（central venous port access system）

MST：穿刺术、微置管鞘技术（modified seldinger technique）

AAIVN：美国静脉输液护理学会（the American Association for Intravenous Infusion Nursing）

VAD：血管通道器材（vascular access devices）

TCVC：隧道式中心静脉导管（tunneled center vascular catheter）

VPA：植入式静脉输液港（venous port access）

wing needle set：头皮钢针，又叫一次性静脉输液针（the disposable venous infusion needle）

SL：单腔（single cavity）

DL：双腔（double cavity）

CVP：中心静脉压（central venous pressure）

PT：（血浆）凝血酶原时间［（plasma）prothrombin time］

INR：国际标准化比值（international normalized ratio）

FRIB：纤维蛋白原（fibrinogen）

APTT：活化部分凝血活酶时间（part activated clotting time live enzymes）

TT：（血浆）凝血酶时间［（plasma）thrombin time］

NAVAN：国家协会的血管通路网络（National Association Vascular Access Network）

PN：肠外营养（parenteral nutrition）

WBC：白细胞计数（white blood cell count）

RBC：红细胞计数（red blood cell count）

HGB：血红蛋白（hemoglobin）

HCT：红细胞比积（red blood cells specific volume）

MCV：平均红细胞容积（erythrocyte mean corpuscular volume）

MCH：平均红细胞血红蛋白量（mean corpuscular hemoglobin）

MCHC：平均红细胞血红蛋白浓度（mean corpuscular hemoglobin concentration）

PLT：血小板计数（platelet count）

MPV：平均血小板体积（mean platelet volume）

PDW：血小板分布宽度（platelet distribution width）

LYMPH%：淋巴细胞百分率（lymphocytes percentage）

MONO%：单核细胞百分率（monocyte percentage）

NEU%：中性粒细胞百分率（neutrophil percentage）

EOS%：嗜酸性粒细胞百分率（eosinophilic cells percentage）

BASO%：嗜碱性粒细胞百分率（basophilic cell percentage）

LYM：淋巴细胞绝对值（the lymphocyte absolute value）

MONO：单核细胞绝对值（monocyte absolute value）

NEU：中性细胞绝对值（the absolute value neutral cells）

RDW-CV：红细胞分布宽度变异系数（red blood cell distribution width coefficient of variation）

RDW-SD：红细胞分布宽度标准差（red blood cell distribution width of the standard deviation）

PLCR：血小板大细胞比率（platelet large cell ratio）

CDUS：彩色多普勒超声（color doppler ultrasonography）

SVCS：上腔静脉压迫综合征（superior vena caval syndrome）

OSHA：美国职业安全与健康管理局（the Occupational Safety and Health Administration）

TCS：提示确认系统（prompt confirmation system）

TEE：经食管超声心电图（transesophageal echocardiography）

INCC：静脉输液专业护士认证组织（Infusion Nurse Certification Corporation）

CRNI：静疗注册护士（certified registered nurse infusion）

IPN：护士干预项目（intervention project for nurse）

LPN：持照实习护士（licensed practical nurse）

LVN：持照执业护士（licensed vocational nurse）

LPNI：路德教区国际护士（Lutheran Parish Nurses Internatianal）

CE：欧盟认证机构（Conformite Europeenne）

参考文献

1. 仇元俊，王彩凤. 液体相关因素致输液性静脉炎的研究进展［J］. 护理研究，2011，25（4）：945.

2. Chee S，Tan W. Redueing in Frusion phlebitis in Singapore hospitals using extended liFre endline Frilters［J］. Journal of Infrusion Nursing，2002，25（2）：95-104.

3. 王建化，输液所致静脉炎的药物原因分析［J］. 中国现代应用药学，2008，25（8）：766.

4. 张铮，朱金刚，毛艳君. 输液性静脉炎发生的原因及药物治疗进展［J］. 药学服务与研究，2012，12（5）：343.

5. 李小寒，尚少梅. 基础护理学［M］. 第 5 版. 北京：人民卫生出版社，2012.

6. 张春燕，顾建. 输液静脉炎的诱发因素及其防治［J］. 药物不良反应杂志，2006，8（5）：343.

7. 王丽娜，吴玉波，赵金鹏等. 肠外营养混合液渗透压对血管刺激影响的临床研究［J］. 药物不良反应杂志，2006，8（6）：411.

8. 赖利，李俊英. 化疗性静脉炎的护理进展［J］. 护理学杂志，2002，17（1）：78.

9. 龚姝，申文武. 肠外营养的实施与护理进展［J］. 华西医学，2008，23（5）：1191-1192.

10. 王建荣. 输液治疗护理实践指南与实施细则［M］. 北京：人民军医出版社，2009

11. 钟华荪. 静脉输液治疗护理学［M］. 北京：人民军医出版社，2007.

12. 马姗，马容莉，林静. 超声引导和改良塞丁格技术置入 PICC 的研究进展［J］. 护理学杂志，2010，5（9）：89-91.

13. 刘春艳，刘宇. 双腔耐高压 PICC 导管在胃肠道肿瘤 FrOLFrOX 方案中

的优势 [J]. 中国保健营养, 2012, 8 (8): 409-410.

14. 闻曲, 成芳, 鲍爱琴. PICC 临床应用及安全管理 [M]. 北京: 人民军医出版社, 2012: 237-367.

15. 马坚, 胡必杰. 导管相关性血流感染的预防控制指南 (2011 年版) [J]. 中华医院感染学杂志, 2011, 21 (12) 2648-2650.

16. 罗秀成, 王志荣. 人体解剖学 [M]. 西安: 世界图书出版西安公司, 2009: 162-165.

17. 胡雁, 陆箴琦. 实用肿瘤护理 [M]. 上海: 上海科学技术出版社, 2007: 66.

18. 付春华, 于莹, 赵淑燕, 等. PICC 管的临床应用和护理进展 [J]. 现代护理, 2006, 12 (7): 607.

19. 赵霞, 罗文燕, 王茂菊. PICC 联合全自动注药泵持续 5-Fu 化疗的护理 [J]. 中国医药指南, 2012, 10 (9): 261.

20. 陶艳玲, 管玉梅, 吴文娜, 等. 肿瘤患者经 PICC 采取血标本的可行性研究 [J]. 中国实用护理杂志, 2012, 28 (3): 60.

21. 姜秀娟. 经 PICC 导管采取血标本的探讨 [J]. 中国中医急症, 2009, 18 (5): 850.

22. 王振颖. 晚期恶性肿瘤 CVC 置管 23 例临床护理. 齐鲁护理杂志 [J], 2012, 18 (22): 106.

23. 杨小娟. 外周导入中心静脉置管与中心静脉置管并发症的比较 [J]. 现代护理, 2009, 11 (12): 943.

24. 杨方英, 谢淑萍, 余元明等. 肿瘤内科患者中心静脉置管相关感染情况调查分析 [J]. 中华护理杂志, 2009, 44 (10): 892-895.

25. 郭清兰. 碳酸氢钠溶液纠正深静脉营养输液不畅的护理观察 [J]. 中国实用医药, 2008, 3 (2): 136.

26. Tilton D. How to Frine-tune your PICC care [J]. RN, 2006, 69 (9): 30-35.

27. 王虹. 经外周中心静脉导管小组规范管理的成效 [J]. 中华现代护理杂志, 2010, 16 (17): 2064-2066.

28. 段青青, 张丽红, 王保兴. 中心静脉导管纤维蛋白鞘的组织病理学特点及发生机制的研究进展 [J]. 中国血液净化, 2011, 10: 503-506.

29. 赵丽萍. 中心静脉导管相关性纤维蛋白鞘预防和治疗进展 [J]. 中国

现代医学杂志，2012，6：62-64.

30. 孟秀云，姜立萍，杨敏等. 尿激酶不同给药方法对隧道导管纤维蛋白鞘的影响［J］. 中华护理杂志，2005，40（10）：782-783.

31. Haire W D, Atkinson JB, Stehens LC, et al. Urokinaseversus recom binant tissue plasm inogen activator in throm bosedcentral venous catheters：a double-blinded, random ized trial［J］. Thromb Haemost, 1994, 72（4）：543-547.

32. Artych ipanich A, Oyejola O, Melhama, et al. Tissue plasm inogen activator inFrusion as a treatment For hemodialysis catheter dysFrunction［J］. Dialysis & Transplantation, 2010, 39（3）：97-99.

33. 申屠英琴，赵锐祎，陈春芳. 27 例 PICC 穿刺部位渗液的原因分析及护理对策［J］. 中华护理杂志，2011，2：131-132.

34. 郑春辉，王凤，陈强谱. 经外周穿刺置入中心静脉导管的并发症及防治［J］. 中华护理杂志，2004，39（9）：700-702.

35. 宋广娟，王晓秋，林长虹. PICC 并发症的分析及对策［J］. 吉林医学2012，33（4）：866-867.

36. 胡君娥，吕万丽，陈道菊等. PICC 置管后并发症的原因分析及处理对策［J］. 护士进修杂志，2007，22（6）：554-555.

37. 唐苏，李俊英，余春华. 肿瘤患者 PICC 致静脉炎的因素分析及其护理对策［J］. 西部医学，2012，24（4）：784-785、788.

38. 葛利越，叶海瑛，李娟. 肿瘤患者 PICC 相关感染因素分析及护理对策［J］. 护士进修杂志，2010，25（11）：1960-1962.

39. 中华医学会重症医学专业委员会血管内导管相关感染的预防与治疗指南（2007）［J］. 中华急诊医学杂志，2008，17（6）：597-605.

40. 王静如，李格秀. PICC 管常见并发症的预防及处理［J］. 护士进修杂志，2007，7（22）：659-660.

41. 赵锐祎，申屠英琴，陈春芳等. PICC 相关性血栓形成后保留导管患者的观察与护理［J］. 中华护理杂志 2012，47（11）：1014-1016.

42. Chaitowitz I, Heng R, Bell K. Managing peripherally inserted central catheter- related venous thrombosis：how I do it［J］. Australas Radiol, 2006, 50（2）：132-135.

43. 张培华，蒋米尔. 临床血管外科学［M］. 北京：科学出版社，2007：584-601.

44. Kearon C, Kahn SR, Agnelli G, et al. Antithrombotic therapy Fror venous thromboembolic disease: American College oFr Chest Physicians Evidenced Based Clinical Practice Guidelines (8th Edition) [J]. Chest, 2008, 133 (6 Suppl): 454S-545S.

45. 李俊英. 肿瘤患者 PICC 相关性血栓的研究进展 [J]. 华西医学 2008, 23 (4): 893-894.

46. Kovacs MJ, Kahn SR, Rodger M, et al. A pilot study oFr central venous catheter survival in cancer patients using low-molecular weight heparin and warFrarin without catheter removal Fror the treatment oFr upper ex-tremity deep vein thrombosis [J]. Journal oFr Thrombosis and Haemostasis, 2007, 5 (8): 1650-1653.

47. 陈雅玫, 石新华. 肿瘤患者 PICC 置管后并发静脉血栓的护理 [J]. 护理学报, 2007, 14 (2): 65-66.

48. Jones MA, Lee DY, Seqall JA, et al. Characterizing resolution oFr cathe-ter-associated upper extremity deep venous thrombosis [J]. J Vasc Surg, 2010, 51 (1): 108-113.

49. Grove J R, Pevec WC. VenousThrombosisRelated to Peripherally Inserted Central Catheters. J Vasc Interv Radiol, 2000, 11 (7): 837-840.

50. Whitman ED. Complications associated with the use oFr central venous access devices [J]. Curr Probl Surg, 1996, 33: 311.

51. Thomas M, Vesely MD. Central venous catheter tip position A continuing controversy [J]. Journal oFr Vascular and InterventionalRadiology, 2003, 14: 527-534.

52. 程辉. 肿瘤患者 PICC 相关性感染护理进展 [J]. 齐鲁护理杂志, 2011, 17 (28): 50-52.

53. 郭海珍, 廖招琴. PICC 化疗患者静脉炎的影响因素分析 [J]. 护理学报, 2008, 15 (10): 70-71.

54. 赵婷, 卢岳青, 郭薇等. 血管鞘及 Seldinger 穿刺法应用于 PICC 插管的效果观察 [J]. 中华现代护理杂志, 2008, 14 (33): 3524-3525.

55. 段培培, 梅思娟, 张园园. 金黄散外敷对 PICC 所致机械性静脉炎的预防和治疗效果观察 [J]. 护理学报, 2008, 15 (4): 71-73.

56. 寇京莉, 韩斌如. PICC 穿刺后应用增强型透明贴预防机械性静脉炎的临床观察 [J]. 中华护理杂志, 2007, 42 (7): 661-662.

57. Connolly B, Mawson J B, MacDonald C E, Chait P, Mikailian H. Frluoroscopic landmark Fror SVC-RA Junction Fror central venous catheter placement in children [J]. Pediatr Radial, 2000, 30: 692-695.

58. Hsu J H, Wang C K, Chu K S, Cheng K I, Chuang H Y, Jaw, T S. Comparison oFr radiographic landmarks and the echocardiographic SVC/RA junction in the positioning oFr long-term centralcenous catheters [J], Acta, Anaesthesiol Scand, 2006, 50: 731-735.

59. Kevin M. Baskin, MD, RaFrael M. Jimenez, MD, Anne Marie Cahill, MD, Abass Fr. Jawad, PhD, and Richard B. Towbin, MD Cavoatrial Junction and Central Venous Anatomy [J]: Implications Fror Central Venous Access Tip Position. J Vasc Interv Radiol . 2008; 19: 359-365.

60. Mahlon M A, Yoon H C. CT Angiography oFr the superior venacava: normative values and implications Fror central venous catheter position [J]. J Vasc Interv Radiol, 2007, 18: 1106-1110.

61. 刘倩, 赵兴扬, 王春梅. 定位 PICC 头端位置的影像学标志可靠性探讨 [J]. 山东医药, 2011, 51 (20): 71-73.

62. Aslamy Z, Dewald C L, HeFrFrner J E. MRI oFr central venous anatomy: Implications Fror central venous catheter insertion [J]. Chest, 1998, 114: 820.

63. 朱淑娥, 朱其发, 吴常青. 如何提高静脉穿刺的成功率 [J]. 中国健康月刊, 2011, 30 (6): 155.

64. 陶金民, 朱娟. 循证护理对预防静脉输液患儿液体外渗的效果评价 [J]. 中国实用护理杂志, 2012, 10 (30): 65-66.

65. 王金娥. 静脉输液的护理安全管理 [J]. 临床误诊误治, 2010, 3 (23): 298-299.

66. 朱瑛萍, 邵松华, 李华珍. 小儿输液反应的原因分析及对策 [J]. 现代中西医结合杂志, 2011, 17: 2188-2189.

67. 冯玉玲, 徐伟. 8 例化疗间歇期患者 PICC 导管相关性血流感染的观察与护理 [J]. 中华护理杂志, 2011, 3 (46): 294-295.

68. 江锡环. 全程护理干预对预防 PICC 导管相关性血流感染的影响 [J]. 护理实践与研究, 2012, 17 (9): 73-74

69. 马新华. 极低出生体重儿 PICC 导管相关性血流感染的危险因素 [J]. 解放军护理杂志, 2013, 4 (8): 48-49.

70. 李桂源. 病理生理学 [M]. 第2版. 北京：人民卫生出版社，2010.

71. 曹国秀，刘芳等. 化疗药物静脉注射和静脉输注对血管损伤的观察 [J]. 护理研究，2005，19（7）：1281.

72. 申英平，申英华，张文英. 静脉输注化疗药物对血管组织的影响及护理 [J]. 现代中西医结合杂志，2004，13（15）：2059.

73. 唐美玲. 肿瘤化疗患者血管保护的综合预防对策 [J]. 实用临床医药杂志，2010，14（6）：17.

74. 徐惠丽. 化疗药物外渗的临床护理进展 [J]. 护理实践与研究，2011，8（3）：105.

75. 王丽娜，吴玉波，赵金鹏，等. 肠外营养混合液渗透压对血管刺激影响的临床研究 [J]. 药物不良反应杂志，2006，8（6）：411.

76. Shaw J C L. Parenteral nutrition in the management of sick low birthweight infants [J]. Pediatr Clin NorthAm，1973，2：333-358.

77. 张朋，王殊轶，余传意，等. 输液泵/注射泵的发展趋势研究 [J]. 中国医疗器械杂志，2009，33（4）：282-285.

78. 赵林芳. 美国输液护士协（学）会介绍 [J]. 中国护理管理，2008，8（1）：1672-1756.

79. 吴玉芬. 静脉输液实用手册 [M]. 北京：人民卫生出版社，2010.

80. 张玲玲，钱火红. 美国静脉输液专职护士的发展现状及对我国的借鉴 [J]. 护理学报，2007，14（12）：18-20.

81. 刘俊平，闫纪萍，崔玉兰，等. 静脉输液专职护士在输液流程改进中的作用 [J]. 护理实践与研究，2010，7（19）：97-98.

82. Shaw J C L. Parenteral nutrition in the management oF sick low birthweight inFrants . Pediatr Clin NorthAm，1973，2：333-358.

83. 郁正亚，谭正力. 透析用血管通路建立手册 [M]. 北京：人民卫生出版社，2012.

84. 杨晓梅. 最新血液透析中心培训及护理技术操作流程程序评分标准实用手册 [M]. 北京：人民卫生出版社，2011.

85. 叶朝阳. 血液透析血管通路技术与临床应用 [M]. 上海：复旦大学出版社，2010.

86. 陈香美. 血液净化标准操作规程 [M]. 北京：人民军医出版社，2010.

87. 王海燕. 肾脏病学 [M]. 北京：人民卫生出版社，2008.

88. 符霞. 血液透析专科护理标准操作流程与护理实践指导手册 [M]. 北

京：人民军医出版社，2013.

89. 王玉柱. 血液净化通路 [M]. 北京：人民军医出版社，2008.

90. 文艳秋. 实用血液净化护理培训教材 [M]. 北京：人民卫生出版社，2010.

91. 黄金. 血液净化专科护理 [M]. 长沙：湖南科学技术出版社，2010.

92. 吴玉芬，彭文涛，罗斌. 静脉输液治疗学 [M]. 北京：人民卫生出版社，2012.